广州市宣传文化出版资金资助项目
幸福广州心理服务与辅导基地资助项目

Community psychological counseling and research

社区心理咨询与研究

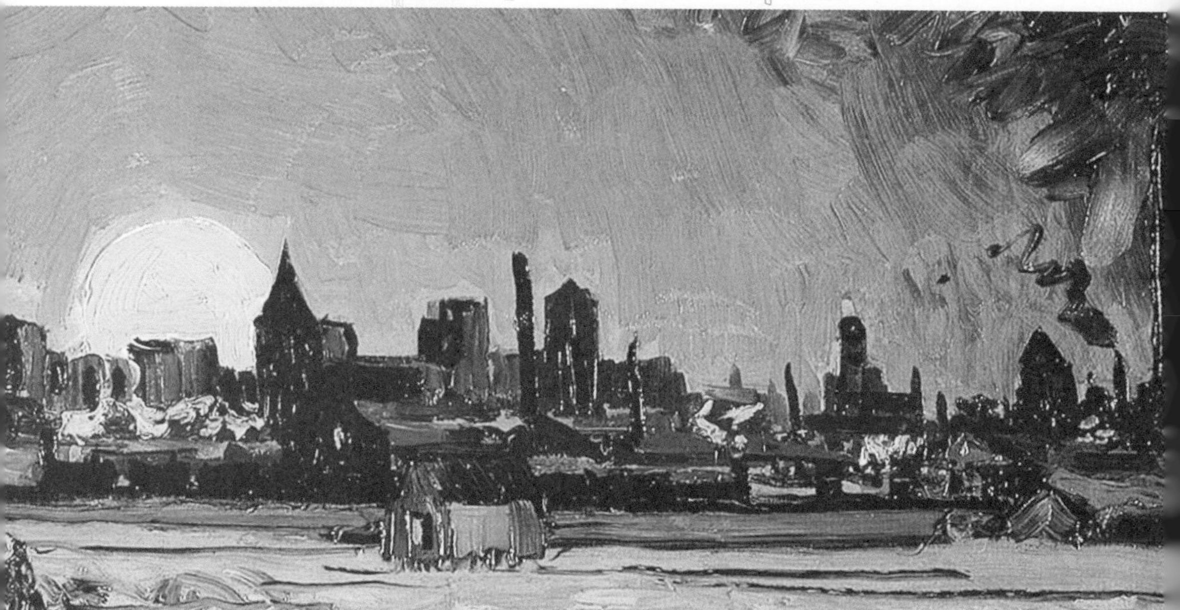

主 编 郑希付 刘学兰 副主编 罗品超 黄喜珊

暨南大学出版社
JINAN UNIVERSITY PRESS

中国·广州

图书在版编目（CIP）数据

社区心理咨询与研究／郑希付，刘学兰主编；罗品超，黄喜珊副主编．—广州：暨南大学出版社，2016.11
ISBN 978－7－5668－1840－9

Ⅰ.①社…　Ⅱ.①郑…　②刘…　③罗…　④黄…　Ⅲ.①社区服务—心理咨询—研究
Ⅳ.①R395.6

中国版本图书馆CIP数据核字（2016）第094506号

社区心理咨询与研究
SHEQU XINLI ZIXUN YU YANJIU
主　编：郑希付　刘学兰　副主编：罗品超　黄喜珊

出 版 人：徐义雄
责任编辑：武艳飞　梁嘉韵　高　婷
责任校对：刘舜怡　王嘉涵
责任印制：汤慧君　周一丹

出版发行：暨南大学出版社（510630）
电　　话：总编室（8620）85221601
营销部（8620）85225284　85228291　85228292（邮购）
传　　真：（8620）85221583（办公室）　85223774（营销部）
网　　址：http://www.jnupress.com　http://press.jnu.edu.cn
排　　版：广州市天河星辰文化发展部照排中心
印　　刷：佛山市浩文彩色印刷有限公司
开　　本：787mm×1092mm　1/16
印　　张：13.25
字　　数：282千
版　　次：2016年11月第1版
印　　次：2016年11月第1次
定　　价：33.00元

目录
Contents

上编 社区心理咨询

第一章　社区常见心理问题及咨询 ······ 2

一、婚恋关系问题及咨询 ······ 2

二、亲子关系问题及咨询 ······ 12

三、子女教育问题及咨询 ······ 20

四、老年人常见心理问题及咨询 ······ 30

五、神经症及咨询 ······ 36

六、特殊人群问题及咨询 ······ 50

第二章　社区心理咨询个案精选 ······ 59

一、他们为什么处处针对我 ······ 59

二、我真的会在 60 岁死去吗 ······ 61

三、都是压力惹的祸 ······ 62

四、他们的心是石头做的吗 ······ 63

五、面对出轨老公，我该如何选择 ······ 64

六、我该如何面对青春期的儿子 ······ 65

第三章　社区心理咨询感悟分享 ······ 68

一、咨询中的自我成长 ······ 68

二、心理咨询之我见 ······ 69

三、我对心理咨询的理解 ······ 70

四、那个世界上最亲近和最陌生的人——感悟亲子关系 ······ 71

五、所有幌子下面的自己 ······ 72

六、咨询中的共情 …… 73
七、把幸福传递到社区 …… 75
八、感恩这一切 …… 75
九、那些记忆犹新的个案 …… 76
十、幸福聊天室工作回顾 …… 77
十一、我对幸福的理解 …… 78
十二、幸福聊天室工作心得 …… 79
十三、在幸福聊天室感受真实的社会 …… 79

下编 社区心理研究

第四章 广州市居民幸福感研究 …… 82
一、广州市居民幸福感评价指标体系的构建 …… 82
二、2013 年广州市居民幸福感状况调研报告 …… 89
三、2014 年广州市居民幸福感状况调研报告 …… 103
四、2015 年广州市居民幸福感状况调研报告 …… 135

第五章 儿童社区归属感与身份认同研究 …… 172
一、流动儿童社区归属感的问卷编制及现状研究 …… 172
二、家庭社会经济地位与儿童自我接纳的关系：社区归属感的中介效应 …… 186
三、广州流动儿童的身份认同及其对自我意识的影响 …… 196

参考文献 …… 206

后　记 …… 208

上编

社区心理咨询

第一章 社区常见心理问题及咨询

一、婚恋关系问题及咨询

（一）失恋

失恋，即恋爱的一方失去了另一方的爱情。面对失恋，有些人能正确对待和处理，愉快地开始新生活，然而也有一些人不能及时排解失恋带来的强烈负面情绪，这些失恋者极可能因此一蹶不振、自怨自艾，严重者甚至会自杀或杀人。

一般而言，失恋包括假性失恋（单相思）和真性失恋（恋爱双方经历了恋爱过程后分手），以下所讨论的失恋指的是真性失恋。在失恋中，大多有主动者和被动者之分，虽然主动者在分手后也有内疚、难受等负面情绪，但通常是被动者承受更大的痛苦、悲伤等负面情绪。

1. 失恋者的心理表现

对于难以走出失恋阴影的人来说，失恋是极大的打击和伤害，往往会导致失恋者心理失衡。失恋易引起的主要心理表现如下：

（1）悲痛心理。

失恋者情感上会感受到巨大的悲伤，终日沉浸在强烈的痛苦中，反复咀嚼失恋的痛苦，所以有人说，失恋给人的感觉就像嘴里长了溃疡，越痛越要去舔，越舔却又更加痛。如果持续时间过长，失恋者就会变得感情脆弱，深陷于悲痛的泥淖中不可自拔。

（2）绝望心理。

失恋的冷水把失恋者的生命之火扑灭了，失恋者对生活失去了兴趣和信心，在万念俱灰的情绪引导下，有的失恋者甚至心生绝望，从而走上轻生的道路。

（3）极端心理。

因为经历过一次或几次失恋，有的失恋者会否定对方的一切或者自己的所有，或者觉得对方一无是处、品德败坏，或者认为自己不值得被爱、自卑自弃，从此再也不相信爱情。这样的心理驱使着失恋者要么随便找个人结婚，要么决意终身不婚。

（4）报复心理。

有的失恋者在失恋后把自己的痛苦统统归罪于对方的抛弃，或者产生被对方玩弄、欺骗的感觉。他们为了宣泄自己的愤怒和不满，可能采取非理性的极端行为，甚至干脆以自己的沉沦来报复他人和社会。搜狐网曾报道过一则新闻：2012年12月10日，一男子身捆伪造炸弹，手持匕首，在西安曲江挟持了两兄妹，究其动机，竟是因女友离开自己，心里不爽，于是想通过绑架他人引起社会关注，让警察击毙自己。

以上几种心理，会在不同程度上给失恋者和社会带来危害。因此，失恋者要特别注意保持心理健康，面对现实，积极地寻求多种方法和途径，疏导失恋带来的负面情绪。

2. 失恋的心理咨询要点

荣格的力比多理论认为，恋爱中的男女彼此倾注了大量的心理能量，即对对方的爱欲，一旦恋人离自己而去，这股外流的能量出口受堵，于是只能回流。而若是失恋者内心容量太小，容纳不下回流的能量，必定在内心引发洪灾，带来难以忍受的伤痛。因此，咨询师要做的便是疏通来访者的沟通渠道，对回流的能量进行合理引导。

（1）引导宣泄，给予共情支持。

失恋后的情感如果不及时排解出来，便会郁积内心，带来各种负面影响。咨询师要积极营造一个温暖的氛围，引导来访者倾诉自己难过、痛苦、愤怒和绝望等感受，或者让来访者在宣泄室将自己的负面情绪宣泄出来。咨询师对来访者的种种感受应给予真诚的理解和关心，这可以建立起良好的咨访关系。

（2）正确归因，重新建构认知。

在遭受失恋的打击后，来访者常会有一些错误的认识和归因：比如有的失恋者一味在自己身上寻找原因，认为是自己的长相不美、性格不好、不吸引他人之类的因素才导致了分手，因此自卑自责、万念俱灰，否定自己的一切，这种自我价值观的丧失甚至会导致轻生行为；也有的失恋者把分手完全归罪于对方，无法平复自己的悲愤，产生厌世心理，甚至向对方或社会泄愤。所以，咨询师要注重与来访者客观分析失恋原因，在此可以运用理性情绪疗法的原理和步骤，找出来访者的不合理信念，如过分概括化或糟糕至极，通过对非理性信念的辩驳与修正，帮助来访者正确看待分手的缘由，借此来访者也可以更好地认清自己的需要，建构新的认知。

（3）积极调整，适应新的生活。

当来访者能客观、理性地看待失恋后，咨询师有必要让来访者学会接受失恋这一事实，面对失恋，不管来访者有多不愿意或有多痛苦，现实已经是如此了，如果不能正视它，就只能被困其中。咨询师要鼓励来访者积极进行自我调整，并与来访者一起讨论怎么开始新生活。

咨询师指导来访者时可以采取如下方法：①情感升华。升华是排遣能量最好的方式，失恋之后，把自己的能量灌注在学业、事业上，往往能获得不小的成功。这样的事例，古今中外，比比皆是。歌德曾撰写《少年维特之烦恼》以抵消失恋的悲痛并把自己从自杀的念头中解脱出来；贝多芬则在失恋后于音乐中寻求到安慰，创作出举世闻名的第二交响乐。②寄情山水。找个时间外出远游一趟，去感受大自然的神奇与瑰丽，寄情于山水之中，让自然风光与欢乐时光为失恋者疗伤。

3. **合理化的自我安慰**

合理化的自我安慰即人们所说的酸葡萄心理，是一种心理防卫机制。为了解除失恋的痛苦，可以制造一些“理由”来安慰自己，如告诉自己失恋固然不是幸事，然而如果双方存在矛盾，及早分手也并非坏事，使自己从受挫的消极情绪中脱离出来。其实，与其说失恋是结束，不如说是一个新的开始，因为失恋总是因为那段恋情有问题，无论是哪方面的问题，恋情结束后，在我们面前总会有新的路要走。

（二）夫妻沟通不良

夫妻间缺乏良好的沟通是导致离婚的主要原因。2011 年 9 月 7 日，凤凰网曾报道过一则备受关注的新闻，其内容大概是说湖北一对夫妻因琐事发生争吵，互不相让，妻子烧钱泄愤，丈夫未加阻拦，反而跟妻子一起烧，两人将多年积攒的 10 万元现金烧成灰烬，事后，丈夫心疼钱财，将妻子杀死埋尸。由此可见，夫妻间的沟通不良可能会造成彼此间的矛盾激发，还会导致婚姻解体、家庭破裂，甚至引发犯罪行为。

1. **夫妻沟通不良的原因**

夫妻间的冲突有多种类型，常见的如“冷战”“隐秘战”或“激战”等，不管冲突以何种形式呈现，只要是具有破坏性的，都可以归为夫妻沟通不良。分析其原因，主要有以下几点：

（1）性别差异。

男性与女性在许多方面存在巨大的差异，葛瑞博士曾形象地称此现象为“男人来自火星，女人来自金星”，但是很多夫妻并不懂两性间的不同，一味地以为对方与自己具有同样的行为与心理，这是夫妻发生冲突和矛盾不可忽视的原因。

（2）情感障碍。

如果没有爱情作为婚姻的基础，夫妻是不会有沟通的热情和兴趣的，因此夫妻双方或者某一方缺乏爱情，就会出现沟通不良现象。此外，对配偶存在怨恨、伤心、委屈、冷漠，甚至敌意等负面情绪，也会极大地阻碍夫妻间正常的沟通。

（3）性格缺陷。

生活中比较常见的性格缺陷有：唠叨不休，让对方忍无可忍；过于木讷内向，让对方感觉自找没趣；脾气火爆、一触即发，让对方心惊胆战；心胸狭窄、敏感多疑，让对方不胜其烦等。有着这些性格的丈夫或妻子经常会导致夫妻间矛盾产生，从而造成心理隔阂，阻碍良好的沟通。

（4）认知偏差。

很多夫妻对婚姻不满意、失望，这些烦恼往往来自认识、观念上的误解，或者说对美满婚姻的错误认识。常见的误区有：夫妻之间不需要过多的解释说明，对方自然会知道自己的意思；既然是夫妻，无须像恋爱期间那样相互赞美，或表达爱意；夫妻之间可以毫无隐瞒地表露自己的缺点，可以任性和放纵。

（5）交流方式。

总的来看，导致夫妻离婚的五大不良交流方式为：①不真诚。因为害怕对方拒绝或批评而表现出口是心非，隐藏真实情感。②不一致。当我们所说的话与身体语言不一致的时候，传达的信息就会让人误解。③不服输。当谈论令人不快的话题时，人们容易主观臆断、指责和自我防护，导致不欢而散。④缺乏耐心。在争辩过程中，不等对方说完就迫不及待地打断，一股脑自说自话，中间不留任何停顿及商榷的余地。⑤不礼貌。只关注对方的短处，说话总带有命令或训斥的口吻。

2. 夫妻沟通不良的心理咨询要点

（1）认真倾听，澄清问题。

夫妻间的冲突是来访者心中的一道伤痕，咨询师首先应尽量理解来访者的感受，让来访者感到被理解、被接纳；然后，考虑到来访者对问题的描述常常是概括化的，咨询师有必要让来访者具体描述发生的事情，以此掌握来访者所诉说的沟通不好是发生在什么情况下，夫妻间是如何表达各自观点和态度的，以及双方的沟通方式等。

（2）共同探讨，寻求原因。

问题找出来之后，咨询师要与来访者寻找问题的根源：是双方情感存在障碍、个性存在缺陷，还是交流方式不当，或者其他原因？

（3）选择方法，鼓励实施。

咨询师可以根据具体情况与来访者讨论可行的方法。①反省。取 10 张小纸片，夫妻各 5 张，丈夫在前 2 张上写他认为一般女人常见的缺点，后 3 张上写妻子的主要缺点，妻子同样写出一般男人与丈夫的缺点。写完后把 10 张纸片打乱顺序，随机抽出一张，然后提问："这个缺点放在你们俩谁身上最合适？"丈夫和妻子回答，直至 10 个问题结束。接着两人自我反思，找出自己身上足以损害夫妻关系的缺点，并与对方讨论这些缺点是如何影响夫妻关系的。然后找出对方的优点，一起讨论，程序同上。②角色互换。人际交往中有一条黄金法则：像你希望别人对待你那样对待别人。对应的有一条反黄金法则：像你对待别人那样期待别人对你。这两条法则同样适用于夫妻间的沟通。人们常常是从自己的角度来思考问题，认为自己所做的对方理所当然会接受，并要求对方按自己所期待的方式去行动，这样难免导致一系列的不愉快和冲突。因此，夫妻可以尝试从配偶的角度去看问题，认真思索，再提出具体的改进意见，夫妻俩就提出的改进意见相互交流，缩短各自的猜测与对方实际感受之间的差距。坦诚相待的练习有助于双方澄清误会，加深相互理解的程度。

（4）提供策略，改善沟通。

有效的沟通策略有：①向对方坦然、主动地表达自己。走出“一切尽在不言中”的观念误区。②经常鼓励和赞扬配偶。夫妻间的相互赞美可以增强彼此的自信，加深夫妻感情，营造融洽的沟通氛围，让配偶感觉到对方很在乎自己。③积极倾听对方。在夫妻交流过程中，积极倾听并给予及时反馈是很重要的。④选择良好沟通的最佳时机和情景。多营造一些夫妻间单独交谈的机会，同时要关注配偶的情绪，选择合适的话题来讨论和分享。⑤不断增强心理相容性。有人说：“爱一个人，应该是爱他的全部，包括他的缺点。”现实中很多夫妻间的争吵，往往表现在不能原谅对方的缺点和弱点。其实，夫妻间的相容不仅包括一致性，也包括矛盾性。夫妻间产生矛盾，这是夫妻生活中极普遍的现象。关键在于如何化解矛盾，而化解矛盾的基础恰恰是夫妻之间的相容。夫妻间彼此理解得越深入，支持得越无私，夫妻关系就越亲密，感情就越深刻，婚姻也就越幸福。

（三）婚外情

婚外情是现代人在爱情和婚姻道路上面临的极大困扰和危机，在家庭婚姻咨询案例中占有相当大的比例。所谓婚外情是指已婚者与配偶之外的人产生的恋情，一般处于隐蔽状态，是婚姻生活的不定时炸弹，常会引发一系列复杂的社会问题。主要问题包括受伤害一方的痛苦、愤怒，有婚外情一方的矛盾、冲突，第三者的困惑、焦虑等。婚外情案例的咨询是心理咨询案例中可能遇到的比较复杂的情况之一，通常会由开始的一个人前来咨询，而后发展为夫妻共同辅导，甚至是所有家庭成员共同参与辅导。

1. 婚外情的产生原因

找出婚外情的原因，而不是单纯地给婚姻品质定性，是咨询师所需注重的。综合而言，婚外情产生的主要原因大致有以下几种：

（1）生活寂寞单调。

婚姻生活过于单调，缺乏新意，感情容易变得平淡无味，生活缺乏乐趣，婚外情的新奇刺激容易抓住人们的心。此外，有的因为夫妻分居，寂寞难耐；有的因为夫妻一方有生理缺陷，生理上得不到满足。

（2）夫妻感情不和。

夫妻之间长期缺乏沟通，感情不和或者志趣不合，就很容易被引诱或找寻其他的感情慰藉。

（3）喜新厌旧。

“娶了红玫瑰，久而久之，红的变了墙上的一抹蚊子血，白的还是‘床前明月光’；娶了白玫瑰，白的便是衣服上沾的一粒饭黏子，红的却是心口上一颗朱砂痣。”张爱玲曾以红白玫瑰做比喻，生动形象地说明了男人的喜新厌旧。如果总是拿别人的优点和配偶的缺点比较，配偶当然要逊色很多，婚外情的发生也就在所难免了。

（4）生活压力。

在工作上不顺利，事业上不如意，深感重重压力，其内心的恐惧或软弱如果不能向配偶表达或者配偶不在身边，有依赖性的人出于对安全感的渴求便会寻求婚外情。

（5）传媒影响。

很多影视、书籍等都有反映婚外情的现象，但是其描写的侧重点不一定都是婚外情的负面效应，甚至渲染名人的婚外情现象，使人见怪不怪或心生向往。

2. 婚外情的心理障碍

（1）受伤害一方的心理障碍。

婚外情是婚姻中非常沉重的话题。面对婚外情，遭遇背叛者往往会出现以下一种或几种心理：

第一，否认心理。这类人不愿意接受配偶不忠的事实，试图通过躯体化症状（生病）来回避，转移自己的精神痛苦。这是人们常见的一种心理防御机制，目的在于使自己遇到重大生活变故时不至于精神崩溃。

第二，痛苦心理。配偶的不忠让来访者觉得很受伤，认为配偶不爱自己了，多年的感情一直是欺骗，有的人会不同程度地感到耻辱、受骗等。被这些负面情绪笼罩的来访者内心非常抑郁，甚至否定自己，从而陷入痛苦的深渊。

第三，愤怒心理。来访者对配偶的不忠行为痛恨万分，对第三者破坏自己家庭恨得咬牙切齿，觉得一切都是别人的错，怒不可遏。

第四，报复心理。有这种心理的来访者可能有两种表现，一是为了报复对方，主动寻求第三者，希望借助婚外情引起配偶对自己的重视，或者找到心理平衡；二是采取某些反社会行为，伤害配偶或者第三者。

（2）有婚外情一方的心理障碍。

出现婚外情后，不仅受伤害一方会有各种心理症状，有婚外情一方也会有许多郁结的情绪。

第一，害怕心理。出现婚外情后，有的担心遭受对方配偶或其家人的报复；有的怕对方找上门来或纠缠自己；有的整天担心会被配偶发现后离婚；出轨的男性怕第三者怀孕，女性怕自己怀孕；怕被工作单位的上司、同事知道而影响工作或升职等。

第二，内疚心理。当事人深感愧对配偶，内心一直处于自责之中，甚至充满了负罪感，将此事当作对配偶不忠的一个永远的污点。此时当事人常会采用心理愧疚弥补法，即在发生婚外情后，一反常态地对配偶嘘寒问暖。

第三，疑病心理。这种心理常见于发生一夜情的人身上，当事人不但忍受着心理上的痛苦，而且感觉全身都不舒服，并担心、怀疑自己染上性病，为此整日心神不宁。

第四，矛盾心理。当事人的心情是矛盾的，他们既难以自拔地享受婚外情带来的身心愉悦感，也深受社会道德的压力以及自己内心的歉疚和不安的困扰，在情感与道德之间不断发生思想上的碰撞。

3．**婚外情的心理咨询要点**

婚外情的发生有其复杂的社会文化背景和婚姻自身的不健康因素，因此咨询师在处理婚外情时，不能以简单的错或对来认识问题，不要过早下结论，不要轻易评论，不要做道德上的判断，避免个人对婚外情的喜恶之情，尽量处于中立的立场。

因配偶有婚外情而来咨询的所占比例最大，这里介绍的咨询方法主要是针对这类人群。

（1）给予共情，澄清问题。

来访者往往在描述时措辞激烈，声泪俱下，时而幽怨地悲叹自己的命运，时而咬牙切齿地诅咒自己的配偶，时而激愤地想不择手段伤害第三者……配偶的婚外情给来访者的情绪带来许多不良的影响，咨询师要认真倾听来访者的诉说，引导来访者进行宣泄，并及时表达共情。此外，咨询师要尽量采用开放性的询问方式，了解一些相关的基本情况，一般要掌握的情况包括：来访者所描述的婚外情是否属实，婚外情发生的时长、程度，夫妻婚姻基础及现状，来访者受伤害程度，婚外情对婚姻的冲击程度等。

（2）确定咨询目标。

了解来访者前来咨询的目的，是期望配偶回心转意，还是决定要离婚，或者只是为了调整自己的心态。咨询师可根据具体情况制定咨询的目标。一般来说，对于那些情感破裂且无法维持、挽回的婚姻，应该在辅以法律手段的基础上，指导来访者早日结束千疮百孔的婚姻，并帮助愈合来访者的心理创伤，帮助其建立起新的希望。而对于感情尚未完全破裂，尚有希望挽回婚姻的来访者，则需要修复婚姻存在的裂痕，使来访者的婚姻步入良性发展的轨道。

（3）分析问题，调整认知。

咨询师可以帮助来访者认清以下几点：①接受配偶婚外情的事实。尽管来访者心有不甘，但问题已经存在了，只能选择面对现实。②问题的关键不在第三者。许多来访者认为婚外情的罪魁祸首是第三者，只要第三者离开，婚外情问题就会得以解决，这是一种典型的错误认知。③夫妻双方都该为婚外情承担责任。婚外情的产生往往是婚姻危机的产物，而导致婚姻危机可能有多方面的原因，咨询师需要与来访者共同讨论，婚姻问题究竟是沟通不良、性格不合还是其他原因造成的，从这个角度来看待婚外情，可以让来访者用一种比较恰当的心态来解决问题。④不要把解决问题的期望建立在他人身上。他人的帮助毕竟是有限的，甚至有可能适得其反。例如有些来访者喜欢兴师动众，想通过众多的支援来挽回婚姻，但这样极可能让配偶觉得颜面尽失，反而毅然决然离开来访者。

（4）选择可行方法。

咨询师可以与来访者讨论一些可行办法。①改变解决问题的方式。配偶出现婚外情时不要一味指责对方，而应共同探讨婚姻中的问题，尽量心平气和地表明自己的看法和态度并了解对方的想法，检讨当前，展望未来，这比起吵闹、冷战等其他手段更为有效。②坚持自尊自爱。发现对方出轨后，不可一味迁就，而要自尊自爱，不卑不亢，在严正指出对方的错误并发出警告的同时，也应耐心、细致地帮助对方摆脱目前的困境。③如果来访者不愿结束婚姻，可以建议其与配偶努力克服婚姻平淡感，培养一些共同爱好，充分配合彼此，也可以重温曾经的美好时光，寻找和保持婚姻中的快乐和满足感。④充实自己，丰富生活。

（四）离婚

离婚意味着婚姻的解体，随之而来的可能是一系列的心理困扰，包括来访者想离婚而心理不平衡、配偶提出离婚而来访者不愿意、难以接受离婚现实、离婚后生活不适应、对复婚犹豫不决以及对再婚心存忧虑等。鉴于离婚后的不适应问题比较显著，故将重点放在离婚后的心理障碍咨询上。

1．离婚后的心理障碍

离婚给来访者带来的心理创伤需要经过一段较长时间的修复才能愈合，其心理障碍主要包括以下几种：

（1）失落的消极心理。

看见别人有温馨和睦的家庭，特别是逢年过节见到他人成双成对说说笑笑的时候，便会怅然若失，对生活、工作缺乏激情，甚至情绪低迷。

（2）后悔的内疚心理。

离婚前总是盯着对方的缺点，离婚后却常常回忆起过去的美好时光，想起对方的许多优点与自己的不足之处，深感内疚、后悔。

（3）怪罪的复仇心理。

这类来访者一般是被配偶遗弃的一方，对配偶的行为感到愤怒，认为自己的不幸是由对方所造成的，来访者有可能失去理智，采取一些报复行为。

（4）耻辱的失败心理。

离婚者常常需要承受巨大的社会压力，面对他人异样的目光，有些来访者会认为离婚即意味着自己的失败，从而变得情绪低沉，无法面对工作、生活，对一切都心灰意冷。

（5）不幸的负疚心理。

来访者面对孩子时，心里总是有着许多的愧疚感，觉得自己没有给孩子应有的完满家庭，影响了孩子的健康成长。

2．离婚的心理咨询要点

（1）积极关注，予以共情。

不管来访者是不是提出离婚的人，离婚都可谓是生活中的一个重大打击事件，来访者会有许多的负面情绪，面临众多的社会压力。咨询师应设身处地从来访者的角度去体会其感受，并传达给来访者，让来访者感到有人理解自己，充分的共情能让来访者倾吐自己的烦恼与苦衷，有助于建立起良好的咨询关系。

（2）改变认知，接受现实。

来访者对离婚的难以释怀常常与其不合理认知有一定的关系。来访者可能认为离婚是人生的失败，认为生活对自己不公平，认为离婚意味着自己不再有吸引力等。咨询师要与来访者讨论不合理的观念，帮助来访者改变不良认知，并发掘来访者积极的一面。首先，要向来访者说明一个人的看法与态度是如何影响其心情及行为的；其次，帮助来访者检查其所持有的对己、对人以及对四周的看法，从中发觉与来访者主诉的问题有密切关系的一些看法或态度，并协助来访者检讨这些看法或态度与一般现实的差距，指出其错误的认知；最后，督促来访者练习改变这些看法或态度，重建功能性的、健康的看法或态度。

（3）调整情绪，放松心情。

离婚可能会导致来访者出现失眠、焦虑等问题，对于情绪状态较差的来访者，咨询师可以指导来访者进行放松疗法，这里着重介绍一下呼吸放松法。呼吸放松法是一种最简单易行的使身体放松的方法，随时随地都可以进行，其练习程序如下：①找一张舒服的椅子坐下，背部伸直，双脚平放，双手置于大腿上；②闭上眼睛，用鼻子深深地吸气，感觉到有气体从腹部慢慢往上走，吸足气之后，屏气两秒；③缓慢地从嘴里将气体排出，呼气时间要长于吸气时间；④认真去感受吸气、呼气的过程，体会“深深地吸进来，慢慢地呼出去”的感觉；⑤重复练习多次，使来访者身心恢复平静。

（4）积极设想，转移注意。

沉湎于过去的伤痛会强化来访者的消极情绪，咨询师不妨鼓励来访者做一些积极的打算，比如制订生活计划，拓宽社会交往面，培养自己的兴趣爱好等，使来访者感到有事可做，将注意力从过去指向未来，这不仅可改善来访者的消极情绪，还可以促进来访者的自我成长。

（五）婆媳关系

常言道：“家家有本难念的经。”其中一本就叫“婆媳经”。在家庭关系中，两代人之间的矛盾和冲突，最明显和最常见的就是婆媳关系。俗话说：“婆媳亲，全家和。”这话有双重含义，其一是说婆媳关系直接影响着整个家庭中其他人际关系，如夫妻关系、亲子关系、兄弟姐妹关系以及祖孙关系；其二是指婆媳关系是家庭内部人际关系中最微妙、最难处理的一种关系。

1. 婆媳关系失调原因

（1）关系的特殊性。家庭的基本关系有两种，二是夫妻关系，一是亲子关系，两者构成了家庭结构的基础。婆媳关系是以这两种关系为中介结成的特殊关系。因此，这种人际关系一无夫妻关系所具有的密切性，二无亲子关系所具有的稳定性。如果处理得好，婆婆和媳妇各自爱屋及乌——婆婆因爱儿子而爱媳妇，媳妇因爱丈夫而爱婆婆，各得其所，关系就会融洽。但是如果处理得不好，则婆媳之间会出现裂痕，难以弥补。

（2）相互接纳不良。

婆媳原来生活在各自不同的家庭之中，各有自己的生活背景、生活习惯，如今婆媳在一起生活，这就需要一个逐步了解、相互适应的过程。如果适应不良，彼此不能接纳，便会关系紧张，矛盾丛生。

（3）利益分歧。

在家庭事务管理权、支配权等方面发生分歧，出现矛盾，甚至明争暗斗。婆婆做了几十年的内当家，现在把权力交给媳妇，媳妇在家庭事务中唱主角，对这种角色的转换，做婆婆的往往不易适应。即便是婆婆和媳妇共同持家，由于各自的地位不同，考虑问题的角度不同、需要不同，也容易产生分歧。

（4）中介失衡。

在婆媳关系中，儿子起着十分重要的中介作用。儿子的中介作用如果发挥得好，则可以加强婆媳之间的情感联系，反之，则容易成为矛盾的焦点，出现两面受敌的困境。“孝顺儿子负心郎”或者“娶了媳妇忘了娘”都是中介失衡的表现。

2. 婆媳关系的心理咨询要点

（1）全面收集信息。

婆媳关系问题有多种表现方式，主要有以下几种：①婆婆总在儿子面前抱怨媳妇不好；②婆婆对媳妇生女孩不满意；③婆婆对儿子儿媳发号施令，干扰夫妻生活等。需要注意的是，每个来访者所诉说的婆媳矛盾都有其独特性，因此，咨询师要了解来访者是否与婆婆一起住、婆婆的个性如何等情况。

（2）充分表达共情。

来访者的心里堆积了许多烦恼与苦闷，咨询师应耐心倾听，引导来访者进行适度宣泄，予以共情。

（3）共同探讨问题。

首先，帮助来访者分析婆婆的心态。婆媳两人原本有着不同的生活环境与习惯，现在要在一起生活是需要经过一定的摩擦与融合的，比如有的家庭是孤儿寡母长期相依为命，儿子结婚后，做母亲的常常难以接受这样的现实，觉得儿子被媳妇抢走了。也有的婆婆见到儿子和媳妇关系亲密就很生气，但她的心里并非希望儿子生活得不好，只是无法控制自己的心态。也有可能婆婆并不是想要与媳妇作对，而是心理上存在一定的障碍。当咨询师和来访者一起分析情况之后，有利于减少婆媳的敌对情绪，也可以降低来访者的压力。其次，帮助来访者分析自己的不足。来访者由于自身个性、沟通技巧或行为上存在或多或少的不足，在处理婆媳关系上不够成熟，来访者认识到这些之后，可以为自身态度的改变奠定基础。

（4）鼓励来访者调整自己。

从人的年龄和个性上而言，期望婆婆主动改变是不太现实的，来访者只能从自身入手，调整自己的心态，无论碰到什么分歧，首先想到的就是尊重对方，对婆婆多一些包容，少一些挑剔，不要认定婆婆是蛮不讲理的“恶人”，而是需要晚辈关心和照顾的老人，同时要多从婆婆的角度思考问题，体谅婆婆的行为和思想；调整自己的言行，比如外出游乐，做媳妇的不要只和丈夫、孩子出去，把公婆留在家里，应该一同前往，这样婆婆才不会产生寂寞孤单的感觉；遇到问题不要直接发生冲突、互相指责，而要就事论事，表现得通情达理，这样可以制约双方的不理智行为。通过来访者的主动调整和改变，最终会影响婆婆与媳妇的交往方式。

同时，要让来访者意识到，跟丈夫摊牌、向丈夫施加压力只会使问题愈加严重。夫妻俩应该及时沟通，彼此交换对问题的看法，坦诚相待，互相理解，一起讨论应对问题的方式，形成共识，不要因为婆媳关系而影响到夫妻的感情。

（5）咨询师可以向来访者提供一些婆媳良好相处的技巧和措施。

①不当着婆婆的面数落丈夫，数落丈夫其实就是对婆婆“家教”的否定，会让婆婆觉得很没面子；②不当着婆婆的面和丈夫过分亲热，肉麻举止会让婆婆觉得媳妇在跟她争儿子，从而产生反感情绪；③多赞扬婆婆的美德，婆婆听后自然满心欢喜；④多向婆婆请示汇报，既显示了对婆婆的孝顺，又体现了对她的尊重；⑤即使和婆婆发生矛盾或冲突，也要先使自己尽量冷静下来，再和婆婆继续讨论问题所在，任何情况下都要保持对她的尊敬。

二、亲子关系问题及咨询

（一）亲子关系的内涵及常见问题

1. 亲子关系的内涵

亲子关系原是遗传学用语，指亲代和子代之间的生物血缘关系，这里指以血缘和共同生活为基础，家庭中父母与子女互动所构成的人际关系。它不仅包含亲子间的关怀与反馈等情感交流，也包含了家庭中的规则制定与行为控制，是个体发展过程中接触最早、持续影响时间最长的关系。亲子关系对儿童的个性与社会性的发展具有不可替代的影响。良好的亲子关系使成长中的孩子习得基本知识、技能、形成正确价值观，是一切社会情感的基础，能促使其成功地发展各种社会人际关系。而不良的亲子关系则影响孩子的心理健康并导致问题行为的出现，例如品行障碍、精神错乱、自杀及犯罪倾向等。

2. 亲子关系的常见问题

根据家庭治疗的一些理论，亲子关系的常见问题包括如下几种：失去自我、情感纠缠、情感疏离、结盟与对阵等。

（1）失去自我。

在亲子关系中，父母和孩子都有可能失去自我。例如有些母亲只把自己的身份认同为一个母亲，而不是一个独立的人，她的全部思想行为都是以母亲的身份为标准，从而有可能丧失了自我。而子女从小到大按照父母的标准行事，在该走向独立的年龄还没有独立起来，那么其自我可能也只是父母心中的“我”。

（2）情感纠缠。

根据弗洛伊德的理论，每个孩子的内在可能都压抑着对父母特殊的爱与恨（孩子童年时期梦里的怪兽和魔鬼的原型通常是父母）。在有些问题家庭中，这种情感纠缠很难处理好。

（3）情感疏离。

这是一种父母和子女之间表面上情感淡漠的现象。父母和子女之间好像关系很疏远，但可能压抑着对对方爱的渴望。

（4）结盟与对阵。

这是孩子和父母的一方结盟对抗另一方或者父母结盟对抗孩子的一种现象。这种现象是一种不良的家庭结构，被对抗的一方在家庭中会感到孤立无援。

（二）亲子冲突问题的原因分析

1．亲子在发展阶段上的适应困难

（1）妈妈孕期的心理不适。

这是准妈妈在迎接孩子出生时产生的心理准备状况。现在社会上有很多产前焦虑、产前抑郁的现象。据调查显示，有98%的孕妇在妊娠晚期会出现焦虑心理，有些人善于调节自己的情绪，可以使焦虑心理减轻；有些人不善于调节，焦虑心理就会越来越严重。

（2）青春期孩子的身心剧变。

青春期孩子在性激素作用下出现生理上的变化从而引起一系列心理上的变化，导致孩子的行为变化。孩子的变化与父母沟通方式的变化和父母对孩子行为的合理引导变得非常重要。青春期孩子的心理特征有：

第一，自我意识高涨。一方面他们总认为自己是正确的，听不进别人的意见；另一方面他们又觉得人们似乎总是用苛刻挑剔的态度对待自己。青少年已经意识到自己是一个独立的个体，因此要求独立的愿望日益强烈。而且他们有较强的自尊心，关注自己的个性发展，自我评价也逐渐成熟。所以他们的这些变化可能造成其与父母沟通的不适应。

第二，情感体验更深刻，情绪波动大，易激动，感情易冲动。觉得父母不理解自己，对父母大吼大叫，不能心平气和地和父母交流，如果父母不关注孩子这一时期的特殊情感变化可能会引起孩子的不满情绪，甚至是反抗情绪，导致亲子关系紧张。

第三，父母更年期的身心变化。这一时期的父母心血管功能易失调，易引发肿瘤等疾病；易出现失眠、疲乏、性功能障碍、抑郁、潮热出汗、心悸、易激动等症状。父母身心的变化，比如情绪易烦躁等会使孩子觉得父母莫名其妙，不愿

和其沟通，导致亲子关系紧张。

2. 不恰当的教养方式

溺爱型的教养方式容易使子女形成以自我为中心的个性，不懂得感恩与关怀，把父母的爱当作理所当然，和父母关系不亲近；专制型的教养方式则会令子女形成逆反型个性或者退缩型个性，这种教养方式下成长的孩子要么直接把愤怒指向父母，要么把愤怒压抑下来，两者都会让亲子关系产生紧张。最好的教养方式是民主型，父母尊重孩子，孩子可以有自己独立的空间，愿意和父母沟通交流，这样容易建立良好的亲子关系。值得一提的是，父母不一致的教养方式会给孩子带来焦虑和困惑，让孩子产生矛盾，不知该如何面对父母。

在家庭教育中，需要注意的是隔代教育。不恰当的隔代教育容易导致亲子“隔阂”，不利于父母与孩子感情的培养。儿童时期是教育的最好时期，也是与父母培养感情的最佳时期。孩子从小就被父母放到爷爷奶奶、外公外婆那里抚养，在孩子幼小的心灵中或多或少会留下“被抛弃”的阴影，平时和老人家生活在一起，如果孩子已经习惯了爷爷奶奶（外公外婆）的袒护和迁就，那么当父母看到孩子的缺点和不足而对其提出严格的要求时，孩子便难以接受，以致容易形成亲子之间的感情隔阂和对立情绪，使正常和必要的教育难以进行；再加上父母严格要求或惩罚孩子时，爷爷奶奶（外公外婆）往往会出面干预，可能使得父母无法及时矫正孩子的缺点，既影响孩子的身心健康发展，也容易导致家庭关系失和。当然，在隔代教育中，如果祖辈和父辈都能采取正确的教养方式，在教育孩子上达成一致意见，则不会影响孩子的健康成长。

3. 亲子沟通不良

良好的亲子沟通机制是构建和谐家庭氛围的必要条件。不恰当的沟通行为表现为以下几种：

（1）有些父母认为和孩子讲道理就是沟通。

但是关于父母讲的道理，孩子可能并不能理解，他们也许只能感受到“肯定是我做得不好，父母才会总是教育我，父母不喜欢我”。

（2）没有倾听孩子内心的声音。

有些父母只是一味地陈述自己的观点，不曾去了解孩子的想法，也不关注孩子对待事情的情绪情感体验，让孩子感觉委屈、压抑，不愿面对父母。

（3）没有尊重孩子。

父母只让孩子做他们认为正确的事情，而孩子想做的事情没有按照自己的心愿发展。孩子感觉不到父母对自己的尊重，因此不愿意搭理父母。

（4）没有鼓励包容孩子。

在孩子的自我概念没有完全形成之前，孩子的自我认知来源于外界的评价，只有父母鼓励包容孩子，孩子才会产生“我是值得被爱的”“父母是爱我的”这些观念。如果父母总是批评指责孩子，孩子就会自卑，觉得父母不喜欢自己，亲子关系逐渐生疏。

4. **夫妻关系与家庭气氛**

夫妻关系不良对亲子关系有不良影响。孩子的第一任老师是父母，如果孩子看到父母长期争吵，甚至斗争，看不到合作、沟通、信任与爱，他也学习不到如何有效地去沟通与爱。父母是自己最亲的人，如果夫妻关系不良，孩子会产生惶恐情绪甚至排斥与人交往，因为父母的交往方式可能是留在他心中唯一的人际交往模式。孩子在幼儿时期是弱小、无助的，如果在这一时期的父母关系不良，会导致他产生怀疑、忧虑、内疚、不安的情绪反应，这些情绪很可能会让他对建立与父母的关系产生退缩行为。

家庭气氛包括三个特征：心境、次序和关系。心境是指家庭成员的情绪类型，一般是由父母确定的。如果父母比较抑郁、焦虑或愤怒，那孩子会体验到紧张和不安全感。有些孩子可能通过内化（如恐惧和退缩）来表现这种不安全感，而有些孩子可能通过外显行为（如发脾气、反抗，甚至产生破坏行动）来表现这种不安全感。次序指家庭关系及行为模式的稳定结构，家庭关系的结构从专制到放松，类似于家庭教养方式，这里不再赘述。在问题家庭中，经常会出现“迫害者—拯救者”的关系，即专制的父亲是迫害者，表现不好的孩子是受害者，经常遭到父亲的指责，而母亲则是拯救孩子的人，认为自己必须保护无助的孩子。

5. **父母对子女特殊或过分的期待**

（1）补偿心理。

由于补偿心理的作用，有些没有很高学历的父母会要求孩子成绩优异，如果父母强迫孩子必须取得第一的成绩，这会导致孩子承受的压力过大，孩子尽管在理智上理解父母，但在情感上容易对父母产生怨恨情绪。

（2）焦虑投射。

有些父母把自己的焦虑投射到孩子身上。现代社会竞争压力大，看到其他家庭的孩子成绩优异，有些父母着急紧张，认为孩子只有更加努力才能赶上别人，以后才能更好地生存。但是这种焦虑可能会造成孩子的不安甚至焦虑，对孩子来说这种焦虑是没有源头的，因此他可能会转向对父母的仇视。

（3）隐性控制。

有些父母扮演牺牲者的角色让孩子感到不堪重负。父母对自身未来感到无望会把全部希望寄托在孩子身上，孩子被困在既依赖又憎恶父母的情绪中，对于养育的感激又驱使孩子必须为父母的牺牲付出代价。

（三）亲子问题的心理咨询要点

1. **给予来访者情感支持**

首先要和来访者建立信任关系，无论来到咨询室的是父母还是孩子，都可能带着负面情绪，咨询师通过同感共情等让来访者感到被理解，也可以通过一些技巧疏解来访者的情绪，使来访者感到被支持。如果来访者是孩子，可以通过接纳孩子，使其畅所欲言，敏锐地把握孩子的情感并以他们理解的方式作出反应，循序渐进，和他们建立温暖、友好、和谐亲善的关系。咨询师要相信在时间允许的情况下，孩子是有能力解决他们的问题的，他们有改变自己的责任和义务。

2. 收集信息

通过与来访者的交谈和探讨，了解来访者亲子关系冲突的类型及原因以便确定咨询方法和咨询目标。根据父母和孩子的交谈，探索亲子关系问题的类型和原因，这一阶段的信息了解可以借鉴本章节的亲子冲突的原因分析。

3. 让父母和孩子相互理解

（1）角色扮演。

①父母扮演孩子，孩子扮演父母，演示日常生活中的情景。

②父母和孩子分别站在对方的角度上讲述自己的感受。

③父母和孩子回归身份，表达角色扮演的感觉和体会。

④经过咨询师的引导，父母和孩子能相互体会理解对方的态度、感知和想法。

（2）角色书信疗法。

角色书信疗法是一种书信式心理咨询疗法。角色书信疗法的作用有：

①借助文章将父母或孩子情感明确化。我们很多时候模模糊糊地意识到很多东西，但是没有将这些东西上升到意识层面，没有明确化，但一旦用文字表达就要面对现实来思考，使认知情感明确化。

②可以自由地宣泄。父母和孩子很多时候不能面对面地把郁积的情感自由地表达出来，书信可以不用担心对方的批评和指责，自由地表达。

③从对方和自己两个视角看问题。角色书信疗法的角色转换，让父母或孩子在心里真正地使用对方的“眼睛”直视自己和他人，用这一新的视点来审视自己，就可以让自己客观地面对实际的人际关系。

④认识到自己的非理性、自卑及不合理认知的影响。根据埃利斯的理论，人们的不良情绪来源于不合理的信念。角色书信疗法可以使父母或孩子认识到自己对待亲子关系的不合理信念。

角色书信疗法的操作：角色书信疗法对时间没有特殊的要求，但是最好在一个安静的场所。一般对象对话有：孩子—父亲、孩子—母亲、孩子—祖父(母)、孩子—兄弟姐妹，特殊的有：父母的遗书—孩子、孩子的遗书—父母。可以连续写，每天写400字左右，也可以是间断性的。

4. 调节父母的认知

如果是父母来咨询亲子关系，针对父母认知有问题导致亲子关系紧张或对孩子过度期待的父母可以采用合理情绪疗法。

合理情绪疗法的基本理论主要是“情绪ABC”理论，在“情绪ABC”理论模式中，A是指诱发性事件，如孩子摔破了碗；B是指个体在遇到诱发性事件之后相应而生的信念，即他对这一事件的看法、解释和评价，如父母认为孩子笨或者觉得孩子虽然做得不好但懂得为父母分担；C 是指在特定情景下的个体情绪及其行为结果，如对孩子打骂或者安慰孩子。人们通常认为，人的情绪及行为反应是直接由诱发性事件 A 引起的，即 A 引起了 C。但“情绪 ABC”理论指出，诱发性事件 A 只是引起情绪及行为反应的间接原因，而人们对诱发性事件所持的信念、看法、理解即 B 才是引起人的情绪及行为反应的更直接的原因。如上例所示，父母对孩子行为的看法不同会对孩子产生不一样的反应，即人们的情绪及行为反应与人们对事物的想法、看法有关，在这些想法和看法的背后，有着人们对同一类事物的共同看法，这就是信念。合理的信念会引起父母对孩子适度的情绪反应；相反，不合理的信念会导致不适当的情绪及行为反应。当父母坚持某些不合理的信念，长期处于不良的情绪状态之中时，就会影响和孩子的关系。

不合理的信念通常有三种：对孩子绝对化的要求、过分概括孩子的某些行为、认为孩子糟糕至极。咨询师指出父母的不合理信念，使来访者认识到自己的问题。常用的技术有：与不合理信念辩论、合理情绪想象技术、家庭作业。与不合理信念辩论经常使用产婆术式的辩论：从父母的信念出发进行推论，在推论过程中会因不合理信念而出现谬论，父母必然要进行修改。经过多次修改，父母持有的将是合理的信念，而合理的信念不会使人产生负面情绪，来访者将摆脱情绪困扰。产婆术式的辩论有其基本形式，一般从“按你所说……”推论“因此……”，再推论到“因此……”，即所谓的“三段式”推论，直至产生谬误，形成矛盾。咨询师利用矛盾进行面质，使父母不得不承认其中的矛盾，迫使来访者改变不合理信念，最终建立合理信念。

5. 给孩子释放情感的空间

（1）游戏治疗。

如何面对孩子是很多咨询师、感到头疼的问题。咨询师与孩子的沟通往往存在以下困难：第一，因为语言表达能力的限制，孩子往往不能表达复杂的事件和内心感受；第二，因为认知能力的限制，孩子往往不能很好地理解咨询师的要求或解释，成人式的会谈对于他们来说过于抽象；第三，因为认知方式不同，孩子理解成人有很大困难，成人理解孩子也非常不易；第四，不少孩子被父母或教师带到咨询室，一开始容易有逆反心理，表现为不合作和抗拒。因此，能否理解孩子和进入孩子的内心世界，让孩子主动参与到咨询和治疗中来，成为咨询成败的关键。

游戏是孩子喜欢的活动，它具有自我表达的特性，能表露孩子的情感和体验，为成人走进孩子的内心世界打开了一扇窗户。通过游戏，成人能更好地理解孩子，孩子也更容易接纳成人。

游戏治疗的作用是一个循序渐进的过程：建立关系—交流（表达意识和潜意识中的想法和感受，揭露隐藏的愿望、痛苦和孤单）—评价（表达价值观、兴趣和信念）—治愈（释放情感、学会正确表达、探索矛盾、卸下防备、消化痛苦）—成长（认知语言动机、解决问题能力）。现在的游戏治疗技术包括：玩偶游戏、木偶游戏、讲故事、规则游戏和沙盘游戏。

玩偶游戏推荐材料：人体仿真玩偶，包括男人、女人、男孩、女孩和小宝宝；两个家具完备的玩偶房，第一个老房子使来访者重新体验被拒绝、生气、恐惧的感觉，第二个房子给来访者提供一个安全的方式释放情感。

玩偶房中有完整的家庭成员，包括可弯曲折叠的家庭玩偶套件：父母、爷爷奶奶、男孩或女孩、男人和女人，还有动物玩具：熊、猴、乌龟、蛇、狮子、老虎，或其他儿童可用于表达感情的动物玩具。

（2）绘画治疗。

请来访者用铅笔或水彩笔在白纸上画一幅画，画上他的家人，人物不可画成火柴人。时间30分钟左右。请来访者认真画每一样人物和事物。

咨询师在创作过程和完成之后需要做的事情如下：

①倾听。注意来访者说话的形式和内容以及语速、强度、重音和清晰度，可以通过这些了解来访者的冲突、防御、应对方式和与家人及周围人的交往方式。

②观察。注意观察来访者的身体语言、脸部表情、手势等非语言交流方式。

③直觉的猜测。来访者的艺术是他们在特定时刻的所想、所知、所感，画出来的是隐藏在象征意义上的片刻真实。咨询师要尽量做到和来访者共情，理解他们，洞察其内心世界。

④在来访者绘画中咨询师要注意以下几点：

第一，焦虑的来访者所画的画可能只占用空间的一小部分，图像很小；阴影过多可能说明来访者存在某种焦虑。家庭成员的相对大小可以显示来访者对其情感和态度的信息；一般来说，来访者倾向于把和自己亲近的人画在自己的身边；若缺少某个家庭成员，说明对该家庭成员的排斥，如果只有来访者自己，说明来访者缺少家庭的归属感，或可能感受不到自己对别人的价值；若人物都没有手，可能表明家庭成员间没有直接的接触或拥抱，缺乏温情和爱；如果缺少眼睛和嘴巴，可能说明家庭中缺乏沟通。

第二，颜色可以用来识别情感和个性。深蓝色代表和平和宁静，黄色代表温暖和愉快，黑色象征着虚无感。过重的红色和愤怒有关，但也代表活力和温暖。连续不断地使用黑色常常与抑郁情绪有关，当然还要结合来访者的具体情况。

第三，对作品内容需从表层内容、关联性内容和象征性内容来理解。关联性内容会在来访者的语言或非语言的交流中表达出来。象征性语言包括树根、房子——代表家庭，尖锐的东西——象征攻击性，青蛙、蝴蝶——象征着转化力量等。

第四，咨询师需注意的特殊情况有：没有人像的画，分离或隔开、歪曲、僵直的形象。

（3）阅读治疗。

①建立治疗关系，真诚地理解、关心来访者，进入来访者的世界。

②评估问题的严重性和对来访者综合功能的影响。

③选择作品，这一点非常重要。选择作品时要考虑三要素：了解来访者、认清来访者的冲突以及预习文学作品。了解来访者：选择主人公与来访者的性格特征相似的书，除了符合来访者的阅读水平、年龄、性别和发展水平之外，还要考虑个体能力、天资、个体体验和应对技能。认清来访者的冲突：如何与人沟通交往以及情境性冲突，比如来访者有受虐待和被忽视、受到家庭暴力、父母再婚或离婚等问题。咨询师需要帮助来访者获得某些与这类冲突有关的洞察力，并且使来访者通过阅读治疗获得解决问题的能力和习得体现在作品中的其他更为广泛的技能。预习文学作品：可以是短篇小说、自传或纪实文学、童话故事、图画书。

④帮助来访者获得体验。

第一，认同。分享故事中人物的动机和冲突，而且故事也会成为他们个人经历的一部分。通过想象，来访者也体验着相同的情感、思想、决策和行为，达到领悟和宣泄的目的。

第二，宣泄、净化。产生共鸣之后，来访者就能体验到情感宣泄。从某种意义上说，作品鼓动的情感宣泄就是一种自由的体验，允许来访者有表达的机会，哪怕只有很短的时间。

第三，领悟。通过认同和宣泄，来访者逐渐了解自身的思想、感情和行为，也能更清楚了解别人的行为，使得来访者对书中人物的问题与他们生活的关系有一个深刻的认识，并对自己的冲突获得领悟和理解。

第四，问题解决。在咨询师帮助下，来访者首先能够与书中有类似困扰的人物产生同感，看到人物是如何解决问题的，然后意识到自身问题的解决办法，找到和父母良好相处的办法。

6. 培养良好亲子关系的建议

（1）给孩子真正的爱。

①给予孩子爱的目光。比如关爱地看着孩子离开家去学校，用赞许的目光肯定他所表现出的得体的行为，用关注的心包容孩子的一切。

②赞美孩子。孩子失意时共情理解，孩子成功时鼓励支持，关注孩子好的行为，引导孩子的不良行为。

③教会孩子爱。言传身教，爱周围人，爱亲朋好友，爱孩子。

④给孩子表达爱的机会。让孩子做自己能做的事情，帮父母分担或和父母一起做家务，适当示弱让孩子表现自己。

（2）倾听孩子内心的声音。

①理解孩子话语中的真正意思。孩子的语言表达能力没有父母强，有时候并不能精确地表达自己的感情和想法，父母要去理解孩子内心真正的情绪和想法。比如孩子告诉妈妈“蛋糕店里的那个蛋糕好漂亮啊”，真正的想法可能是“妈妈，我好想吃蛋糕啊”。

②每天有倾听的习惯。父母有时候觉得发生在孩子身上的事情是小事情，但对孩子来说是其生活的大部分。在学校受到委屈了，回到家和父母说，但如果父

母不在意，孩子可能会觉得父母不爱自己。

（3）蹲下来和孩子一起看世界。

孩子看到的世界和成人不同，孩子更多的是从感知和情感角度感受，成人更多的是从思维和理智角度分析。对于孩子来说，一切很简单，如升学了要离开原来的同学朋友，孩子可能会感到很难过；但父母可能会觉得这没有什么，还会认识新的同学朋友。只有站在孩子的视角里看事物，才能理解孩子；孩子感到被理解了，才愿和父母亲近。

（4）掌握语言沟通的小技巧。

如果孩子做错了事情，或者发现了孩子的某些小缺点，父母千万不能直接地责怪孩子。父母应该先让自己的心情平复下来，告诉孩子自己很爱他，或者先说他的优点，让他处于愉悦的情绪状态之下，再说他需要注意的事情。因为在情绪良好的状态下，人更容易接受别人的意见和观点。

很多父母疑惑不知如何与孩子沟通，总是感觉孩子不愿意表达内心的想法。建议如下：一是聊孩子感兴趣的话题，交流孩子喜欢的话题；二是当孩子在表达的时候尝试去理解他，并用语言表达自己理解的感受，慢慢地，孩子就会和你说心里话。如果孩子表达时父母没有去关注、尊重，没有让孩子感到自己是被理解的，孩子就会感觉自己的表达是没用的。

（5）陪伴孩子。

现在很多父母都很忙，忙着挣钱，忙着为孩子提供更好的生活，但是孩子需要的并不仅仅是这些，孩子更需要的是父母的陪伴。所以建议在每晚下班以后，尽量多和孩子在一起；在他游戏时，静静地看着他或者和他一起游戏；在周末或假期和孩子一起去动物园或者游乐场，让孩子感受到父母的陪伴，这样双方才能有良好的关系。

（6）给孩子自由的空间。

孩子是自由独立的个体，每个孩子都希望自己能做自己想做的，实现自己的人生价值，过多的干预只会损害彼此之间的亲情，也会给孩子的心理带来一定的伤害。父母要给孩子一些机会让他们尝试做自己能做的一些事情，并且给他们一些合理的指导。要允许孩子有自己的小秘密，最好不要出现偷看孩子的日记、查看他们的电话记录之类的行为，否则会让孩子感觉到自己不被信任，从而影响亲子关系。

三、子女教育问题及咨询

成为父母之后，父母还需扮演另一个角色——老师。做好这个角色，对孩子形成良好品格，建立正确人生观、价值观，养成良好的心理品质，培养能力，发展智力和健康快乐地成长，都有着至关重要的作用。因此怎样教育孩子、培育孩子成为很多父母渴求的知识，也成为社区辅导的重点。

（一）孩子优秀心理素质的培养

有些妈妈来到咨询室抱怨自己的孩子为什么这么自私，为什么不懂得感恩，为什么不懂得分享。随着孩子心理问题的增多，对孩子优秀心理素质的培养成为一个重要的话题。比如如何培养孩子的自尊、自信、独立性、共情和爱的能力与团结合作精神，怎样提高孩子的社交技能，怎样培养孩子的优秀品格等。对于这类问题的咨询要点如下：

1. 了解来访的原因

来访者到了以后，咨询师与其进行晤谈。如果可能，可以分三个阶段。第一阶段是和家庭成员的集体晤谈，集体晤谈可以了解到家庭的相互作用模式。咨询师需要注意的是孩子与父母沟通的方式，是害怕拒绝型、讨好型还是亲密型。咨询师应对亲子互动进行观察。孩子的教育问题很多时候反映在亲子沟通方式和父母教育上。如果孩子的行为问题和父母息息相关，除了采取咨询方法对孩子进行引导以外，最好还要对父母进行相应的咨询。有条件的情况下，可以采用绘画测验和沙盘游戏心理治疗来得出家庭的互动模式。第二阶段是和父母的单独晤谈，咨询师首先应和父母建立信任关系，使父母能够顺畅、清晰、全面地表达自己对孩子的了解。第三阶段是和孩子的单独晤谈，创设轻松自然的环境和自由安全的气氛让孩子自由开放地表达，以了解孩子对自己行为的解释。

2. 引导父母尊重孩子

咨询师引导父母尊重自己孩子的独立性，值得注意的是要避免把自己的期望压力放在孩子的身上。允许孩子有不完美和犯错误的自由，用包容心来面对正在成长中的孩子。

3. 指出问题产生的原因

可能原因有：①父母或孩子不现实的期望；②功能失调的角色（反抗者、以暴制暴者、家庭代言人）；③父母与孩子之间的界线较弱；④不良的沟通方式；⑤混乱的组织（缺乏常规、家务分工不当、缺乏分享责任）。这些可能都是孩子依赖他人、情感淡漠、自卑的原因。

4. 形成替代性的方法

咨询师要促使家庭成员形成替代性的方法以替代家庭现有的运作方式。咨询师可以使用间接的方法，比如示范（清楚的沟通）、苏格拉底提问方式（引出观点和建议）、视觉化方法或想象（引发家庭成员想象家庭功能发挥的另外一些情况）来达到治疗目的。也可以采用直接的方法，即直接给父母和孩子指导建议，促使孩子形成良好的心理素质。在其中要让孩子参与决策过程，并达成一致意见。最后，要让家庭成员做出改变的承诺并达成一致意见，这会影响家庭成员参与决策的积极程度。谢尔曼和朗特里提出的一些策略能促使家庭成员形成主动改变现状的乐观态度：①肯定家庭和每个成员；②确认家庭的长处；③强调积极的改变；④回忆过去成功的事情；⑤促使自我坚持与协商，而不是攻击。

5. **用角色扮演培养孩子共情和爱的能力**

这种方法比较适合团体心理咨询，在社区辅导中也可以借鉴，可以召集小区里的孩子一起做。比如共情和爱的能力的培养，可以选择一些孩子作为弱势群体，另外一些作为普通人，通过情景对话去感悟。咨询师鼓励孩子说出自己的感受，最后经过咨询师正确的引导使孩子懂得理解他人、理解共情和爱的意义。

（二）孩子特殊行为的教育

孩子的一些特殊行为，如口吃、吮吸（咬）手指、尿床、说脏话、说谎、攻击性行为等，都是让家长感到头疼的问题，也是社区心理咨询中的常见问题。对于这类问题应该如何提供帮助呢？

1. **了解孩子特殊行为的原因**

（1）口吃。

①口吃可能是孩子发展阶段中正常的现象，孩子在语言发展期，口语表达能力尚未成熟，还不能很好地运用词汇来表达内心的想法。

②口吃可能只是暂时的，如果孩子语言发展过程中出现的正常口吃现象遭到父母的责怪强化，会导致孩子出现更加严重的口吃现象。一些心理因素比如对环境不适应、强烈的情绪反应、对师长的害怕、受到惊吓等也可能造成暂时性口吃。

③孩子可能因好奇、好玩去模仿周围口吃的人，对此家长还表现出“欣赏”或“赞许”的态度。

（2）吮吸（咬）手指。

①根据弗洛伊德的理论，0～1岁是口唇期，这个时期的快感主要来自唇与舌的吮吸活动，吮吸本身可产生快感，婴儿不饿时也有吮吸手指的现象。

②孩子的生理需要没有得到满足。如果孩子感到饿或者羡慕别的小朋友的食物，可能会自然而然地咬手指，如果长时间不纠正就会养成习惯。

③有一部分儿童在寂寞无聊、焦虑不安、疼痛或身体不大舒服的时候可能吮吸手指，这是无助的一种表现。

（3）尿床。

尿床的可能原因包括：膀胱小、膀胱括约肌功能差；父母没有及时训练孩子养成定时排尿的良好习惯；儿童白天玩耍过于疲劳、兴奋过度；强烈的精神刺激，如受惊吓；心情焦虑、紧张不安；偶尔一次尿床后受到父母呵斥甚至体罚等。

（4）说脏话、说谎、攻击性行为。

这三种行为很大程度上是由环境引起的。咨询师要了解孩子的父母、伙伴是否有这些行为，是不是他们的行为引起了孩子的模仿。说脏话、说谎、攻击性行为也可能与孩子不满情绪有关，为此可以观察孩子是否有尚未满足的需要。这些不良行为有时候只是孩子一些没有满足的愿望的表达。

2. 行为干预方法

了解原因之后，就可以之为根据给予来访者一些建议或者进行干预。如果是孩子在某一发展阶段的正常现象，可提醒父母一些需要注意的事项。如果是孩子需要纠正的特殊行为，那么除了父母在平时养育过程中需要注意以外，还可以采用一些行为治疗技术。

行为主义的咨询方法比较适用于对孩子不良行为的纠正。行为主义的理论基础是巴甫洛夫的经典条件反射理论、斯金纳的操作性条件反射理论和班杜拉的模仿学习原理。经典条件反射原理是在一个无条件刺激上适当增加一个条件刺激促使行为的发生。操作性条件反射原理是在有机体主动做出行为之后做出奖励或惩罚以增加或减少行为的发生；操作性条件反射原理的四个基本要素是：正强化、负强化、惩罚和反应代价。模仿学习原理则认为一个人通过观察他人而学习到了某种行为，同时班杜拉也强调强化的作用。咨询师可以引导父母用强化的方法或者通过行为示范引导孩子的行为。

（1）代币制。

代币制也称代币管制法，是在孩子出现目标行为（期望行为）时，父母立刻给予一种“标记”或代币加以强化，再将“标记”或代币换取各种强化物的一种行为矫正方法。

使用代币制需要注意的有：①可在目标行为出现时立即发放，到适当时间再兑换，在反应和强化物间建立一个较长时间的延续桥梁；②在任何场合均可根据行为表现增减代币；③可奖励一连串行为动作，不因给奖励而终止；④选取最喜欢的强化物，避免孩子对强化物失去兴趣或出现饱厌现象；⑤如出现不良行为，则扣回其一定数量的代币作为惩罚，此惩罚较体罚或暂时隔离优越。

以下是实施代币制的步骤：

①确定目标行为。在实际生活中，选择有价值、希望被矫正孩子所要增加的一个以上的良好行为作为目标行为。

②确定代币或“标记”。如五角星、小红旗、印花、代币券、塑料筹码等可以作为“标记”。它们具有象征性的意义并可以马上利用，可以随时方便地发放且不易被复制，不具有其他实用功能，只能在行为矫正交换系统中使用。

③选择代币兑换的强化物。所谓代币兑换的强化物就是以代币换取的物品或服务，如食物、娱乐权利等。选择时，既要考虑其强化价值，又要考虑其经济价值。

④建立兑换原则。如完成何种动作和目标行为可以得到多少代币，出现某种不良行为罚多少代币，多少代币可以换取某一种物品或服务等。兑换原则必须订得合理，并指定交换的时间和地点等。

⑤当孩子出现目标行为时，以代币强化，适时兑换其需要的奖赏，否则代币奖酬价值很快失效。

（2）其他行为治疗技术。

①示范学习。多个榜样和在多个不同情境中进行示范，效果比一次的示范好。如果来访者参与到示范过程中，称为“参与性示范”，这种示范会产生更加长久的行为改变。

②行为练习。行为练习过程中，咨询师要在场。当出现困难时，给予来访者矫正性的反馈、正性努力和强化，通过行为练习可增加适应性行为。

（三）性教育

无论是孩子幼儿时期关于性的问题，还是青少年青春期对性的好奇和冲动，都让很多父母茫然不知所措，即不知道该如何正确地引导孩子。咨询要点如下：

1. 青春期前孩子的性教育

（1）青春期前需注意的性教育问题。

在2.5～3岁时，儿童能正确说出自己是男孩或是女孩，但是不能认识到性别是不变的属性。在5～7岁时，儿童才开始理解性别的不变性。按照行为主义的理论观点，孩子出生后父母就把自己的性别角色标准以各种方式传递给子女，使孩子获得性别认同。习得符合性别角色标准的动机、价值观、行为方式和性格特征的过程就是性别化。对自己性别的认同是孩子建立自我概念的重要一环。在这个时期，咨询师应该引导父母去关注孩子性别角色认同的问题，比如穿符合性别的衣服，男孩多和父亲交流，女孩多和母亲交流，避免以后造成角色混乱。

（2）针对孩子所提问的性方面问题的引导要点。

孩子可能会问父母一些关于性的问题，比如我是从哪儿来的，为什么男孩有小鸡鸡而我没有，为什么妈妈的咪咪很大而我的很小等这一类型的问题。遇到这样的话题可能会让中国的父母感到尴尬、不知所措。这个时候就需要咨询师给父母一些建议，让父母能更好地给孩子普及性知识：①生物讲解法。父母如果觉得不好意思主动给孩子讲解，可以带着孩子去观看动物出生时的情况，可能自然而然地让孩子理解自己是从哪里来的，也可以选择观看影片之类。②图片或模型示范。对于人体的好奇，可以用图片或模型来讲解使孩子明白人体构造和男女差异，明白有些机体构造是在长大之后才会慢慢形成的。③阅读通俗的性教育资料。可利用通俗的性教育书刊和图片、录像对各年龄层次的人进行群体的和个体的普及教育。

2. 青春期孩子的性教育

在青春期，伴随着生理的逐步发展，性心理也在逐步发展。性心理的发展是指个体在青少年时期顺应自己性的生物学特点和性别的社会性特点的种种心理过程，集中体现为性意识、性欲望、性情感以及性梦等性心理活动，表现出性兴趣、性幻想等。首先是孩子对性激素成熟的适应问题，比如男孩出现遗精现象，女孩出现月经现象，男孩长喉结、变声，女孩乳房发育等。如果孩子一无所知可能会导致自我怀疑，接受不了自己的变化，产生恐慌。咨询师引导来访者正确认识自己的生理变化，可以采用同伴观察和指导等方法。

（1）生理方面的引导。

①严格自觉地遵守生活作息制度。特别要注意按时就寝，按时起床，睡觉前避免过度兴奋，不看有关色情、武打惊险及科幻内容的书刊及音像制品，在床上不要胡思乱想。这对减少青少年性刺激与控制性欲望起到一定的积极作用。

②注意生殖器的清洁卫生。平时注意清洗生殖器，以避免生殖器污垢沉积引起炎症而出现刺激反应。

③睡姿要舒适。最好的姿势是侧卧：下肢稍弯曲，各部分肌肉放松。而且最好为右侧卧。尽量不仰躺和趴睡，以减少对生殖器的压迫和摩擦，有利于控制性兴奋及冲动。

④内裤要宽松，不要过紧过小，以免对生殖器产生摩擦刺激。

（2）心理方面的引导。

性欲的产生是由人的意识所支配与控制的，是人的高级神经活动的结果，而不受本能的生理机制所支配。因此，通过必要的性健康知识的学习和自身修养的加强，培养良好高尚的道德情操，能够从心理方面来调节转移、控制自己的性冲动。

①与异性正常交往。青少年男女之间在生活、学习与工作中，要自然、坦率地进行正常交往。青少年对异性的心理反应正常化有着重要意义，青少年男女分隔越严，对于性的问题就越觉神秘、越紧张、越过敏。与异性缺乏正常交往的青少年，一旦接触异性，容易对性过于敏感，甚至胡思乱想。

②保持少男少女关系的纯洁。少男少女关系的纯洁是品德高尚的标志之一，是极其珍贵的。在日常的生活与学习当中，与异性的交往，必须保持冷静的头脑，用理智克制自己的感情，绝不能把纯洁友谊的升华当作情感上的转移。既珍惜友谊，又培养自己高尚的道德情操。

③切忌与生活作风不正派的异性交往。有的青少年受到庸俗、低级、下流的思想的影响，生活作风不正派，与这种青少年接触与往来，容易受到影响，甚至走上犯罪道路，因此如果择友不当，应立即中止交往。

④避免性的挑逗和刺激。青少年要看健康的书刊、画报、电影、戏剧、舞蹈等，陶冶高尚的情操，不要看富有性挑逗性的东西，如充满肉欲的电影、裸体画、庸俗的舞蹈等。不健康的、肉欲的挑逗往往对青少年的性欲起着刺激的作用，使某些青少年不能控制自己的性欲，从而放纵自己，走上犯罪道路。

⑤培养强烈的进取心。中学时代是学习的黄金时代，处于立业时期，青少年应把主要精力集中在学习上，专心致志，奋发图强。只有积极向上的心理状态，才能对青少年的性欲起积极的疏导作用。

⑥培养兴趣爱好。课余时间积极参加有益于身心健康的文体活动，把旺盛的精力集中在努力学习、发展兴趣特长上，追求进步，转移和淡化性幻想，从而淡化性欲望。

⑦认清自己的权利和责任。性成熟后，人有满足性欲望的权利，但在满足性欲望的同时，还要对自己的性行为承担责任。否则，可能会给自己、他人或下一代造成伤害。

3. **特殊的性行为的教育——手淫**

手淫是指用手指或其他物品刺激、玩弄生殖器，以此满足性欲望的现象，其正确、科学的称呼应该是自慰。男性、女性都有手淫行为。在进入青春期以后，荷尔蒙（体内性激素）产生兴奋，生理上发生很多变化，使得很多青少年对自己的身体感到非常好奇并给予更多的关注。许多青少年或多或少有过手淫的行为，这是人的生理发育到一定阶段必然发生的。所以，不需要害怕，也不必认为自己的这种行为可耻。一般情况下，手淫不能称为一种病，未婚男女偶尔手淫对健康并不会带来影响，但过度频繁的手淫可能引起生殖器炎症、泌尿系统感染，如男子会发生早泄、阳痿或射精困难，甚至影响婚后的性生活；女性则会月经不调和痛经。而且容易使大脑过度疲劳，从而引起神经衰弱，注意力不能集中，记忆力减退，影响工作和学习。如果手淫没有给学习、工作带来影响则不能称为过度频繁。中国科学院院士吴阶平说过："不以好奇去开始，不以发生而烦恼，已成习惯要有克服的决心，克服以后就不再担心。"

（1）正确认识手淫。

不要把刚进入青春期因好奇而导致的手淫行为当作不可饶恕的事，这会在心理上造成很大的阴影。并不是做了这件事就变成坏男孩或坏女孩了，不必多虑和担心，让这件事随着时间推移慢慢淡化，这对于尽快改变这个习惯是很有帮助的。

（2）采用行为主义的厌恶疗法。

将欲戒除的目标行为（或症状）与某种不愉快的或惩罚性的刺激结合起来，通过厌恶性条件作用，而达到戒除或至少是减少目标行为的目的。厌恶疗法一般有三种形式：电击厌恶疗法、药物厌恶疗法、想象厌恶疗法。还有一种最简单的就是弹橡皮筋。每当自己产生手淫的想法时，用一根弹性比较大的橡皮筋套在手上并用力弹，直至自己不再有手淫的想法，甚至以后一有手淫的冲动就会产生疼痛的感觉。

（四）培养孩子的学习能力

有些家长可能带着这样的问题走进咨询室：孩子成绩不好怎么办？孩子看上去挺努力的，为什么分数就那么低呢？我们家孩子不爱学习，成绩很糟糕怎么办？咨询要点如下：

1. **了解孩子学习问题背后的原因**

详细询问情况，了解父母所谓的成绩差背后的特征和原因。首先应了解孩子的成绩是否真的如父母所说的那样差，因为事实有可能是孩子的成绩不错（如考到90多分），但父母觉得没有满分就是成绩不好，那么就需要跟父母好好沟通；

如果成绩真的不好，那么咨询师需要与父母一起先排除生理上的原因，再分析其他可能原因，例如孩子是不是对待学习的态度不正确，是不是注意力不能集中，是不是想学习但是基础差导致困难，是不是不喜欢老师所以不喜欢学习，是不是对父母学习指导的依赖，是不是对家庭环境不满的发泄，是不是不能适应老师的教学方法和内容等。

2. 对父母和孩子的引导

引导父母体会孩子的感受，引导孩子认清自己的问题。如果孩子有学习方面的困难，他自己也会很痛苦、很矛盾。试想一下，如果孩子一想到学习时或每次学习都和不良的情绪反应连接在一起，他还会喜欢学习吗？学习成绩不好对于孩子建立自尊、自信和同伴交往都会有影响，孩子是希望得到老师、同学、父母的认可的。父母应学会共情孩子的失落和无奈，使孩子感觉到父母的爱与支持，找到力量的支撑。

3. 帮来访者提高学习能力

（1）对学习态度有问题的孩子的咨询要点。

①引导孩子对学习重视。按照埃里克森的人生发展阶段说，6～12 岁是勤奋对自卑，这一阶段的任务就是学习知识，获得能力。

②普及最佳学习期限说。

③从孩子的兴趣理想着眼，使其认识到学习的重要性。

④从孩子的需要入手，帮助其认识到学习对其满足需要的意义，比如孩子希望得到老师和父母喜欢的需要。

（2）对注意力有问题的孩子的咨询要点。

①游戏锻炼法。孩子做感兴趣的游戏时总是全身心地投入，此时家长切不可打扰、干涉。给孩子讲故事时，不要照本宣科地读，要有表情或穿插些动作，这样能吸引孩子的注意力。家长切忌同时给孩子买太多的玩具或图书，否则会分散孩子的注意力。

②养成良好的睡眠习惯，保持睡眠充足，精力充沛。

③给孩子提供良好的学习环境，保持光线、温度适宜，保持安静。

④父母静静地陪伴，每一次孩子集中精神学习的时间增长时，都给其及时表扬及鼓励，父母要善于发现孩子的进步。

（3）对学习方法不恰当的孩子的咨询要点。

①合理管理时间。根据自己的学习状况决定自己看哪些书，做哪些练习；合理安排作息时间，注意劳逸结合。

②父母指导学习。一方面增加和父母沟通的机会，另一方面可以得到正确的思路指导。父母指导要注意技巧，教的是学习和思考的方法，注意不要让孩子形成依赖心理。

③借助外在力量。和学习方法好的同学一起学习或向老师请教。如果基础真的很差，在来访者和咨询师的分析基础上得出孩子不能独立提高成绩时，可以考

虑找家教。

（4）对因不喜欢老师而有学习问题的孩子的咨询要点。

对于因为不喜欢老师而影响学习的孩子，可以调整孩子的认知，运用认知疗法，调节他对老师的认识，感恩老师的教诲，并让其认识到学习的真正意义和价值。

（5）对依赖性强的孩子的咨询要点。

对于依赖父母不能独立思考的孩子，提醒父母要注意培养孩子的独立思考能力。首先要把孩子当作一个独立的个体，用商量的口吻对孩子提问，鼓励孩子独立思考，比如：你觉得如果要解决这个问题第一步需要做什么？你想法的根据是什么？其次在鼓励孩子表达之后，从孩子的思路引导出正确的方法，让孩子感觉到自己思路是正确的，自己是能够完成任务的。最后逐渐减少对孩子的指导直到孩子自己能独立完成任务。

（五）特殊儿童的心理咨询要点

如果孩子有一些特殊的心理障碍，例如多动症、感统失调、自闭症等心理障碍时，应该怎样帮助孩子？咨询要点如下：

1. 充分对父母共情

接待特殊儿童的父母会遇到更多的心理压力和挑战，咨询师首先要做的事情是排解父母的压力和不良情绪。可以采用放松训练，缓解父母的情绪，让其在不受情绪干扰的情况下自由表达他对孩子状况的态度、认知和情感。咨询师通过同感共情给其心理支持和温暖。

2. 需要了解特殊儿童

要给特殊儿童的父母做咨询首先需要了解特殊儿童的相关情况。

多动症是注意缺陷与多动障碍（ADHD）的俗称，是指发生于儿童时期，与同龄儿童相比，以明显注意集中困难、注意持续时间短暂、活动过度或冲动为主要特征的一组综合征。临床表现有：注意缺陷、活动过度、好冲动、认知障碍和学习困难、情绪行为障碍。

感觉统合是人的大脑通过感觉系统（包括视觉、听觉、嗅觉、味觉、触觉等）搜索周围环境的信息，将它们整合起来，形成知觉，以便大脑能够及时有效地对刺激做出适当的反应。当孩子的感觉系统由于发育或其他原因不能正常运转时，就会出现感统失调情况，常会出现学习、交际、社会功能障碍。

孤独症，又称自闭症或孤独性障碍等，是广泛性发育障碍（PDD）的代表性疾病。*DSM－IV－TR*（《精神疾病的诊断和统计手册》）将 PDD 分为五种：孤独性障碍、Retts 综合征、童年瓦解性障碍、Asperger 综合征和未特定的 PDD。其中，孤独性障碍与 Asperger 综合征较为常见。关于孤独症的患病率的报道不一，一般认为占儿童人口的0.2‰～0.5‰，男女比例为3∶1～4∶1，女孩的症状一般较男孩严重。特点是具有社会交往障碍、交流障碍、兴趣狭窄及刻板重复的行为方式，约3/4的患儿存在精神发育迟滞。

3. **适合特殊儿童的咨询方法——沙盘游戏**

对于特殊儿童，一些治疗方式可能并不适合，他们连自由表达自己都会显得有困难，前人的咨询经验表明，沙盘游戏心理治疗是比较适合特殊儿童的。下面主要介绍沙盘游戏。

沙盘游戏是以荣格的分析心理学原理为基础，利用意象积极想象发展出生命能量的集中提炼的过程。来访者可以通过系列沙盘意象，营造出心灵深处意识和无意识之间的持续性对话，以及由此而激发的治愈过程和人格。“一沙一世界”，有人认为沙盘游戏是一个沙里淘金的过程，咨询师提供一个自由和保护的空间，让来访者自性化，达到治愈的目的。这是一种以游戏为基础的治疗方法，相对来说比较受到小朋友们的喜欢。

沙盘游戏的操作过程如下：

（1）引导特殊儿童去玩沙盘游戏。

有的儿童可能一进入沙盘室不用咨询师引导就直接玩起了沙盘游戏，有的儿童则不会主动玩，比如患有自闭症的孩子。那么，需要咨询师和来访者先通过语言行为等建立好关系，并告诉来访者：“你在这里的任何表现我都不会告诉你妈妈，如果妈妈问起，我只会告诉她你的感受，使她做得更好。”然后引发来访者的兴趣，可以用此类语言引导孩子：“看哪个玩具在说话，就把它放在沙滩上，然后按你的意思去帮它找个位置放起来。”“你可以选择你喜欢的任何沙具，如果你需要的话可以用水把沙子弄湿。”

（2）做沙盘游戏心理治疗的过程中咨询师的关注点。

在游戏过程中，咨询师要集中精神注意来访者，时刻关注着他拿的沙具、表情、视线，摆放完之后要注意摆放的位置、变化的沙具、中心的部分、沙盘的整体结构、感受强烈的地方、对角线、明显奇怪的地方等。在这个过程中，如果来访者不主动进行言语交流，咨询师需静静地等候，提供给来访者自由和保护的空间。

①不同年龄的来访者可能有不同的主题表现。

动物—植物期（4～6岁）：特别会使用史前动物，会使用这些动物并且给它们提供食物，这是主动给自己获取滋养的过程；

好战期（6～9岁）：开始自我发展的好战期，利用好战来试探咨询师，消极与积极交替出现，特别是男孩子；

适应集体期（9～12岁）：团体沙画，开始表现叛逆的主题。

②来访者的沙盘的特殊表现。

第一，观察沙盘，看来访者自己是否在沙盘中，问题可能是什么。

第二，沙盘中出现父母是一种补偿，外围也是补偿。

第三，4岁以下儿童的思维发展不好，会存在边界不清晰的情况。

第四，患Asperger综合征的孩子，话特别多且没有内部逻辑，在人际交往中会有很大困难。

③沙盘体验工作点。

第一，能量点在哪里？

第二，问题表现在哪里，是通过什么呈现的，哪一部分让来访者局促不安？

第三，表现了怎样的分组和组合？

第四，沙盘中表现了什么类型的问题？

第五，沙盘中是否呈现了能够提供帮助的资源或能量的来源？

特殊儿童的沙盘游戏心理治疗可能是一个漫长的过程，让来访者找到内心的力量来面对生活和达到自我整合，需要咨询师耐心的陪伴和等待。

四、老年人常见心理问题及咨询

（一）老年人常见的心理问题及表现

1. 老年人社会适应中常见的心理问题

人在一生中不断地产生各种心理问题，老年人常见的心理问题是指具有明显老年人特点的心理问题。但并不是所有的老年人都具有心理问题，适应能力强的老年人可能不存在这类问题，而且，不同职业、不同地位的老年人对于角色变化的心理反应也有差异。我们主要谈的是具有普遍意义的一些问题。

（1）去势焦虑。

焦虑是一种心理上的紧张状态。去势焦虑指的是随着老年人即将或已经从工作岗位上退下来，而产生的种种不适应的心理紧张状态。去势焦虑会使人产生无力感、无用感、无助感和无望感。

（2）消极的人格变化。

老年人的人格发展往往呈现两极性变化。许多老年人随着年龄的增长、阅历的丰富，人格日益走向成熟，如稳重、深思熟虑、宽厚、豁达。而有的老年人则因为不能很好地适应老年期的一系列变化，导致人格发生消极的变化，体现为以自我为中心、脱离现实生活等不健康倾向。有些老年人在人格方面存在一定的缺陷，如凡事总是争强好胜、好高骛远，时常感到时间紧迫和事业的压力；追求尽善尽美、受暗示性强、过分依赖、思想幼稚、过分克制、喜怒不形于色，情绪长期处于压抑状态；自私吝啬、斤斤计较、猜疑冷漠、郁郁寡欢、敏感多疑、怨天尤人、心烦、易怒、苦闷、压抑等。这些人格缺陷，也许在过去的生活中表现并不突出，没有对自身发展构成明显的影响。随着自身社会角色、身体状况等方面的变化，有些老年人不能顺利地适应生活的变化，导致原有的人格问题向消极方向发展，影响了老年生活的质量。

（3）不健康的补偿。

人到老年，常常喜欢追忆过去，但如果其回忆只是对人有怨、对己有悔，那就只会起到困扰当下生活的消极作用，使人无法积极地适应老年生活。有的老年人没有改变观念，没有调整好看问题的角度，而一味地企盼通过某种形式的补偿来使自己恢复心理平衡，这往往导致各种不良后果。

2. **老年孤独感**

伴随着人口出现老龄化的趋势，老年人的数量越来越多，老年的精神卫生保健问题也日益突出。由于年老，老年人的社会交往越来越少，退休或离休使他们与同事们的接触也越来越少。如果患病，各种娱乐或其他活动也会受到限制，而家人忙于工作只能给予物质上的支持，老年人自己很难解决精神空虚的问题，因此，老年人常常产生孤独感。

所谓孤独感，是指个体由于社会交往需求得不到满足而产生的一种内心体验。如因离退休，社会交往频率降低，交往圈子缩小，容易产生离群后的空寂感；因突然遭受丧偶、故友亲朋生离死别的强烈刺激而陷入缄默寡言，长期独处，与世隔绝；因搬迁、子女分居而造成没有谈话对象的无奈。孤独感是老年人较常见的一种消极情绪，严重的孤独感易导致老年人人格扭曲，有碍健康，甚至影响寿命。

老年人不仅需要物质层面的照顾，更需要精神生活方面的满足。孤独是衡量老年人主观幸福的一个重要指标，老年孤独已成为影响老年人生存质量的一个不容忽视的健康问题。

3. **家庭空巢综合征**

家庭空巢综合征是指当子女由于工作、学习、结婚等原因离开家庭以后，独守“空巢”的中老年夫妇因此而产生的心理失调症状。随着社会的发展，“空巢老人”已经成为当今社会重要的老龄问题之一。从发展看，未来10年，随着独生子女的父母步入老龄阶段，“空巢家庭”将成为老人家庭的主要形式。由于孤单寂寞、缺乏精神慰藉，“空巢老人”便会产生家庭空巢综合征。

家庭空巢综合征的主要表现有：

（1）情绪方面。

“空巢老人”常感到心情郁闷、沮丧、孤寂、凄凉和悲哀等。有时失落感和成就感交织在一起，表现为心神不宁、无所适从、烦躁不安、茫然无助等。

（2）认识方面。

多数人出现自责倾向，认为自己过去有许多对不起子女的地方，对子女的关心、照顾和疼爱不够，没有完全尽到做父母的责任和义务等。但有时也会产生埋怨子女的倾向，觉得子女对父母的回报不够，只顾个人的利益而狠心让父母独守“空巢”等。

（3）行为方面。

表现为闷闷不乐、愁容不展、说话声调平淡，有时发出叹息，甚至哭泣，常伴有食欲缺乏、睡眠失调等。子女的离开往往在短期内使父母的生活规律发生紊乱，需要及时调整。

4. 离退休综合征

所谓离退休综合征是一种老年期典型的社会适应不良的心理疾病，是指离退休的老年人在离退休后对环境适应不良而引起的多种心理障碍和身心功能失调的综合征。具体来说，就是指离退休者告别工作岗位退回到家庭的小环境后的一段时间内，因工作习惯、生活规律、周围环境、人际交往、社会地位、工资福利、权力范围等一系列的相关因素发生变化，从而产生的较为强烈的不适感的身心症状。

离退休综合征的主要表现有：

（1）无力感。

许多老人不愿离开工作岗位，认为自己还有工作能力，但是社会要新陈代谢，必须让位给年青一代，离退休对于老年人实际上是一种牺牲。面对“岁月不饶人”的现实，老年人常感到无奈和无力。

（2）无用感。

在离退休前，一些老年人事业有成，受人尊敬，掌声、喝彩声不断，一旦退休，一切化为乌有，退休成了“失败”，由有用转为无用，如此反差，老年人心理上便会产生巨大的失落感。

（3）无助感。

离退休后，老年人离开了原有的社会圈子，社交范围狭窄了，朋友变少了，孤独感油然而生，要适应新的生活模式往往使老年人感到不安、无助和无所适从。

（4）无望感。

无力感、无用感和无助感都容易导致离退休老人产生无望感，对未来感到失望甚至绝望。加上身体的逐渐老化，疾病不断增多，有的老年人甚至觉得已经走到了生命的尽头。

当然，并非每一个离退休老人都会出现以上情形，离退休综合征形成的因素是比较复杂的，它与每个人的个性特点、生活形态和人生观有着密切的关系。

5. 老年抑郁症

抑郁症又称抑郁性神经症，是以情绪低落，完全或几乎完全失去兴趣或不能从通常的活动和娱乐中产生兴趣为特点，表现为持久的心境恶劣，并伴有焦虑、躯体不适、睡眠障碍。

随着生活节奏的加快，抑郁症已成为影响人们工作、生活的常见病。近年来，老年抑郁症的发生率在逐年增高。

抑郁症是一种由多种症状和体征组成的综合征，涉及生理和心理等方面。前者包括睡眠障碍、食欲的改变、疲劳、精神运动性迟缓；后者包括丧失自尊、有自责感、注意力不集中、犹豫不决或有自杀倾向。

老年抑郁症的主要表现有：

（1）心理方面的表现。

最突出的症状为持久的情绪低落，对日常活动的兴趣包括业余爱好和娱乐活动明显减退，对生活失去兴趣，社交活动减少，对前途感到悲观绝望。

①情绪障碍。老年患者抑郁心境长期存在，但常常不如青壮年患者那么典型。大多表现为无精打采、郁郁寡欢，伴有兴趣下降、孤独感、自觉悲观和绝望，少数老年患者情感略显淡漠或迟钝。

②思维障碍。老年患者感到脑力迟钝和注意力下降，因而导致回答问题反应慢、思考困难、主动言语减少。部分老年患者常回忆不愉快的经历，痛苦联系增多。老年患者常常无端否认自己，自我评价下降，也常出现自怨自艾。

③认知功能减退。很多老年患者有记忆力减退的主诉，存在比较明显的认知功能损害的症状。

④意志和行为障碍。病情较轻的老年患者表现为积极性和主动性下降、依赖性强，遇事犹豫不决；病情较重的老年患者表现出活动减少、社会交往被动、行动迟缓或卧床时间增多；病情严重的老年患者则日常生活不能自理，基本处于无欲望状态。伴有焦虑者可表现为坐立不安、搓手顿足，惶惶不可终日。最危险的病理性意向活动是自杀企图或自杀行为。老年患者一旦决心自杀，通常比青壮年患者更坚决，行为也更隐蔽。

（2）躯体症状。

许多老年患者在抑郁情绪明朗化之前，一般已有数月的生理症状，如食欲减退及体重减轻。大部分的抑郁症患者有食欲减退甚至缺乏食欲的症状。患者很少有饥饿感，不思饮食，必然导致身体消瘦，体重减轻。老年抑郁症，对老年人的健康影响较大，会影响老年人许多疾病的康复，甚至会诱发新的疾病。

6. 老年人的睡眠障碍

睡眠障碍是指睡眠不正常以及睡眠中出现异常行为，也是睡眠和觉醒正常节律性交替紊乱的表现，可由多种因素引起，常与躯体疾病有关。睡眠障碍包括睡眠失调和异态睡眠。睡眠与人的健康息息相关。65 岁以上人群中，近半数以上有睡眠障碍，如失眠或白天嗜睡。老年人并非睡眠需要减少，而是出现睡眠能力减退的症状。

睡眠障碍的主要临床表现有入睡困难、睡眠不深、易惊醒、自觉多梦、早醒、醒后不易入睡、醒后感到疲乏或缺乏清醒感，白天则出现嗜睡、精神不振、疲乏、易激怒和抑郁等症状。老年患者常对睡眠障碍感到焦虑和恐惧，严重时还可影响其心理活动效率和社会功能。

7. 老年人自杀

自杀是指个体蓄意或自愿采取各种手段结束自己生命的行为。老年期的自杀是指 60 岁以上的个体蓄意结束自己生命的行为。老年人自杀率随年龄的增长有上升的趋势，而且农村老年人的自杀率比城市高，中国老年人自杀是中国自杀问题的突出类型。

导致老年人自杀的原因有很多，但主要是社会、心理、躯体等因素，但这些因素经常交织在一起，很难单独分开去理解。

（二）老年人心理问题成因分析

老年期是人生历程中的最后一个转折期。这一时期，不仅机体衰老加快，疾病增多，面临着死亡的考验和挑战，而且，老年人的职业状况、家庭结构、婚姻形态、经济境遇等方面都在发生变化。这些变化对老年人的感觉、知觉、记忆、智力、情绪、情感、性格、兴趣等不同层次的心理都将产生影响。

1. 生理因素

首先，最直接引发老年人心理变化的因素是身体衰老。虽然每个人衰老的速度不同，但衰老始终是不可避免地发生着的，而死亡则是衰老的最终结果。生理的衰老和死亡的逼近对老年人的心理影响是转折性和持久性的，也是带有冲击性的。

（1）感官的老化。

老年人感官的退化首先对老年人心理产生影响，使老年人不由自主地产生衰老感。进入老年期后，感官开始老化，视力和听力逐渐减退，视野变得模糊，听觉障碍出现，“耳背眼花”成为显著特征，其他感觉如触觉、嗅觉、味觉也在发生退行性变化，老年人对冷热温度和味道的反应变得迟钝。感官的老化使老年人对外界和体内的刺激的接收和反应大大减弱，对老年人的心理产生消极和负面的影响，表现在：一是老年人对生活的兴趣和欲望降低，常感到生活索然无味；二是老年人反应迟钝，感觉不敏锐，由此导致信息接收不通畅；三是社交活动减少，老人常感到孤独和寂寞。

（2）疾病的增加。

各种老年疾病的缠身也是身体老化对老年人心理影响的具体体现。随着老年人的心脑血管、呼吸、神经、运动、消化、内分泌等系统的生理功能的全面衰退，老年人对环境的适应能力和对疾病的抵抗力也在下降，疾病易发生。据统计，65 岁以上人群中，大约1/4 的人经常患病。即使没有生病，也会因为器官和机能的老化而感觉四肢酸软、身体疲惫或其他不适，这给老年人的生活带来了极大的不便，让老年人深感苦恼和焦虑。而老年人常患的冠心病、高血压、糖尿病以及各种癌症等疾病，则使他们感到恐惧、悲伤、绝望甚至产生轻生的念头。

（3）死亡的威胁。

老年人心理障碍的出现与死亡的挑战有着密切的关系。尽管社会的进步和医学卫生条件的提高使人类的平均寿命持续延长，然而，死亡仍然是不可避免的，是人生的最终归宿。老年期是人生的最后一站，特别是身体的日渐衰退和疾病的不断缠身使老年人与死亡显得特别的接近。面对死亡，有些人从容，有些人安详，但大多数老年人会表现出害怕、恐惧和悲观的情绪反应。死亡恐惧症就是一种常见的老年人的心理障碍。

2. 社会因素

老年人晚年生活从老年人离退休的当天就已经开始了，离退休是老年人职业生涯的结束标志，他们的生活范围退回到家庭之中，其实质是一种社会角色的转变，而家庭中的经济状况、变迁的人际关系、老年人的婚姻状况、社会环境等社会因素对于老年人的心理状态也会产生重要的影响。

老年期是人生的最后一个重要转折期，其中最突出的特点是离退休导致了老年人长期以来形成的主导活动和社会角色的转变，由此引发老年人的心理发生波动和变化。离退休引起的老年人社会角色的改变体现在以下两个方面：

（1）从忙碌的职业角色转变为闲暇的家庭角色。

老年人离退休后，离开了原有的工作岗位和社会生活，即从忙碌的职业角色转入闲暇的家庭角色，这种角色转换对老年人的生活和心理是一次很大的冲击。第一，工作是生活的主要收入来源，离退休首先意味着老年人经济收入的减少；第二，职业历程是人们获得满足感、充实感和成就感的重要形式，是实现自我价值的重要途径，而老年人正在丧失这一体验；第三，离退休还打破了老年人在工作时养成的特定的生活方式和生活习惯，使老人茫然不知所措。例如，一位在退休前受人尊敬、前呼后拥的高层领导，突然变成了一个每天上街买菜、回家做饭、照顾儿孙的老大爷，这在心理上的确很难转过弯来。

（2）从主角转变为配角。

老年人离退休前，有自己的工作、人际关系和稳定的经济收入，子女在很多方面特别是经济方面依赖于父母，这使老年人在社会上有被认可、被尊重的荣誉感和成就感，在家庭中则有一家之主的权威感。离退休后，工作带来的成就感消失，老年人的社会价值下降，从社会财富的创造者转变为社会财富的享受者；同时经济收入的骤减，使老年人从过去被子女依赖转向依赖于子女，在家庭中原有的主体角色和权威感也随之丧失，失落感、自卑感由此产生。

（三）老年人的心理咨询要点

1. 建立关系，澄清问题

咨询师要耐心、真诚并尊重老年人，耐心倾听老年来访者的主诉，创造一种和谐的交往气氛，使老年来访者对咨询师建立信任感。在咨询的开始阶段，主要是听取老年来访者或其家属的叙述，了解老年来访者的基本情况，了解老年来访者面临的主要心理问题。一般来说，要让老年来访者充分表达思想，在自然、愉快的气氛中进行咨询，就要使老年来访者愿意让咨询师进入他的内心世界，将个人的看法、感受向咨询师表达，因此咨询师要应用咨询技巧鼓励其倾诉内心的痛苦，要诱导老年来访者将深藏于一般语言背后的感受表达出来。这时可以利用人本主义心理咨询技术，与老年来访者交谈时，咨询师态度是真实的、诚恳的，而不是在扮演一个角色。咨询师把老年来访者视为一个独立的个体，有特色的个体，允许他有属于自己的感受和经验，不管这些感受、经验是好还是不好，咨询师都应接受和尊重，不管这种态度是积极还是消极，与他以前的态度是否相矛盾，对他起伏不定的方面也不应加以评估和判断，而应加以尊重。另外，咨询师要认真倾听老年来访者的诉说，引导老年来访者进行宣泄，并及时表达共情。咨询师应该敏锐地倾听和设身处地地了解老年来访者在某一时刻所要表达的情感，老年来访者才能自由地探索被隐藏起来的经验。

2. 确定咨询目标

对老年来访者的问题进行分析和诊断，辨明老年来访者问题的类型、性质和严重程度等，以便确立咨询目标。为使交谈进一步深入，可引导老年来访者围绕主要问题提供更多的事实、想法和感觉，以帮助老年来访者进一步了解自己以及自己对他人的一些混淆的感受和态度。了解老年来访者前来咨询的目的，例如，是因为和子女的关系问题，还是因为无法适应离退休的问题。咨询师可根据具体情况制定咨询的目标。

3. 分析问题，调整认知

一方面，咨询师要用摆事实、讲道理的方式帮助老年来访者纠正认识上的偏差；另一方面，咨询师要通过有针对性的心理和行为指导，为老年来访者解决心理问题，解除其心理上的压力，促使老年来访者与环境达到和谐一致。在工作方法上，还要注意心理咨询的目的是引导老年来访者认识自己、接受自己，尽量发挥自己的潜能，让其对自己的行为和生活有新的信念，否则就不能达到消除老年来访者心理障碍的目的。为此，咨询师不能利用专业权威随便给老年来访者一个建议方法，让老年来访者“遵照执行”，而忽视他们的主观能动性。此外，还应明确安慰和排解不是咨询，安慰的语言和排忧解难的做法可以协助老年来访者暂时摆脱痛苦的体验，有一定的意义和价值，但要彻底帮助老年来访者，其重点是使他们勇敢地面对自己，然后做出积极的改变。

4. 与来访者一起讨论可行的解决方法

对于一些长期困扰老年来访者心理和生活的问题，要引导他们改变解决问题的思维模式，对于老年来访者通常用以解决问题却无效的方式、方法，咨询师应与他们讨论进行一些改变。当老年来访者与家人关系出现问题的时候，引导他们在看问题时不仅考虑自己的感受，也要考虑家人的感受，尽量采取较心平气和的态度与家人共同解决问题。当老年来访者出现离退休适应不良的问题时，应引导他们扩展自己的生活圈子，如学习一些新东西、结交一些新朋友等。总之，在咨询过程中，咨询师要根据老年来访者不同的问题与之进行讨论，一起找出解决问题的最佳方案。

五、神经症及咨询

神经症，亦称神经官能症，是由各种精神因素引起的高级神经活动过度紧张致使大脑机能活动暂时失调而造成的一组心理疾病。神经症的主要临床表现为精神活动能力下降、焦虑、抑郁、恐惧、强迫、疑病、癔症等。来访者有各种躯体不适感，但并没有可以证实的器质性病变作基础；起病常与心理、社会等因素有关，病前多具有某种个性特征，如多愁善感、悲观、孤僻等；来访者的精神活动能力下降，但社会功能相对完好；有痛苦感受与求治要求，自知力良好；除部分癔症和惊恐发作外，症状至少持续三个月。神经症主要有焦虑症、强迫症、恐怖症、抑郁症、疑病症、神经衰弱等。

（一）焦虑症

1. 焦虑症的症状表现

焦虑症是以持续性紧张、担心、恐惧或发作性惊恐状态为特征的情绪障碍，伴有自主神经系统症状的行为特征。按照患者的临床表现，焦虑常分为：①广泛性焦虑：在没有明显诱因的情况下，患者经常会有过分担心、紧张害怕等情绪体验，但并没有指向明确的对象和内容，同时还常伴有头晕心慌、呼吸急促、尿频尿急等躯体方面的症状，这种焦虑一般会持续数月；②惊恐发作，又称为急性焦虑发作：在日常生活环境中，患者突然出现极端恐惧的紧张心理，伴有濒死感或失控感，有明显的自主神经系统症状，如呼吸困难、出汗、全身发抖等，一般持续几分钟到一小时，患者会惊恐万分并呼救。

广泛性焦虑的诊断标准：①以持续的焦虑症状为原发的和主要的临床相。焦虑症状的表现符合下述两项：经常或持续的无明确对象和固定内容的恐惧或提心吊胆；伴有自主神经症状和运动不安。②因上述症状，出现至少下述情况之一：妨碍工作、学习、生活或社交；无法摆脱的精神痛苦，主动求医。③病程持续至少三个月。④排除精神病性障碍。

惊恐发作的诊断标准：①以发作性惊恐状态为主要临床行为。②在没有任何客观危险的环境下发作，或者发作时无明显而固定的诱因，以致发作不可预测；两次发作的间歇期除了害怕再发作外，没有明显的症状；发作表现为强烈的恐惧，伴有显著的自主神经系统症状；发作突然，十分钟内达到高峰，一般不超过一小时，发作时意识清醒，事后能回忆发作过程。③一个月内至少出现三次惊恐发作，或首次典型发作后继之以害怕再发作的焦虑持续一个月。④因上述症状，出现至少下述情况之一：妨碍工作、学习、生活或社交；无法摆脱的精神痛苦，主动求医。⑤排除精神病性障碍。

2. 焦虑症的原因分析

对焦虑症的原因，不同学派的心理学家有不同的看法。

（1）精神分析学派。

弗洛伊德的人格理论认为，自我受到本我的推动、超我的苛求、现实的挫折，而这三者因各种利益关系发生冲突，夹在中间的自我若无法调节其中的关系，便会让个体产生焦虑。因此，焦虑是内心冲突的产物。

(2) 认知学派。

问题原本不是问题，如何看待这个问题才是我们需要关注的。认知学派认为并非事件引起焦虑，而是人们对事件的错误认知引起了焦虑。经历某一事件的个体对此事件的解释、认知与信念，是其产生情绪和行为的根源。不合理的认知引起不良的情绪和行为反应，所以必须改变和重建不合理的认知。

(3) 人本主义学派。

焦虑是缺乏关爱导致的。个体在早期如果遭受了不良的刺激，特别是受到父母的遗弃、不公平对待，或是没有得到积极关注，会产生不安全感和焦虑情绪。这种情况如果得不到及时调整，在日后的生活中遇到不顺时，就容易导致焦虑症的产生。

(4) 其他。

缺乏必要的人际支持和社会支持而产生的无助感，自我期望值过高，应激事件的发生，个性敏感多疑等因素都极有可能使人出现焦虑症。此外，某些神经递质和受体异常也是焦虑症的发病机制。

3. 焦虑症的心理咨询要点

适合焦虑症的心理治疗有：一般性心理疗法、认知疗法、肌肉放松法、药物治疗等。

(1) 一般性心理疗法。

适用于各种短期内遭受挫折的情绪不良者，长期处于矛盾、紧张或压抑状态的处境不佳者，尤其是焦虑情绪明显的来访者。主要包括五个部分：

①解释。解释可以帮助来访者正确认识自己的问题，消除不必要的疑虑和恐惧。

②鼓励。鼓励可以帮助来访者树立克服困难的勇气和决心。

③保证。保证可以令来访者有安全感和自信心。

④指导。指导可以帮助来访者明确应付的方向和目标，并努力通过自己的行动来改善自我和改善环境，进而到达心理的平衡。

⑤促进环境的改善。发动来访者的家人、老师、社区辅导、同事等力量，帮助来访者改善环境。

(2) 认知疗法。

这是一种通过改变思维和行为的方式来改变不良认知，达到消除不良情绪和行为的心理治疗方法。

①确定问题。把来访者引导到某个特定的问题范围内，要求来访者聚焦于那些具体的问题和可以观察到的事实。

②检验表层错误观念。对于错误观念，咨询师可以通过建议、演示、模仿等方法让来访者体验自己的情绪和行为的产生过程，并自觉加以纠正。

③纠正核心错误观念。指隐藏在相关事件背后的、表现为一些抽象的与自我概念有关的命题，需要咨询师用重新归因、认知重建等逻辑分析技术进行纠正。

④进一步改变认知。通过设计特殊的行为模式或情境，唤醒来访者所忽视的情绪体验，使他学会获得这些体验的方法，进而帮助来访者在认知和行为间建立起一种良性循环。

⑤巩固新观念。通过认知家庭作业、阅读等方法让来访者在日常生活中检验自己的信念，充分调动来访者内在的潜能来进行自我调节，巩固刚刚建立起来的认知过程和正确的认知观念。

（3）肌肉放松法。

当人进入松弛状态时，全身骨骼肌张力下降，呼吸频率和心率减慢，血压下降，并有四肢温暖、头脑清醒、心情轻松愉快、全身舒适的感觉。放松法一般包括：深呼吸放松法、肌肉放松法和想象放松法。这里重点介绍一下肌肉放松法，其要点是：以舒适的姿势靠在沙发或躺椅上，双臂平放，双腿自然前伸，闭上双眼；先让自己某一部分的肌肉紧张起来并且保持3～5秒，体验肌肉紧张的感觉；然后慢慢放松肌肉，保持3～5秒，体验肌肉放松的感觉；如此反复几次，再进入下一部位的放松。放松的顺序通常是从头到脚依次进行。来访者可以在咨询师的指导下进行，也可以自行练习。

（4）药物治疗。

由于焦虑症的产生与脑内神经递质和受体功能异常有关，因此使用一些抗焦虑药物可以有效缓解焦虑。常用的药物有两大类：一类是镇静催眠药，如安定；另一类是镇静自主神经类药，如羟嗪、多虑平等。药物治疗有其局限性，需要与心理咨询结合。

（二）强迫症

1. 强迫症的症状表现

强迫症全称强迫神经症，是以强迫观念、强迫冲动或强迫行为等强迫症状为主要临床表现的神经症。强迫症的特点是有意识的自我强迫和有意识的自我反强迫同时存在，两者的尖锐冲突使患者感到焦虑和痛苦，却无法控制，无法摆脱。

强迫症症状一般包括：①强迫观念，即一些想法、冲动或者影像重复产生并持续，比如强迫怀疑、强迫担心、强迫性穷思竭虑等，是强迫性地闯入意识的、不适宜的，并引发个体显著的焦虑或者痛苦情绪。②强迫行为又称强迫动作，来访者反复做一些没有必要的、刻板的仪式化动作，如强迫检查、强迫洗手、强迫计数以及强迫仪式动作等，患者虽然知道这样做不合理，却不能停止。

强迫症的诊断标准：①符合神经症的诊断标准，并以强迫症症状为主，出现至少下述情况之一：以强迫思想为主，包括强迫观念、回忆或表象，强迫性对立观念、穷思竭虑、害怕丧失自控能力等；以强迫行为为主，包括反复洗涤、核对、检查或询问等。②强迫症症状反复出现，患者认为没有意义，感到不快甚至痛苦，因此试图抵抗，但不能奏效。③社会功能受损，病程达三个月以上。

2. 强迫症的原因分析

为更好地理解强迫症来访者的心理治疗方法，需要先了解主流心理学流派对强迫症形成原因的解释与分析。

（1）精神分析。

强迫症是个体对本我冲动的恐惧和自我的防御机制为减轻恐惧带来的焦虑而做出的反应所导致的。强迫观念是本我冲动明显造成的，而强迫行为则是自我防御的结果。

强迫症来访者有两个突出的自我防御机制：①抵消作用，指以克服可怕后果为目的的外显行为，如不断洗手以防感染。②反向作用，指采取和不被接受的冲动完全相反的行为，如有洁癖的个体可能有强烈的“不适宜的”性冲动，但这种性冲动被个体的洁癖压抑。

（2）操作行为主义。

许多强迫症症状只不过是变化不定的意外事件经过反复强化而得来的结果。在来访者焦虑的时候，借助于强迫观念或强迫行为可以缓解焦虑，这种方式强化了个体的强迫行为，且因为成功驱除了焦虑，所以逐渐稳定下来，成为个体习得性行为的一部分。

（3）认知理论。

个体对外界事物的感受取决于个体的认知，强迫症来访者的认知发生了歪曲，强迫观念就是一些不合理的信念或想法，如夸大事情的危险、过度追求完美等，这些不良认知增强了其强迫行为，二者相互作用，导致情绪的不适应，从而产生焦虑。

（4）生理机制。

大脑结构异常、脑内神经传导物质失调、基因遗传等因素是导致强迫症的重要原因。

3. 强迫症的心理咨询要点

目前临床上用于治疗强迫症的心理疗法有：厌恶疗法、思维阻断疗法和钟氏认知领悟疗法等。

（1）厌恶疗法。

属于行为矫正的一种疗法，是指让来访者的强迫反应与让其厌恶、疼痛的刺激结合，使来访者厌恶自己的强迫行为，而产生新的条件反射。下面介绍比较常见且简单易行的橡皮筋厌恶法，其操作程序如下：

①在手上套上橡皮筋，用于引发疼痛感即厌恶刺激；

②一旦出现强迫观念或行为的冲动，就拉动手腕的橡皮筋弹击手腕，弹击力度要足以使来访者有疼痛感；

③边弹击边认真计数，直到强迫观念或强迫行为停止；

④记录每天的弹击次数，用于跟踪了解治疗的进展情况并及时进行调整。

（2）思维阻断疗法。

针对强迫观念、强迫思维等。让来访者想象其强迫思维，在这一过程中，通过外部控制的手段，人为地抑制并中断其思维，经过多次重复，促使强迫思维症状消失。该疗法分为五个阶段。

第一阶段：指导来访者进入放松状态，让来访者关注使自己烦恼的想法或思维活动；告诉来访者，当咨询师让他“停止”时，自己同时大声命令自己停止，不再想那些东西；让来访者在自己有清楚的强迫思维意象活动时就竖起食指示意；当来访者竖起食指时，咨询师即大喝“停止”，并让来访者也随同一起大声命令自己停止，在进行到这一步时，可使用一些辅助手段，如使用小锤子敲击桌子，发出剧烈响声等，让意外的刺激把来访者从自己的强迫思维中拉回来；重复上述步骤。

第二阶段：与第一阶段类似，只是咨询师不使用辅助手段，而仅是对来访者大喝“停止”。

第三阶段：咨询师不再大喝“停止”，而是由来访者大声命令自己停止。

第四阶段：来访者从大喝改为小声命令自己停止。

第五阶段：当强迫思维意象出现时，来访者在心里命令自己停止。

（3）钟氏认知领悟疗法。

由国内心理学家钟友彬首创，他认为强迫症是过去甚至是幼年期的恐惧在成年人心理上的再现。钟氏认知领悟疗法主张用来访者理解的、符合他们生活经验的解释，使来访者认识、理解并相信他的症状和病态行为的幼稚性、荒谬性的特点，达到真正的领悟，从而使症状消失。其操作步骤如下：

①初步解释，让来访者意识到自己的病是可以治好的，但需要主动配合咨询师。

②询问来访者的生活史和容易回忆起的有关经验，但不要求深入回忆不记事年龄的经历。

③引导来访者与咨询师一起分析症状的性质，这些症状大都是幼稚的、不符合成年人思维逻辑规律的感情或行动。

④当来访者对上述解释和分析有了初步认识和体会以后，向来访者进一步解释病症的根源是过去甚至是幼年期的精神创伤，这些创伤引起的恐惧情绪在脑内留下痕迹，在成年期遇到挫折时会再现出来，而来访者依旧采用儿时的态度对待在成人看来不值得恐惧的事物。

⑤每次咨询后，要求来访者写出对咨询师解释的意见及自己的体会，在下一次咨询时，和咨询师共同探讨。

（4）药物治疗。

强迫症的病因不只与心理社会因素有关，也与生理因素有关，因此需要将心理治疗与药物治疗结合起来。首选的药物有：SSRI 类药物（5 - HT 再摄取抑制剂），如氟伏沙明、帕罗西汀、氟西汀及舍曲林。这四种药物是一线药物，药理特点是增加脑内中枢神经系统的 5 - HT 的浓度，从而起到抗强迫和抗焦虑作用，临床实践证明其疗效比较好。

（三）恐怖症

1. 恐怖症的症状表现

恐怖症也称恐惧症、恐惧性神经症，是一种以过分和不合理的惧怕面对外界客体或处境为主要特点的神经症，伴有自主神经系统功能的紊乱和对恐惧对象的回避反应，其所害怕的特定事物或处境是外在的。如果来访者不得不面对他们所害怕的事件或场景时，就会出现预期性焦虑，在面对所恐惧的事件时则焦虑急剧增加，常常伴有自主神经症状，如紧张不安、失控感、心慌、出汗、颤抖、恶心甚至恐惧，让来访者痛苦不堪。为了避免恐惧发作，来访者往往回避其害怕和畏惧的场所，严重影响了其正常生活。

恐怖症的诊断标准如下：①符合神经症的诊断标准。②以恐惧为主，对某些客体或处境有强烈恐惧，恐惧的程度与实际危险不相符合；发作时有焦虑和自主神经症状；对恐惧的不必要或不合理有自知，但无法控制。③对恐惧情境或事件的回避必须是或曾经是突出症状。④排除焦虑症、分裂症和疑病症等。

临床上常将恐怖症分为以下三类：

（1）场所恐怖症。

常见于三种场所：①广场恐怖症，特指在公共场合或者开阔的地方停留的极端恐惧。患者害怕到公共场所或人多拥挤的地方去，担心自己会昏倒而无亲友相助，或失去自控却又无法迅速离开，这种恐惧是对即将发生危险的一种预期。②旷野恐怖症，指在空旷场所经过或停留而产生恐惧感，并伴有强烈的不安和焦虑。患者害怕在野外行走，甚至害怕跨越街道、桥梁等建筑。③密室恐怖症，对较小的封闭空间如地铁、火车或轮船等感到恐惧。比较常见的是不敢乘坐电梯。

（2）社交恐怖症。

对一种或多种人际处境存在持久的强烈恐惧和回避行为。社交恐怖症分为两类：①一般社交恐怖症，即对任何情境或社交场合都特别恐惧。②特殊社交恐怖症，即对某些特殊的情境或社交场合特别恐惧，如对视恐怖、异性恐怖、赤颜恐怖等。患者在与他人交往时会出现严重的胆怯、恐惧和窘迫，这使得患者不得不缩小自己的活动范围，这种对于恐惧情景的避免、对焦虑的期待或是害怕的反应，会严重干扰患者的工作、生活和人际交往。

（3）特殊恐怖症。

又称单纯恐怖症，是指对存在的或预期的某种特殊物体或情境的不合理焦虑，这类恐怖症在儿童时期多发。常见的恐惧对象有：猫、蛇、登高、黑暗、雷电等。其恐怖对象可能会泛化至其他物体，如对雷电恐怖者，不仅对雷电觉得恐怖，而且对可能发生雷电的阴天或湿度大的天气也可能感到强烈的不安，为了解除焦虑主动离开这些地方，以回避雷电。

2. 恐怖症的原因分析

目前流行的对恐怖症的产生原因的分析主要有以下观点：

（1）心理分析理论。

恐惧是对抗焦虑的一种防御反应，而焦虑的产生根源是被压抑的无意识的本我冲动，由于人们害怕被这种无意识的本能冲动支配，因此，通过置换的防御机制，焦虑就被某些外在对象或情境替代。这些对象或情境同样具有引起冲动、诱发焦虑的作用，然而它们通常是能够远离的，通过附加的回避机制，来访者便能避免严重的焦虑。

（2）行为主义理论。

为了减少对条件刺激性的害怕反应，人们习得了回避性条件反应的行为，这是一个操作性条件作用的过程，使得回避行为得到强化而长期存在，同时使得对原本中性刺激的恐惧得以持续。

（3）认知理论。

患者倾向于夸大所害怕情境或事件的危险性，对事物或情境的不合理信念使得患者过分担心某一消极事情将会发生，从而干扰患者对正常信息的认知和判断，影响患者的生活。

（4）其他。

由于中国人“爱面子”，过分重视别人对自己的评价，因此有许多学者提到羞耻心是引起社交恐怖症的社会心理基础。此外，恐怖症的产生常与患者偏于内向胆小或依赖性强的性格、父母的教育、环境的影响等因素密切相关。

3．恐怖症的心理咨询要点

恐怖症来访者需要长期接受系统治疗，可以选择一些副作用小、耐受性好的药物服用，如苯二氮类药物和 5－HT 再摄取抑制剂均适合病情不稳定、严重恐怖症患者。然而，药物治疗只是作为减轻来访者因恐惧而产生的身心痛苦的辅助工具，只有结合心理治疗才能彻底摆脱恐怖症。

（1）满灌疗法。

或称暴露冲击疗法，指让来访者暴露在能使之发生恐惧反应并不断呈现的猛烈刺激中，不允许其逃避，使之对该刺激的恐惧反应逐步消退。满灌疗法的治疗过程一般采取想象的方式，即鼓励来访者想象最使他恐惧的场面，或者是咨询师在一旁不停地讲述让来访者感到最害怕的情境中的细节，也可以是用录像、幻灯放映让来访者恐惧的镜头，甚至是让来访者直接进入他最感到恐惧的情境。在反复的刺激下，来访者因焦虑紧张而出现心跳加剧、呼吸困难、面色发白、四肢冰冷等自主神经系统反应。由于来访者最担心的可怕灾难并没有发生，因此恐惧反应会逐渐地消退。

（2）系统脱敏法。

也称交互抑制法，常用于治疗来访者由特定情境、事物或其他泛化对象引起的紧张、恐惧和焦虑，让来访者以渐进放松的方式解除恐怖状态。系统脱敏法可以分为想象系统脱敏法和现实系统脱敏法，其操作程序大致相同，具体如下：

①训练肌肉放松。咨询师指导来访者，让其以舒服的姿态坐在沙发上，双脚

放松，双手自然下垂，让来访者想象一个觉得非常安逸舒适的场景，例如柔软的草原或美丽的沙滩，依次放松身体每个部位的肌肉，每天训练一次，每次持续二三十分钟，并要求来访者自我训练，直至来访者能轻易进入肌肉放松状态。

②建立恐惧等级。要求来访者把引起自己恐惧的事件或场景列出来，按照自己对这些特定事件或场景的恐惧程度从低到高排序并按 0～100 分赋予分值，形成一个恐惧等级表，0 分表示完全放松状态，100 分表示极度恐惧状态。

③实施系统脱敏。先让来访者想象或直接面对最小恐惧等级的刺激事件，当他所感受到的恐惧明确时，咨询师指导其停止想象或面对恐惧，进行肌肉放松训练，然后让来访者报告自己的恐惧分数，如果高于 25 分，就要继续进行肌肉放松训练，直到恢复平静，否则，重复上述步骤。一旦来访者想象或面对该刺激事件或场景不再恐惧时，便算是完成了一级恐惧脱敏。接下来让来访者想象或面对高一级的恐惧事件或场景，依次类推，直至逐渐适应每一级的事件或场景。

值得注意的是，上述疗法有一定的局限性，如果能结合认知疗法，疗效会更加理想。

（四）抑郁症

1. 抑郁症的症状表现

抑郁症是一种以显著而持久的心境低落为主要临床特征的心境障碍，且心境低落与其处境不相称，严重者会出现自杀念头和行为。多数病例有反复发作的倾向，每次发作大多数可以缓解，部分有残留症状或转为慢性。抑郁症的主要症状包括："三低"症状——情绪低落、思维迟缓、活动减少；"三无"症状——无助、无望、无价值；"三自"症状——自责、自罪、自杀。

Robins 和 Guze 以生物遗传学为基础，对抑郁症提出原发性与继发性分类概念：原发性抑郁症是指发病前无其他精神疾病及临床各科疾病的抑郁症；继发性抑郁症是指先有其他精神疾病或其他临床疾病等原发疾病，在这些疾病的发生发展过程中又出现的抑郁状态或抑郁症候群。在原发性抑郁症中又根据病因分为内源性抑郁症和外源性抑郁症两类：内源性抑郁症是指由躯体内部因素所引起的，带有明显生物学特点的抑郁症；外源性抑郁症是指由于外界社会心理因素所引起的抑郁症，是对挫折、工作和学业压力等精神刺激事件反应的结果，如反应性抑郁症或心因性抑郁症。原发性抑郁症中，还根据起病快慢、病程长短分为急性抑郁症和慢性抑郁症：急性抑郁症是指起病急，抑郁症状一下子表现得十分明显，病程短的抑郁症；慢性抑郁症是指起病缓慢，抑郁症状表现不明显或比较隐蔽，等到病情明显加重时，病程已经超过两年的抑郁症，或是急性抑郁症没有得到及时妥当治疗，以致久治不愈而迁延两年以上的抑郁症。

抑郁症的诊断标准：①以心境低落为主，并至少有下列四项：a. 兴趣丧失、无愉快感；b. 精力减退或疲乏感；c. 精神运动性迟滞或激越；d. 自我评价过低、自责，或有内疚感；e. 联想困难或自觉思考能力下降；f. 反复出现自杀念头或有自伤、自杀行为；g. 睡眠障碍，如失眠、早醒，或睡眠过多；h. 食欲降低或体重明显减轻。②社会功能受损。③符合上述症状至少已持续两周。④排除由器质性精神障碍、精神活性物质和非成瘾物质所致抑郁。

2. 抑郁症的原因分析

抑郁症是一种越来越为大众所认识和关注的神经症，关于其成因，大概有如下阐释：

（1）行为主义。

该理论将抑郁症归因为习得性无助，即当人们为减少痛苦事件所做的努力没有明显效果时，就会得到一种无助的意识，多次的失败使他感到控制这些事情的努力是无益的。抑郁是对无法逃避的或者似乎是无法逃避的应激源的一种反映，它使人觉得缺乏控制的能力，导致自尊和活动水平的下降，从而破坏了适应性反应。

（2）心理动力学派。

抑郁是一种自我惩罚的形式，即当个体丧失心爱的人或物后，对所失去的人或物有无意识的矛盾和敌对情绪，却把这种负向情感转向自己，引起抑郁。

（3）认知学派。

早期的创伤事件使得来访者对抑郁症敏感化，通过替代化示范和自我标识，来访者发展了以几种歪曲性的思维模式为标志的认知类型，而由于这些认知上的歪曲，来访者对自身、周围环境和未来产生消极看法。

（4）人格因素。

来访者缺乏自信、惯于忧愁、悲观消极、易于伤感。有些人一旦失去自尊或受到重大挫折便会表现出攻击性，当这种攻击性不能直接表达出来时，这种攻击冲动就会转化为抑郁倾向。

（5）其他。

受遗传因素影响，有抑郁症病史的家族内发生抑郁症的概率为正常人的 8 ~ 20 倍，且血缘越近，发病概率越高。另外，5 - HT 功能降低可能出现抑郁症状，功能增强则与躁狂症有关。

3. 抑郁症的心理咨询要点

下面简要介绍常用的针对抑郁症的主要心理咨询方法和使用原理。

（1）行为治疗。

通过操纵强化的时机，提高来访者获得强化的概率来消除抑郁状态。Fensterheim 提出使来访者重新学会快乐的方法：首先，要求来访者想象一个使其满足的行为，如看一场电影；其次，要求来访者必须和自己定下一个约定去实施该行为；最后，约定时间到的时候，要求他不管是否喜欢去做都必须执行。这一过程将重复进行多次，同时要记录下他们自己对这一活动的反应。通过这样的活动，增强来访者与强化物的接触，强化他们对快乐的体验。

（2）认知行为疗法。

抑郁症的各种症状，如悲伤、生活动机消退以及自杀冲动等，都会被自我指责和自我批评之类的消极无意识观念进一步放大，而来访者通常没有察觉到自己的这些消极观念。实施该治疗时，首先要向来访者介绍认知理论，教来访者每天用日记记录自己的无声假想，以此来对这种功能障碍进行自我监督。然后，让来访者驳斥这些无声假想，目的是将这些假想与实际形成的抑郁反应进行一一匹配，有助于来访者用现实、逻辑的方法来集中处理自己的无声假想。为了鼓励来访者的积极行为，一般要求来访者与咨询师签订一份协议，制订行为治疗的具体操作计划，咨询师以一些物质奖励或时间奖励进行强化。认知行为疗法由于能够帮助来访者改变失调的思维方式，同时教给来访者一种更为健康的思维方式，因此可以获得长期的、比较巩固的疗效。

（3）人际关系疗法。

抑郁症并非产生于情绪的真空中，而是发生在人际关系的背景之下，人际关系疗法通过改善来访者人际关系的情感体系来使他们得以康复，这种治疗方法有促进当前抑郁康复和防止将来抑郁复发的双重疗效。该疗法假设抑郁包含了三个方面：抑郁症状、受到损害的社会关系和人际关系、来访者的内隐人格结构。首先，咨询师要帮助来访者认清抑郁症与其人际关系变化是如何联系起来的，提高来访者对人际关系问题的认识水平，必须考虑来访者的内隐人格以及童年的遗留问题；然后，将治疗的主要焦点重新导向来访者目前的处境。

通常有以下四类人际关系问题：①异常的悲伤反应。咨询师要促进来访者被阻碍的悲伤过程重新发挥作用。②角色冲突。咨询师要帮助来访者正确认清人际关系的症结所在，改善交往模式，形成自己的人际策略。③角色转换。咨询师要帮助来访者积极发现新的自我，以重建自尊的方式来处理问题。④人际关系贫乏。治疗焦点是帮助来访者回忆、认识以往人际关系中的一些积极经历，并把这些积极经历作为他们人际交往上的成功范例，同时鼓励他们坚持用同样的方式进行社交活动。

（4）意义疗法。

这是一种在治疗策略上着重引导来访者寻找和发现生命的意义，树立明确的生活目标，以积极向上的态度来面对和驾驭生活的心理治疗方法。该方法由美籍德国心理学家弗兰克所倡导。该治疗方法以存在主义哲学为思想基础，主张对生命和生活意义的探索和追求是人类的基本精神需要。意义治疗的核心就是要帮助来访者寻找失落的生活目标和人生价值，建立起明确、坚定和乐观的人生态度。

该疗法治疗策略的具体操作有以下要点：

①向来访者讲授存在主义对待人生的基本态度和观点，帮助来访者寻找和发现生命的意义，具体可从三个方面着手：引导来访者回顾过去经历和参加写作、绘画或比较擅长的活动与劳动，发现和体验创造的价值；通过参加劳动、观赏自然风光和艺术作品，从平常的生活中体验经验的价值；通过阅读名人成才的传记

和回顾自己过去的成功与失败的苦乐经验，讨论生活态度在对待人生逆境中的巨大作用和价值。

②引导来访者从上述三个方面找到自己生活的意义和存在的价值，同时引导来访者做“转向思考”和“反向思考”的心理练习，明确自己有决定如何存在的自由，确定一个属于自己的人生目标。

③及时对来访者在生活目标上迈出的一步给予鼓励和支持，对其生活意义的新发现都给予鼓励性的评价。

由于抑郁症的产生与生物诱因有一定关系，因此服用一些药物可以帮助减轻抑郁症，常见抗抑郁药有 5 – HT 再摄取抑制剂以及号称“五朵金花”的氟西汀、帕罗西汀、舍曲林、氟伏沙明和西酞普兰。

（五）疑病症

1. 疑病症的症状表现

疑病症，又称疑病性神经症，指对自身感觉做出不切实际的病态解释，致使整个身心被由此产生的疑虑、烦恼和恐惧占据的一种神经症。该症状的主要特征包括：①疑病感觉，即对身体或身体某部位过分的关注。来访者对自身症状的描述常常是极细微和笼统的结合，且与实际的诊断标准有很明显的差异，其症状会随着对身体各种生理反应的有意注意而加重。来访者要求做各种检查，尽管检查正常，但医生的解释与保证并不足以让其消除疑病信念，而是坚持认为检查可能有误。②躯体反应，反复诉说病痛，症状以骨骼肌肉和胃肠系统多见，就部位而言，以头部、颈部、腹部居多。常伴有焦虑、忧虑、恐惧和自主神经功能障碍症状。

疑病症的诊断标准：①符合神经症的诊断标准。②以疑病症症状为主要临床相，表现为下述的至少一项：对身体健康或疾病过分担心，其严重程度与实际健康情况很不相称；对通常出现的生理现象和异常感觉做出疑病性解释；牢固的疑病观念，缺乏充分根据，但不是妄想。③反复就诊或要求医学检查，但阴性的检查结果或医生的合理解释不能打消顾虑。④排除强迫症、抑郁症、偏执性精神病等疾病。⑤病期至少六个月。⑥临床上有明显的痛苦烦恼，或社会功能缺损。

2. 疑病症的原因分析

产生疑病症的原因有很多，主要有以下几个因素：

（1）性格因素。

疑病症患者的人格特征更倾向于敏感多疑、主观固执、谨小慎微，对身体过分关注，追求十全十美，男性患者病前常具有强迫人格，女性患者则与癔症性格有关。

（2）心理社会因素。

工作、学业上的失败，婚姻变故，子女离别后产生的孤独，生活的稳定性受到影响，缺乏安全感等均可作为疑病症的病因。

（3）家庭因素。

父母在养育孩子过程中的不良强化也易导致疑病症，过分的宠溺或严厉都会导致孩子的极端心理，而这种心理如得不到改善，会给以后疑病症的发作埋下隐患。

（4）继发获益。

有些疑病症症状产生于长期的压抑、处境困顿、缺少关爱。患者的身份可以使其获得别人的关爱与暂时的支持，这时患者就会继发获益，疑病症症状会因此巩固下来。一个孩子如果平时得不到父母的关爱，只有在生病时才获得呵护，那么这孩子长大后得疑病症的可能性很大。

（5）不良的医源性暗示。

医生不恰当的言语、态度，过多的医学仪器检查，不必要的过分治疗，不必要的手术等都可能促进疑病观念的产生。

3．疑病症的心理咨询要点

由于来访者对自己的疾病抱有顽固的自信，因此，要想治愈疑病症，来访者对病情的自知是实施心理治疗的重要前提。

（1）支持性心理治疗。

咨询师要耐心细致地听取来访者的叙述，让他们出示各种检查结果，持同情关心的态度，应尽量回避讨论症状，与来访者建立良好的关系。可取得亲属的协助，在来访者信赖咨询师的基础上，引导来访者认识到疾病只是一种心理障碍，而不是躯体疾病。

（2）暗示疗法。

如果来访者的暗示性很高，做一些暗示疗法，可获得戏剧性的效果。如果来访者接受一位德高望重的医学权威的诊治，医生对来访者的症状进行详尽介绍，并做出权威性的诊断，可使来访者信服。然而，暗示疗法只能暂缓当前的症状，要根治疑病症，需要来访者对病因的了解和积极主动的生活态度。

（3）反抗疗法。

如果来访者知道自己的疾病状况，只是苦于无法摆脱，那么咨询师可以指导其进行反抗疗法，采用系统脱敏法。比如若来访者表现为对心脏病的疑病，可以让来访者制订一个计划：第一天围绕跑道慢跑500米，如果出现心脏不适感，则改为慢走，并进行呼吸调节，但一定要坚持走完全程；此后每天增加50米，如果能每天坚持不懈，那么疑病症便可不攻自破了。也可以采用满灌疗法，进行一次长跑或长途漫步，证明心脏功能是没有问题的。

（六）神经衰弱

1．神经衰弱的症状表现

神经衰弱是一种起病较慢，病期迁延的神经官能症，此病以脑力劳动者、青年学生多见。神经衰弱患者病情反复波动，固定持久，可迁延几年或数十年。

神经衰弱的主要临床表现大致可归纳为以下几类：①衰弱症状：患者经常感到精力不足、脑力迟钝、肢体无力，工作稍久便感觉注意力不能集中，记忆力差，思考困难，工作效率显著减退，即使充分休息也不足以缓解其疲劳感。②兴奋症状：患者在看电视等活动时精神容易兴奋，不由自主地回忆和联想增多，对指向性思维感到吃力，而缺乏指向性的思维却很活跃，难以控制。③情绪症状：容易烦恼，烦恼的内容往往涉及现实生活中的各种矛盾，感到困难重重；易激动，乱发脾气，事后又感到后悔；有焦虑情绪，对所患疾病产生疑虑、担心和紧张不安；易于伤感、落泪，部分患者有抑郁心境。④心理生理障碍：a. 睡眠障碍：入睡困难、多梦、易惊醒，睡眠很浅，睡醒后仍然困倦，睡眠节律的紊乱，缺乏真实的睡眠感。这类患者为失眠而担心、苦恼，往往超过了睡眠障碍本身带来的痛苦。b. 紧张性疼痛：患者感到头重、头胀、头部紧压感，颈项僵硬，四肢肌肉疼痛。c. 内脏功能障碍：比较常见的如腹胀、消化不良、尿频、多汗、阳痿、早泄或月经紊乱等。

2．神经衰弱的原因分析

神经衰弱产生的原因主要有两种。

（1）精神压力。

当人的主观愿望与客观事实不协调或主观愿望不能满足，如失恋、婚姻失败、亲人过世、考试成绩不佳或重大考试落榜等，个体就会产生心理矛盾，表现出情绪抑郁、心情不畅、烦躁等，导致长时间的精神紧张或情绪低落，患者的神经活动处于持续性的紧张状态。

（2）个体内在因素。

多数神经衰弱患者性格偏于胆小、自卑、敏感、依赖性强，也有患者比较任性、争强好胜、追求完美，这种个性的人是神经衰弱的易感者，当他们长期处于精神刺激状况时，容易引起神经功能失调，导致神经衰弱。

3．神经衰弱的心理咨询要点

（1）森田疗法。

森田疗法分住院式和门诊式。住院式主要适用于症状较严重、社会功能受损较大的来访者；而门诊式适用于症状较轻、社会功能尚好的来访者。

①住院式森田疗法大致需要 40 天，操作程序如下：

第一，治疗准备期。咨询师要向来访者说明其病是心理疾病，可以用森田疗法治疗，并讲清治疗的原理及过程。

第二，绝对卧床期。来访者在一个封闭的单人病房，除吃喝拉撒之外，安静地躺着，禁止其他任何活动。由护士监督护理，咨询师每天查房一次，要求来访者忍受并坚持，却不过问症状。来访者在此阶段会经历从安静到无聊、烦躁、解脱、强烈地想起床活动的心理过程。

第三，轻作业期。卧床时间为 7 ~ 8 小时，白天到户外接触新鲜空气和阳光，晨起及入睡前朗读历史、传记等读物。此阶段仍禁止交际、谈话等活动。晚上写日记，咨询师指导并批改来访者的日记。

第四，普通作业期。每天参加简单的劳动，晚上写日记并交咨询师批阅。此阶段来访者通过行动，体验带着症状参与现实生活的可能性和成功感，学会接受症状，并逐渐养成自主行动的习惯。

第五，生活准备期。允许来访者离开医院进行复杂的实际生活训练，为回到实际生活中做准备。

②门诊式森田疗法的疗程为2～6个月，操作程序如下：

第一，通过体检，排查来访者是否存在器质性疾病，消除来访者的疑虑。

第二，要求来访者阅读关于森田疗法的读物，了解森田疗法的思想，学会接受自己的症状而不是一味地排斥。

第三，要求来访者顺其自然、为所当为，即带着疾病的痛苦去投入工作、学习和生活中。同时，对于自己可以控制的事物，如人的行为，应当凭借自己本来所拥有的上进心，尽量去完成该做的事情。通过这样的方式，来访者把对自身痛苦的注意力转移到外部活动上。

第四，安排来访者坚持写治疗日记，咨询师要定期批阅。

如果咨询师或是治疗环境不能达到森田疗法所要求的条件，可采用支持性心理疗法。

（2）支持性心理疗法。

①认真倾听，澄清病情。首先，咨询师要认真聆听来访者的诉求，并给予共情。其次，许多来访者由于对神经衰弱缺乏正确认识，因此感到焦虑、忧愁，进一步增加了大脑的紧张程度，使得病情有增无减。咨询师要给来访者讲解神经衰弱的病因、发病机制、治疗方法及影响病程的因素等，使来访者对神经衰弱有正确的了解，树立战胜疾病的信心。

②探讨原因，制订方案。帮助来访者找出神经衰弱产生的原因，指导来访者积极主动地减轻病因带来的消极影响，如要求来访者适当降低自己的期望目标，注意脑力活动的卫生，注重劳逸结合。

③加强锻炼，提高修养。适当地参加体育活动，可以放松身心，增强中枢神经系统的强度，还可以转移注意力，改善神经衰弱情况。指导来访者进行其他的文娱活动，如欣赏音乐等，让其绷紧的神经得以放松。另外，来访者的某些敏感、追求完美等的性格也是造成心理困扰的重要原因，须提醒来访者注重个人修养，改善认知方式，朝身心健康的方向发展。

六、特殊人群问题及咨询

（一）社区矫正人员常见心理问题及心理咨询要点

社区矫正是一种不使罪犯与社会隔离并利用社区资源教育改造罪犯的方法，是所有在社区环境中管理教育罪犯方式的总称。简单地说，就是让符合法定条件的罪犯在社区中执行刑罚。

1. 社区矫正人员的心理特点

（1）感恩心理。

大多数社区矫正人员在与社区工作者和居民的谈话中，对政府的感激之情溢于言表。他们真切地表示，虽然自己犯了罪，但政府并没有把自己投入监狱，而是寄予希望，挽救、教育他们，所以他们一定要珍惜这个机会，好好改造，重新做人，不辜负政府的期望。这种体会和愿望，在矫正的初期表现得尤为真切和强烈。

（2）服刑意识差。

虽然是罪犯身份，但这类人的服刑意识远没有在监狱服刑的人那么鲜明、强烈，这是由他们的物质生活条件决定的。另外，政府对他们的处理相对宽容，这也从另一方面造成罪犯的误解，认为犯罪被处罚也没有什么了不起的，减轻了罪责感，放松了对自己的约束。因此，社区矫正人员不能形成反思，吸取教训。

（3）希望重新再来。

在社会上服刑的社区矫正人员，有实实在在的发展机会和光明前途，这是在监狱服刑的人所无法比拟的。所以，社区矫正人员对即将开始的新生活，既有渴望，又有热情。他们希望赢得人们的信任和接纳，成为社区中受欢迎的人。

（4）面子心理负担。

在我国，被判刑不仅意味着法律制裁，还意味着受到社会道德、公众舆论的谴责。这些使社区矫正人员产生了强烈而深重的耻辱心理，在他们初入社区接受矫正时表现得尤为强烈。许多人不愿意出门，不愿见人，不愿参加社区的公益活动，沉默寡言，很少与人交往，过着封闭的生活。

（5）矛盾心理。

渴望融入社会，但又怕不被社会接纳，内心经常处于矛盾之中，是社区矫正人员普遍存在的一种心理现象。他们渴望家庭的温暖，但又忧虑自己犯了罪，家人是否接纳自己，态度是否如初；渴望群体帮助，但又担心原单位、邻里是否宽容。有些人整日顾虑重重，忧心忡忡，情绪特别敏感；有些人把社区矫正部门正常的约束和要求看成是“整人”，产生不信任；在缺少沟通的情况下，有些人甚至对社区矫正工作者产生了敌意。

（6）容易心理失衡。

受到刑事处罚的事实，使他们成为人群中的“另类”。无论在主观上，还是在客观环境的影响，都容易打破他们的心理平衡，出现负性情绪体验。

社区矫正人员虽然有开始新生活的热切希望，但现实和他们的期望值之间有着巨大的差距。在解决就学、就业、婚姻等问题时不免遇到困难，有时还会遇到一些人的歧视，这些都会极大地降低他们的生活热情，让他们产生强烈的不满，甚至丧失了当初的良好愿望，极端自卑，自暴自弃。

2. 社区矫正人员心理问题的成因分析

（1）主体因素。

①个性因素。主要包括世界观、需求、气质、性格、兴趣和能力等。从某种角度讲，社区矫正人员个性因素的差异直接影响他们对客观因素的选择和认知，影响他们对客观刺激的不同反应方式，因此决定了他们心理发展变化的方向。

②文化教养因素。文化教养是指一个人的文化知识水平和品德修养状况。文化知识水平明显地影响着社区矫正人员对事物的认知、世界观的形成和转变，以及正确的生活态度和良好的兴趣的养成和提高。实践证明，社区矫正人员的不良文化教养因素，会对他们的改造心理产生影响。

（2）环境因素。

①社会因素。社会因素是指社会公民共同生活的大环境。社会因素又可分为政治因素、经济因素、文化风尚因素和安全秩序因素等几大类，它们从不同的角度、不同的层面对社区矫正人员产生影响。

③家庭因素。家庭是社会的细胞，在中国的文化传统之下，家庭的教育影响，既具有较大的权威性和可接受性，又具有情感纽带所产生的魅力。由于利害攸关和感情因素，家庭的态度、家庭的变化、家庭的融洽与否等都会对社区矫正人员的改造情绪产生直接、强大的影响。

3. 社区矫正人员的心理咨询要点

（1）认真倾听，澄清问题。

咨询师通过开放式的谈话了解来访者的基本信息，在谈话中，咨询师应全神贯注，认真倾听，多使用开放式的提问以利于获得更多的信息，在适当的时候要给予必要的引导，使谈话不偏离正轨，让来访者说出存在的疑惑、面临的主要问题以及产生的原因。在此期间，来访者可能会有意识地隐蔽一些经验。因此，咨询师要充分做到共情，认真倾听来访者的诉说。咨询师应该敏感地倾听和设身处地地了解来访者所要表达的情感，找出问题的根本所在。

（2）明确咨询目标。

在明确来访者的问题性质和产生原因之后，就要进一步对咨询目标加以明确，咨访双方要共同制定咨询目标。在现实中，有些咨询师只根据来访者的要求提供咨询，而有的咨询师只根据自己的理解来确定目标，这两者都不可取。因此，咨询师在心理诊断分析的基础上，既要考虑来访者的问题和需要，也要根据咨询理论，与来访者在咨询目标上达成共识。另外，在确定目标时，应该是具体可行的，是双方都可以接受、可以评估的，而不仅仅只是咨询师提供安慰或者来访者心理压力的暂时舒缓。

（3）调节认知，提供帮助。

咨询师通过对来访者的积极方面给予真诚的表扬、鼓励和支持，增强来访者解决问题的自信心，促进其积极行为的增长。对于来访者不恰当的思考和解决问题的方式，咨询师要给予正确的引导，但不要直接要求来访者按咨询师的要求去做，而是引导来访者从一个全新的、全面的角度去面对自己的问题，认识其自身以及周围的环境，从而提高来访者的自知力，促进其行为的改变和问题的解决。在心理咨询中，前来咨询的社区矫正人员常常会提出这样的问题："你说我究竟是什么样的人?""我应该怎么办?"等。他们把咨询师当作心理上的建筑大师，似乎咨询师能为他们解决一切问题，而咨询师也常常在不知不觉中扮演这种角色。咨询师的责任不是为来访者提供对其有利的外在环境和良好的人际关系，而是对来访者提出某些说明、意见、建议，教以某些方法，通过帮助社区矫正人员自己领悟和学习的方式，协助社区矫正人员自我成长，使他们自主自立，承担起人生的各种责任。咨询师要培养的是来访者的独立性，让他们更好地去解决在生活中遇到的问题。在咨询结束之后，咨询师可以给来访者布置一些家庭作业，如让来访者写咨询后的体会与收获、对咨询意见的思考、心理问题的进一步剖析、平时自己的实践体会与问题以及自我评估（有哪些进步，还存在哪些问题）等。

（二）下岗失业人员常见心理问题及心理咨询要点

随着社会主义市场经济的建立和逐步完善，我国的劳动就业制度正在发生深刻的变化，下岗失业人员增多以及下岗失业人员再就业困难成为不可回避和不可忽视的社会问题。面对下岗、失业的挫折和打击，下岗失业人员由原来稳定的社会经济地位、工作环境和生活秩序变成了一切都不确定的状态，面临着生活困难、就业压力、自我价值危机、再就业重建和心理障碍束缚等问题。下岗失业对相关人员的心理造成巨大冲击，从而给社会稳定和经济发展带来一定压力。

1. 下岗失业人员的心理倾向及原因分析

（1）不满和怨恨。

突然下岗或失业，使一个人稳定的工作状态和心理平衡被打破，当前的既得利益被剥夺或失去，由此直接影响到个人和家庭的生活质量。在这种打击下，几乎所有的人都会产生不满和怨恨的情绪，通常他们会把这种不满或怨恨指向社会、单位、单位的领导等。

原因分析：这种心理通常是对下岗失业原因不理解而形成的。有些下岗失业人员认为，企业不景气主要是政府和企业领导人的责任，苦果不应该由职工承担；还有的下岗失业人员对原有单位怀有依附心理和怀旧心态，从而产生不满和怨恨。

（2）自责和内疚。

因为下岗失业，不能通过正常的经济收入来维持家庭的开支，所以下岗失业往往会引发个人强烈的自责和内疚。他们会觉得对不起家里人，认为自己无能等。

原因分析：由于技术进步，产业结构调整，一些知识陈旧、不能很快掌握新技术的职工，很容易被排挤在新的生产过程之外，这也是他们下岗失业的主要原因，这使他们产生强烈的自卑感。

（3）退缩与自弃。

有的下岗失业人员在再就业过程中屡遭挫折便一蹶不振，依靠政府救济和亲友接济维持生活，在日常生活中人际交往减少，表现出颓废和自我封闭倾向；有的人可能会自暴自弃，沉溺于烟、酒、赌等不良嗜好中求得心灵麻痹；个别人由于对生活绝望而走上报复社会和他人的道路。

原因分析：大多数下岗失业人员会感到孤独，没有归属感，渴望与人交往，但是又感到羞愧，害怕见到熟人，同时感到自己的市场竞争力弱，产生了自我危机感，又无从解决，容易自暴自弃。

（4）畏难与绝望。

下岗失业人员失去的不仅仅是职业、工资，也失去了各种福利待遇，他们不敢面对这些生活上的困难。一部分下岗失业人员因此埋怨社会不公，极端的情况就是个体的彻底绝望。

原因分析：下岗失业人员心理失衡，情绪不稳定。不少人在下岗失业后会碰到更多生活事件的刺激，感到日子不知如何过下去；有的人对生活上的困难痛苦无奈，焦虑万分，甚至绝望。

2. 下岗失业人员的心理咨询要点

（1）提供情感支持，充分表达共情。

对于下岗失业人员的来访，一开始主要是给他们提供情感上的支持。在访谈中能巧妙地使用倾听技术，通过会谈、观察、倾听等方式，了解对方的基本情况及存在的心理问题。来访者的基本情况包括姓名、年龄、家庭及社会生活背景、生活经历、生活近况及有无心理咨询经验等。通过对基本情况的了解，掌握其各方面的活动及生活方式。对来访者基本情况的掌握，有助于对其主要心理问题的把握。

深入细致地了解下岗失业人员的心理状态和心理需求，才能有针对性地解决问题。即使暂时没有能力帮助解决，也要善于运用情感疏导技术，使下岗失业人员的不满情绪能够得到疏导，用亲切、准确、生动、灵活的语言鼓励下岗失业人员，给予其希望、信心和动力，促使其战胜自己，使他们的应急心理转向正常。并使他们意识到还有和他们类似的人群和家庭，有很多人也在面对各种困难，在不懈地与困难做斗争，从而树立自己和逆境抗争的决心。

（2）改变下岗失业人员的认知观念。

在了解了下岗失业人员的基本情况和面临的主要困境后，引导其养成积极、健康的生活态度和认知方式。在失业之际，最大的情绪困扰是来自自信心的受损，对于下岗失业人员，应引导其找回自信心。首先，引导其改变看待自己的角度，别把自己看成“失业者”，而是将自己定义为“有技能正待发挥者”。这么一来，正确的自我定义会让个体感到未来机会无限，从而产生正面的动力，带来正面的结果。其次，让其列出自己的优点清单，写下来之后让其思考，其实这些优点都没有消失，有工作时如此，即使现在没有工作仍然如此，自己也还是个值得人们欣赏的人，不能因为少了份工作，就全盘否定自己。最后，让其明白工作上的暂时空白，反而会是身心成长的大好时机。别急着找到下一条工作跑道，不妨停下脚步、检视自己，利用这个机会找回生活上的平衡。许多事想做却一直没时间，比如出国旅游、健康检查或学习新知识等，这下有了时间，就该善待自己了。充电之后，再出发时脚步会更强而有力。

（3）提供帮助，积极引导。

鼓励下岗失业人员努力学习和工作，自主创业，勤俭持家。同时充分发挥家庭成员间的互补作用，积极发掘家庭的社会保障功能，共渡难关。让其了解通向成功的道路不止一条，也许转换一下思维方式可能又有新的收获。

通过对其进行心理辅导，改变其消极的认知结构和自我评价、培养健康积极的人生态度，纠正偏激、保守、退缩的行为习惯，达到重树自信、自强自立、自我发展的目的。

（三）残障人常见心理问题及心理咨询要点

1. 残障人常见心理问题及表现

残障人作为一个特殊的群体是社会人群的一部分，除了具有和健全人一样的心理特征之外，其残疾状况形成了他们特有的心理特征，导致了他们与众不同的生活方式和适应行为。

（1）孤独感。

残障人在生理上或心理上有着某种缺陷，如行动障碍、言语障碍等，致使他们的活动范围很小，缺乏交流的场所，可以交流的朋友也很有限，久而久之就会产生孤独感，这种孤独感会随着年龄的增长而逐渐增强。

（2）自卑感。

生理上或心理上的缺陷使残障人在学习、生活、就业以及恋爱、婚姻和家庭等方面会遇到比健全人更多的困难，面对自身难以解决的问题，如果他们不能得到来自各方面足够的支持和帮助，甚至遭到厌弃或受到歧视，就会产生自卑心理。

（3）敏感多疑，自尊心强。

因为残障人自身存在缺陷，所以他们十分在意自己的隐私，有时会刻意隐藏自身存在的缺陷，因而对别人的评价极为敏感，特别是当一些人有心或无心地对他们说出带有贬义的、不恰当的称呼，如“聋子”“瘸子”，都会引起他们的强烈反感。如果他们的自尊心受到伤害，就会当即流露出愤怒情绪或采取手段加以报复。

（4）具有一定的抱怨心理。

受到自身残疾的限制，当残障人所做的事情遇到难以解决的困难就会产生抱怨情绪，抱怨亲人、单位领导，抱怨自己命运不好，认为偌大的空间没有他们的容身之地，容易采取过激行为。

（5）情绪不稳定。

这种特点在许多残障人身上相当突出，他们对外界情绪反应强烈，容易与别人发生冲突。

（6）富有同情心。

“同病相怜”，相同类型的残障人之间有特别深厚的同情心，与不是同类型的残障人或健全人却很少交流，主要原因是残疾类型不同，“话不投机”以及交流不方便。

2. 残障人心理问题的成因分析

（1）残障人没有享有平等的受教育机会。

目前残障人的受教育水平仍然比较低，这意味着相当部分的残障人没有机会去学校学习，也就没有机会延长自己的活动半径、接触到更多的新鲜事物和获得更多与他人沟通的机会，缺少朋友，其结果是孤独、自卑和抱怨等心理的产生。

（2）残障人没有获得平等就业的机会。

获得一份满意的工作，有稳定的经济收入来养活自己和家庭成员是人人向往的事情。残障人获得工作的机会，一是国家通过颁布相关法律，以立法的形式保障部分残障人能够获得一定工作。但残障人的就业问题始终没得到很好的落实，这是一个摆在政府面前的不争事实，因此，生存问题依然是残障人乃至整个家庭的负担。二是残障人通过自身努力获得工作。目前，由于残障人受教育机会少，文化素质低，难以找到一份适合自己的工作，没有工作就没有稳定的收入来源，也就意味着残障人的恋爱、结婚和家庭都会受到严重的影响，这是残障人自卑心理产生的主要原因。

（3）残障人在恋爱、婚姻和组建家庭方面遇到众多阻力。

婚姻是一个人基本的权利。恋爱、婚姻到组建幸福的家庭是人人向往的幸福生活，对健全人来说是容易办到的事。残障人也有成家的愿望，有很强烈的感情需求，但是目前他们的婚姻状况和婚姻比例不是很理想，还是有很多的残障人没有婚姻的经历和婚姻的机会。即使是已结婚的残障人，其婚姻和家庭也面临比正常人更多的问题。

3. 残障人的心理咨询要点

支持性心理治疗又称支持疗法、一般性心理治疗，其主要特点是运用咨询师与来访者之间的良好关系，积极发挥咨询师的权威和知识来支持来访者，采用消除疑虑、说服劝慰、启发建议、激励鼓舞及消除应激因素等方式，目的在于发挥来访者内在的潜力，使其面对现实，协助来访者渡过难关，避免精神崩溃。

咨询师提供的支持主要包括解释、鼓励、保证、指导和促进环境的改善五种成分。

根据心理学家埃盖的研究，可将支持性心理治疗的过程分为三个阶段，每一个阶段由三个不同的步骤组成。

第一阶段的重点是了解来访者所处的环境。在此阶段中，咨询师应着重帮助来访者认识、探索并澄清其问题情境和未被利用的机会。

第一步，帮助来访者讲出他自己的故事。

咨询师利用建立关系的技巧（参与、倾听、探索、归纳）表达共情的态度，帮助来访者讲出他们的故事，用来访者的参考框架来了解他目前的处境。

咨询师在此步骤中需要完成两个任务：

一是了解来访者所说的内容。重点是了解来访者在生活中不能有效处理的问题情境和来访者未被利用的机会。咨询师应帮助来访者了解其经历了什么，感受如何，以及他为此做了什么。当来访者由于缺乏谈话技巧或有情绪困扰，提供的信息非常杂乱时，咨询师还要使用探查技术，帮助来访者理清思路，了解他想要表达的主要信息，特别是对他有影响的信息。有些来访者习惯于将谈话的重点放在对过去的回顾，咨询师应及时将话题转到现在的情形。

二是评估来访者的问题。咨询师在与来访者交谈的过程中，应随时对来访者的问题进行评估，包括：①问题的严重程度；②环境对问题的影响；③来访者所具有的个人资源、人际资源和环境资源；④来访者是否可将问题转化为机会。值得注意的是，对来访者的评估不限于这一步骤，而应贯穿于咨询过程的始终。

第二步，帮助来访者认识自己的心理盲点，并向盲点挑战。

每个人心理上都有一些使自己不能看清自己问题情境的关键点，我们把它叫作“心理盲点”。在这一步中，咨询师要站在现实的角度适时地揭示来访者所表现出来的冲突以及不现实的地方，从而帮助来访者看清并克服自己的心理盲点，学会以一个新的现实的角度看待问题和他们自己。要适时向来访者挑战，并邀请来访者挑战自己。

挑战意味着向来访者提出要求，意味着对来访者看待世界的参考框架提出异议，并促使其学习以现实为参考框架看世界。挑战会给来访者带来不同程度的痛苦，但为了来访者的最大利益，挑战是十分必要的。为了帮助来访者有勇气面对改变带来的痛苦，咨询师要把握挑战的时机，最好是在与来访者建立良好的咨询关系之后，并且在挑战的同时给予支持。

第三步，选择一个有支点的问题来解决。

来访者可能有多种问题需要解决，咨询师不可能帮其解决所有的问题。随着自我探索的深入进行，咨询师要帮助来访者根据自己的具体经验、行为和情感澄清问题，从而帮助来访者确定自己需要改变什么。

支点问题往往要根据如下标准来确定：①首先是帮助来访者处理心理危机；②从来访者认为重要的问题开始；③从来访者感到痛苦的问题开始；④无论是否重要，都从来访者愿意处理的问题开始；⑥从一个相对比较容易处理的问题开始；⑦该问题一旦处理，会导致来访者的情况全面改善；⑧如果可能，可以从不太严重的问题过渡到比较严重的问题；⑨集中力量处理收益高于代价的问题。

支持性心理治疗的第二阶段是帮助来访者设想理想的远景，使之看到希望和行动的方向。

第一步，帮助来访者探讨改变后的未来情景有几种可能。

经过第一阶段的心理治疗之后，来访者常常很难想象自己未来理想的远景，也可能不敢想。这时，咨询师应及时地、有技巧地帮助来访者探讨各种各样的可能性，使之看到希望。只有来访者明确了自己的目标，他才可能真正认识到问题的症结，才能看清自己的心理盲点。

第二步，帮助来访者从众多的可能性中选择一个清楚、具体、现实可行的目标。

其标准包括：有助于解决目前问题，开发未来的目标；与来访者的价值观保持一致；目标清楚具体，结果可测量；具有现实性和可行性。

支持性心理治疗的第三阶段是实现目标。

来访者在咨询师的指导帮助下知道自己想要什么、需要什么，这时咨询师要继续帮助来访者达到目标。

在这一阶段，咨询师的任务是帮助来访者寻找达到目标的多种途径，与来访者合作评议选择实现目标的最佳策略，并讨论具体的实施方案。

方案形成后，咨询师应要求来访者按该方案的要求立即行动。

第二章　社区心理咨询个案精选

一、他们为什么处处针对我

“丁零零……”一阵急促的电话铃声响起。

“您好，这里是赵广军生命热线，请问有什么需要帮助的吗？”

“嗯……”电话那边是一阵迟疑的声音，和刚才急促的铃声相比，让人感觉来访者有种欲说还休的意味。

“你是心理老师吗？”电话那端的声音有点忐忑。

“嗯，是的。”我很肯定地回答。

“那你能和我说说心理咨询到底是什么样的吗？”

“心理咨询是咨询师帮助来访者解决烦恼、助人自助的过程……在这里面最重要的一点是为来访者保密的原则。”我尽量用简洁通俗的语言向他解释心理咨询，并消除他可能有的顾虑。

“那我们聊聊天吧？”

“好。”我开始全神贯注起来，“聊天”的过程往往是发现问题的关键。

“你叫我番茄吧！你记得马加爵吗？你觉得他是个什么样的人？你认同别人对他的评判吗？”

马加爵，那个曾经“家喻户晓”的大学生？番茄为什么一开始就提到马加爵？为什么一连串问了这么多有关他的问题？也许，对这个问题，我应该谨慎地回答。

“马加爵我知道，当时有很多关于他的报道和评论，很多是指责性的，有些地方欠缺公平。”

“那你是不认为他的做法错了？”从番茄略带兴奋的声音可以推测，他似乎认同马加爵，果然，还没等我回答，他便继续说下去，“我也觉得他没做错，因为我能够理解他的心情。”

我立刻认识到这是一个很好的突破口，“你能说说那是一种什么样的心情吗？”

“我……”又是一阵犹豫。我没有说话，静静地等待着他再次开口。

“好吧，反正我们互不认识，说出来也没关系。”

“呵呵，把烦恼说一说，也许你的心情也会好一点。”

“我和马加爵一样，从小生活在一个贫困的家庭中，而且上学后更是为此受到同学的嘲笑，他们处处针对我，就是因为我穷，他们看不起我。”电话那头是愤恨的声音。

“他们的哪些做法让你有这种感觉？”我需要进一步了解情况。

“有时候我考试考好了，他们就会说我作弊。”

“他们是当着你的面说的吗？”

“让我想想，好像不是，我从门口路过，就听见教室有人在说，考高分的人都作弊了，我就觉得很难受，凭什么我考了高分就说我作弊？”

“他们提到你的名字了吗？”

“没有，但我觉得说的就是我。”

“为什么这么肯定呢？”

“因为那几个人一向看不起我，我又考了高分，他们怎么可能说的不是我？”

“那有没有别的可能呢？”

“别的可能？”电话那头似乎有些诧异。

“嗯，比如说，他们恰好这次没考好，觉得心情不好，就随便说这么句话来发泄一下，并不是针对某一个人。”

“没想过。”

“那是不是有这种可能呢？毕竟他们没有提到某个人的名字，你也没有当面质问过他们。”

“嗯……也许吧！”看来他已有了思考。

“你为什么觉得他们瞧不起你呢？”

“我觉得他们经常说着说着，然后看我一眼就哈哈大笑，而且当我一走近他们的时候，他们就不说话了。”

“你经常碰到这样的情况吗？”我进一步引导他。

“一两次吧，这还不够吗？”把一两次当作经常，也许他的认知中有以偏概全的倾向。

“一两次只能算偶尔吧，而且你可以再设想一下，当你和朋友聊得开心的时候，进来一个人，你会不会看一下，然后心里还想着刚才的话题，觉得很有趣，所以就笑了？”

“听你这么说，好像有这种可能，那为什么我一走近，他们就不说了呢？”

“也许他们的那个话题正好聊完了。”

“也许吧。”

“你说也许吧，就是说你觉得也有这种可能，所以那些同学完全有可能不是针对你，你觉得呢？”

“你这么说也有道理，我回去再想想吧。我现在有点事，改天再聊吧！”

就这样，我结束了这次电话咨询。很明显，番茄总认为周围人不好的言语和态度都是针对自己的。他过于敏感，虽然对他人言语和态度的感觉并未得到确认，但总觉得自己的感觉是正确的，这种认知是没有根据的。在咨询中，我运用认知疗法，引导他打破不合理的认知，从而认识到自己的问题。但谈话时间过短，只希望他能够在这次咨询中有所领悟，学会完善个性。

二、我真的会在60岁死去吗

我们每个人生活在这个世界上都会受到各种观念的影响，这些观念可能来自家人，可能来自朋友，甚至可能来自和你擦肩而过的路人所说的一句话。

我们咨询室就曾经接到这样一位来访者。这位来访者填报的年龄是30岁，但是看着他，我感觉他很沧桑，我很疑惑为什么一个应该正值壮年、意气风发的男性会给人一种浓烈的沧桑感。

进入咨询室以后，他不停地搓手，坐立不安，眼睛看着自己的手，等着我说话。于是我问他："今天到这里来有什么想聊的吗？"他脱口而出："医生，你看我能活到什么时候？"

我把问题转给他："你怎么想问这个问题？"

他开始诉说自己的经历："前一段时间和朋友一起出去玩，听说当地有一个算命很准的人，于是就抱着好奇的心情去看看。和那个算命的人聊了一段时间，那个算命的人说：'因为我和你有缘所以就不糊弄你，跟你说些实话。你要保护好自己的身体，有什么想吃的想要的不要亏待自己，60岁是你的命劫，而且没有什么消灾的办法。'被这样说，谁的心里都会不痛快，但是这个算命先生说的话很灵验，据当地人说算一个准一个。"

"当时我听了以后只能强颜欢笑。跟朋友说：'这个算命准不准还真是个问题，再说我是个无神论者，这个寿命长度还真不一定会跟着瞎猜走。'但是自从那次回来以后，我经常会想那个算命先生说的话，主要是想到自己60岁会死，就感觉到很害怕，对什么都提不起兴趣。我该怎么办？"

我问他："死亡是每个人都要面对的，当你想到死亡时是什么样的感觉？"

他说："我感觉很害怕，一想到自己会没有了，就觉得很恐怖。一躺在床上就想起死亡的事情，想到自己可能什么都不知道了，就不能接受。"

我澄清道："死亡对你来说是一个不能想象的问题？"

之后我试着采用暴露疗法让他想象自己60岁死亡时的情境，刚开始他根本进入不了那个情境，感觉自己快要窒息了。在我的引导下，他逐渐放松，想象自己60岁去世的场景。我让他想象自己当时会有什么样的感受，有没有什么想说的，有没有什么遗憾的，能不能给现在的自己一些建议之类的。暴露疗法之后他陷入沉思，说自己要回去好好想想自己现在想做什么，能够做什么。

后来我们深入探讨了死亡对于他的意义，希望引导他理解"你60岁就会死去"会对他产生这么大触动的本质不在于这句话，而是在于他对死亡的看法，以及这些看法是怎么形成的。

我们总是被各种观念困扰着。个体如果能够意识到有些观念的不合理性，并在现实生活中学会辨别哪些是不合理观念，就能够在一定程度上减轻不合理观念过多地影响自己的生活。

三、都是压力惹的祸

咨询室的门被推开，进来一个穿校服背书包的男生，看着十七八岁。他很礼貌地跟我打招呼，找自己的座位，说自己是老师推荐过来的。

“你今天有什么想要聊的吗?”我引导他打开话匣子。

“最近学习上出现了一些问题。”

“哪一方面的问题，可以具体谈谈吗?”

“高二之前我都是班里前三名，到了高三以后成绩突然下滑到班里中下游水平，而且一直提升不上去。我也和老师沟通过，自己也在找原因，但是一直没有结果。”

“升入高三的这段时间有没有发生过什么事情呢?”

“没有。”

“那平时有没有什么烦心事，让自己不能将注意力集中在学习上?”

“我现在在全力准备高考，没有其他的事情影响我，就是学习成绩突然之间下降让我觉得很害怕。”

“害怕些什么呢?”

“我妈对我抱有很高的期望，从小学到高中我一直很厉害，她很信任我，我在学习上也从来不让她担心，但是现在成绩下降了，会让她很难过。”

“嗯，你对你妈妈很孝顺，想要通过自己的成绩让她满意。”

“对啊，我妈妈为我付出这么多，我现在又不能挣钱，只能在学习上面加把劲，不让她失望，但是现在成绩下降太多了，以前想考的那些重点大学都快成为泡影了。”

“你家里有人考上重点大学吗?”

“我表哥啊，我以前和他的成绩差不多，但是他的成绩一直保持到高考，去年考上了本省的一所重点大学，本来我想超越他，按照现在这个情况是不可能了。”

“你一直在谈论让妈妈高兴、超过表哥，这些事情是你学习的全部动力吗?”

“也不是，以前自己做出题目的时候会感觉很高兴，但是最近好像总是很在意排名的问题；考试的时候会很紧张，生怕自己什么题目都不会做；上课的时候也会想是不是老师教的都会做，如果不会做的话，可能会影响考试，所以上课的时候也会很紧张。碰到不会做的题目就会很泄气，心里会想连这种题目都不会做，怎么维持前三名的成绩。”

“嗯，从你现在的状态中可以看出你有很大的压力，这些压力来自于想让妈妈高兴、想要超过表哥。我们一直说物极必反，压力太大，本身就会对学习造成影响，你能不能试着下次做作业的时候回到以前的状态，仅仅是在享受解题的快乐。现在试着想象一下这样的场景，做完一道题目是不是感觉自己很高兴?”

“嗯，有的时候会感到心满意足，感得自己无所不能。”

“对，就是这种感觉。你以前都是班里前三名，其实基础很扎实，现在因为面临高考各方面的压力，让自己不能完全将注意力集中在学习上。首先要找回以前做题目的感觉，然后在原有知识的基础上查漏补缺，不断完善自己的知识体系，成绩回升应该不成问题。”

最后我和来访者讨论了学习目标的制定，让他学习制定适合自己的学习目标，这样才能在不断进步的同时找回自己的信心。

心理学研究发现个体的成就表现和压力呈倒U形曲线，也就是说在一定范围内随着压力的增大个体的成就表现会越高，但是超过这个范围后个体的成就反而会随着压力的增大而降低，所以在现实生活中学会调整自己的压力也是很重要的一课。

四、他们的心是石头做的吗

今天我和刘老师在幸福聊天室值班，九点半刚到，一位40多岁的女士便走了进来。

“我姓彭，您是心理学的专家吗？我有好多问题想请您帮忙解决。”一落座，彭女士便打开了话匣子。

“是的。有什么问题都可以和我谈一谈。”刘老师亲切地说道。

“是这样，我觉得自己的公公婆婆太过分了，我为了这个家都操碎了心，他们怎么就像没有感情一样呢?”

“能具体说说是怎么一回事吗?”

“他们对我一直很冷漠，我觉得他们像冷血动物。”似乎没有听到老师的问话，彭女士仍在倾倒自己的苦水。

“他们做了什么事让您有这种感觉呢?”刘老师耐心地引导。

“那可多了。就说最近公公过寿这件事吧，我买了好多东西送过去，虽然当天不知为什么我头疼得很厉害，我仍坚持去给公公过寿。可他们明明知道我生病了，却连一句问候的话都没有。诸如此类的事还有很多，您说他们怎么这样?”彭女士一脸委屈。

“您觉得他们很冷漠，媳妇生病了，起码该问一问，是吗?”

“是啊，我要求的并不多，就是一句问候而已，我过分吗?”

“您的要求并不过分，但有没有想过其他原因呢?”刘老师先认可了彭女士的要求，这使其觉得被深受理解，之后再引导她从多角度思考。

“别的原因？能有什么别的原因？”显然，她并没有思考过这个问题。

“比如说公公婆婆年纪大了，有些事经常忘记。又或许他们认为年轻人身体比较好，得点小病不必放在心上，所以就没有过问。”

“您这么说也不是没有道理，可还有其他事呢，我为这个家尽心尽力，他们还经常在背后说我坏话。”彭女士仍然不甘心。

“他们说您什么了？”刘老师进一步询问。

“多了，说我这不好那不好，一会儿抱怨这个事做错了，一会儿抱怨那个事做错了。”

“您认为您为这个家付出了很多，公公婆婆不该总是指责您，是吗？”

“嗯，就是这样。”彭女士觉得很委屈。

“那就这种类似的事，您和公公婆婆沟通过吗？比如说他们为什么认为您做得不对，他们认为怎么样才是对的。”

“没有，我很少和他们沟通，做事情也很少征求他们的意见。”

“那您周围的人做事情经常合乎您的意愿吗？”

“当然不是，我觉得很多人做的事都不称我的心，还不如我自己做。”

“这时您会抱怨他们吗？”

“大部分时间会，比如说……”彭女士继续抱怨着，但说着说着，她突然停下来了，似乎若有所悟，“您是说，我的公公婆婆也是如此？”

“您觉得呢？”刘老师把问题抛回给彭女士。

……

之后，刘老师又和彭女士探讨了其他解决问题的方式，比如要把重心放在自己的小家庭上，经营小家庭的幸福等。

其实婆媳之间的问题已经是一个很古老的话题了，对于“婆媳之间的不和”，大家也都见怪不怪了，但是否有人思考过其中的原因呢？换位思考、多多沟通也许是解决此类问题的一剂良药。

五、面对出轨老公，我该如何选择

对于任何家庭来说，一方感情出轨，对于另一方来说或许都是难以接受的事。而面对这样的问题，是原谅对方，继续生活，还是果断离婚？这不是一个可以轻易做出的选择。

我们今天的来访者恰巧就遇到了这样的问题。

“您好，欢迎来到幸福聊天室，请问有什么可以帮您的？”刘老师亲切地问道。

来访者是一位40多岁的女士，自称姓王，面容有些憔悴。

“我的老公出轨了，我该怎么办？”王女士的语气显得有些无助。

“您的老公出轨了。”刘老师重复着王女士的话，希望她能继续说下去。

“是的，我虽然没有什么证据，但是他亲口承认了。”王女士悲伤而又愤怒地说道。

“您想怎么办呢?”

“我就是不知道怎么办，才想请您帮我拿个主意。”

“我不能帮您做决定，但我可以试着帮您学会如何自己做决定。”刘老师继续引导。

“用得着这么麻烦吗?您直接告诉我该不该离婚不就行了?”王女士急切地想获得一个答案。

刘老师摇了摇头，“心理咨询不是帮助您解决具体问题，而是帮助您解决心理问题。您得为您自己的婚姻负责”。刘老师说得很坚定。

“那好吧，那您教教我该怎么决定吧!”王女士有些无奈。

“您可以准备一张纸，在纸上写上离婚和不离婚各自的好处和坏处，等您仔细思考过后，把您的答案写下来，两相比较就比较容易做出决定了。”

“这个办法我还从来没有试过，可写完这些就一定能做出决定吗?”王女士仍然心存疑惑。“离婚的话我自己的很多问题都没法解决。”她似乎在自言自语。

“您在担心什么?”刘老师显然发现了问题。

“我……”王女士有些犹豫，“我怕离婚后没有住的地方，而且虽然我们夫妻经常吵架，但他有时也有后悔的意思。”看来王女士还是没有想清楚。

“婚姻对每个人来说都很重要，所以我建议您花 5 天的时间好好想想，每天至少花一个小时的时间思考一下离婚和不离婚各自的好处和坏处。等您真的这么做了以后，您再看看能不能做出决定吧，如果不能，我们下次再具体谈，好吗?”

“好吧，那我回去仔细想想。”王女士若有所思。

“还有一点，就是您要明白，有所得就会有所失，无论您做出什么样的决定，都意味着牺牲一些东西，也会获得一些东西。十全十美的决定是不存在的。”刘老师叮嘱道。

“哦……”

其实再难的问题我们最终都要有所抉择，之所以觉得困难，是因为我们希望自己的决定是十全十美的，只希望得到不希望失去。然而，有得必然有失，想明白这一点，选择便不再那么难了。

六、我该如何面对青春期的儿子

“您好，请问到这里来有什么想聊的吗?”我打破沉默。对面一声不吭的女性来访者突然啪啪地直掉眼泪：“如果我能有办法，我也就不过来了，我连到这里来咨询都没敢跟人说，害怕其他人嘲笑我。我不是本地人，在这里没什么亲戚，生活也比较艰苦，算是和儿子相依为命了，但是他一点都不听话，不知道生活的艰苦，在学校里面经常惹是生非。老师经常给我打电话投诉他，我在家跟他苦口婆心地讲道理，但根本没有效果，医生，您说怎么办?”

“他现在读几年级?”

“14 岁了，读初二，小学的时候其实成绩蛮好的，也比较乖，但是初一的时候不知道怎么回事和人打架受伤了。当时医生说是轻微脑震荡，我又要养家，也没多管，就让他在家休养了几天。后来发现他不喜欢去学校了，也不太喜欢出去玩，一天到晚窝在家里看电视打游戏，一说看书他就烦。”

“您丈夫是做什么的?”

突然之间来访者有点哽咽，“他 5 年前就去世了，所以现在只有我和我儿子相依为命。我开了一间理发店养家，生意不好不坏，维持生活也不太成问题，但是没有太多时间和儿子沟通。自从他打架出事后，我请他班主任做思想工作让他回去读书，但是他整个心思就不在读书上了，感觉性格变了很多”。

“嗯，您能具体说说发生了哪些变化吗?”

“不像以前那么活泼了，以前放学后去我的理发店，看见客人会主动打招呼叫叔叔阿姨之类的，我那些常客都很喜欢他，说这个孩子懂事。但是现在不愿意去理发店了，一放学就回家开电脑玩游戏，看见人也不像以前那么活泼了。老师说他在班里喜欢跟着其他人起哄，捉弄女生，上课不好好听讲。”

“他现在有没有关系比较好的同学?”

“我们是外地的，读书的小孩很多是本地的，本地的小孩很少和外地的小孩玩，所以我儿子在学校里面朋友不多。不过他倒是经常提起他的同桌，也是个男生，说和那个同桌性格比较合得来，那个小孩子还来我家找过我儿子一起去玩。”

“您有没有跟他说过有什么烦恼的事情可以过来咨询室聊聊?”

“说过！说过很多次，我也知道青春期的小孩子可能有很多心思不好跟家长说，看着他不好好学习我也着急，我说：‘你要是有什么烦心事不好意思告诉妈妈，可以去社区咨询室找找那些老师，看看他们能不能帮帮忙?’”

“他什么态度?”

“他很生气，就说我又没病。我劝过好几次，他都不来，我又不能看着他一直不好好学习，成绩下降，所以没办法我就过来了，医生，我该怎么办?”

“因为您说他性格变化主要是在打架之后，所以我们想要了解下打架这件事的影响。而且您丈夫 5 年前就去世了，您儿子正处在青春期，爸爸的角色很重要，这方面的信息我们也要了解下。现在最大的问题是他不愿意过来，您能不能和他那位好朋友商量下，让好朋友劝说他过来，有的时候同龄人劝说的效果会比长辈好。”

“但是他们现在这些青春期的小孩子都很叛逆，我怕他们班同学知道我儿子来咨询室以后会嘲笑他。”

“那您儿子有没有喜欢去的地方，比如动物园之类的?”

“这个，他不喜欢去动物园，倒是很喜欢去 KFC 之类的地方吃饭，说那里的可乐很好喝，每次去都想买套餐拿玩具。”

“嗯，那您回家再劝劝他，实在不行，我们就不在咨询室里和他见面，去KFC这样的地方，他就不会太排斥，说话氛围也轻松点。我们进一步看看他现在是什么样的一个心理状态。”

青春期的孩子生理发育得很快，但是心理发展和生理发展容易出现不平衡，这个时期的孩子会觉得家长不能理解他们，出现各种反叛行为。本案例中的小孩更加特殊，儿童时期就失去了爸爸。一个家庭中男性榜样的缺失本身就会对孩子的心理发育带来重要的影响。

第三章　社区心理咨询感悟分享

一、咨询中的自我成长

参加幸福聊天室的社区心理咨询活动，个人主要经历了三个案例，分别是婚姻家庭问题、子女教育问题以及老年丧偶问题。

第一个婚姻家庭的案例，是和张老师以及另外一个同学一起参与的。来访者的人生经历让我这个涉世未深的学生非常震惊。但是，我知道我自己的角色，无论觉得多么不可思议，多么让人愤愤不平或者感叹她异于常人的遭遇，我也要努力保持内心和外表的平静，稳定自己的情绪，努力维持一个心理咨询师应该有的职业形象。我觉得这是我做咨询经历中感悟比较深的一点，在工作中会听到各种各样不可思议甚至无法理解和接受的事情，都依然要保持理智和镇定。这次的案例，主人公的情况的确非常特殊，我甚至觉得自己没有信心和底气控制局面以及对来访者做出有效的引导和启发。还好当时有张老师在场，我和另外一个同学能做的就只是静静倾听来访者的倾诉和宣泄。于是我在心里告诉自己，如果自己真的无能为力，就静静地给予尊重，用心倾听和理解吧。

第二个案例的主人公是一个妈妈和读初中的女儿，起初妈妈诉说女儿叛逆，不爱学习，不听话。在和她们母女对话的过程中，妈妈提到女儿有咬手指甲的习惯，并且经常咬到鲜血淋漓，说完让她女儿把手给我看，但是女孩坚决拒绝，还藏起了自己的手。听到“咬手指甲”，首先蹦入我脑海的便是“弗洛伊德”“精神分析”“焦虑”“压抑”等词。于是，我以这种情况产生的缘由入手和母女聊天，慢慢地我推测女孩咬手指甲的行为可能是对母亲严厉管教与控制的一种反抗和发泄，于是我请妈妈先回避一下，独自和女孩聊了一会儿，并证实了我的猜测。然后我又请回妈妈，三个人一起就其家庭的亲子关系问题和沟通模式问题进行了重新解释与展现，让妈妈认识到自己的问题，也鼓励女孩多跟妈妈沟通自己的真实想法和压力。母女二人都有所触动和启发，初次沟通也算是取得了一定的效果和进展，我心里倍感安慰。

第三个案例的主人公是一位失去老伴的老奶奶，老奶奶讲述了自己在老伴去世以后感到孤独、寂寞，心里有一种空落落的难受。在跟她的谈话聊天过程中，我感受到了老奶奶的开朗和热情。虽然老年失偶、内心孤苦，但是她依然积极努力地寻找生活和生命的意义。她努力去参加一些有意义的社工和志愿者活动、参加老年人舞蹈队等，在付出中她感受到了自己存在的价值和意义并倍感满足。但是，在独自一个人或夜深人静的时候，她依然排解不了深深的孤独感和忧愁感。于是，我在肯定她当前积极努力参加各种人际活动的同时，鼓励她找到自己生存的价值和意义。也许我们每个人来到人世间，不仅仅是与一些人相识、相知和相伴，更重要的是我们在与他们相伴的过程中认识自己、找到自己、体验人生。

总的说来，在“幸福聊天室”这个项目中，虽然我个人经历的案例不多，但是，每一个案例都给我很多启发和成长。看别人如何经历和成长的过程，同时也是自己思考和成长的过程。再次向提供给我成长启发的来访者们和提供给我这次实践机会的老师们表示感谢！

（程 山）

二、心理咨询之我见

何谓心理咨询？许多心理学家给出了自己的解释，而我至今还记忆犹新的一段关于心理咨询的解释是：具有专业知识经验的咨询员向存在心理问题并期望解决这一心理问题的来访者提供心理援助的过程。

那么，心理咨询到底是什么？以我的观点来看，心理咨询是一门技术，更胜于一套理论。举一个例子来说，从事精神分析的专家，他必定很好地掌握了精神分析的全套理论，但是他不一定能很好地把握行为主义那一套理论。可以肯定的是，心理咨询室的咨询师掌握了心理咨询的技术，能够准确地了解到来访者存在的心理问题，然后运用熟知的理论对其进行治疗。

心理咨询主要包括以下两个方面：

第一，心理咨询的基本理论。其中有很多是心理学中我们再熟悉不过的理论，熟练掌握这些理论将为心理咨询的顺利开展打下坚实的基础。在这里我需要指出的是罗杰斯的“来访者中心”理论。这是专门针对心理咨询提出的理论，也是我最为赞同的理论。以来访者为中心，对其实施无条件的积极关注，这样能建立起更好的咨访关系，有利于咨询工作的顺利进行。

第二，心理咨询的技巧和方法。我们平时所接触到的咨询技巧和方法也不算少，如阻抗技术、情感表达、解释技术等，但是这些技术并非在每一次的咨询中都用到。作为实习生，参与一些心理咨询后，我发现咨询师在每一次的心理咨询中都会用到两种最基本的技术：倾听和鼓励支持，这也是心理咨询中不可缺少的。当存在心理问题的来访者前来咨询时，他们的内心一定充满了很多想要表达的东西，能否让他们全面、真实地说出心中的想法，很大程度上在于咨询师的态度，这就是我们经常说的要建立良好的咨访关系，而倾听和鼓励支持就是关键。倾听可使来访者没有保留地说出自身的心理问题，让咨询师能够全面地掌握来访者的信息，了解其产生心理问题的原因，从而进行更加深入的诊断和分析。来访者在情绪不稳定、心情不舒畅的时候，最需要的莫过于别人的支持、理解与安慰了。能主动上门求询的来访者，一般是意识到自己的心理上存在某种问题，想通过咨询得到解决。但是，来访者的问题是各种各样的，有些问题在常人看来可能是不可理解的怪癖。咨询师对此应该有正确的理解，给予来访者真诚的关怀和帮助。

首先，作为一名合格的咨询师，不仅要有精湛的咨询技术和技能，更要具备优秀的个人品质。咨询师的人格条件是做好心理咨询工作的最重要因素，也是咨询师应具备的首要条件。一个合格的咨询师应当是一个愉快的、热爱生活、有良好适应能力的人，能妥善地处理好自己的心理冲突，排除日常干扰，从而保证帮助别人的工作顺利进行。他应该是一个乐于助人的人。只有乐于助人的人才能在咨访关系中给来访者以温暖，才能创造一个安全自由的气氛，才能接受来访者各种正性情绪和负性情绪，才能进入来访者的内心世界。他应该是一个认真负责的人，能耐心地倾听来访者的叙述，集中精力不分心，使来访者感到他对自己的困难很关心；他能诚恳坦率地和来访者谈心，得到来访者的信任使他们愿意暴露内心的隐私。

其次，咨询师应当拥有广博的知识。咨询师所接触到的来访者来自社会的各个层面，从事着各种各样的职业，因此，为了能更好地处理来访者的问题，咨询师应该尽可能地接触更多更广的知识。其中，医学知识尤为重要。在很多来访者眼中，咨询师即医生，他们或许会问咨询师关于自己现在症状的问题，虽然作为咨询师没有处方权，但也是必须知道治疗一些病症的药物的。

最后，经验对于一位咨询师也尤为重要。多参与实践活动，多接触一些案例，以此来丰富自己的人生阅历，对于心理咨询的顺利开展有着重要的作用。

（程云玮）

三、我对心理咨询的理解

在华南师大两年的研究生生涯中，我第一次接触到实实在在的心理咨询，由一个不敢上阵的生手成长为一个虽说不上精通但也颇有自信的咨询员，这期间的收获还真是不少。

刚开始给人做咨询时，说实话心里真的很忐忑，担心不知如何应对，怕无话可说。事实倒并不是无话可说，而是话题不由我控制，被来访者牵着走。他说到东我就到东，他转向西我也紧跟着转，结果就是来访者将所有的问题都抛给了我，可我连一个问题都没有深入了解。第一个案例做下来，还真有点挫败的感觉。还好有老师的指导，再经过多次的实践，我已经成了控制船只的掌舵人，而不再让船只随波而动。经过两年的实践工作，我切身体会到了什么叫作“实践出真知”，书本上的知识是前人总结出来的宝贵财富，但要想用好这笔财富，只能不断地在实践中摸爬滚打，在现实中体验人们精彩而复杂的内心世界。

我们想到心理咨询时，往往会想起四个字：助人自助。在实践的过程中，我从来没有忘记过这四个字，所以我从来不给予来访者明确的解决问题的办法，而是希望我的来访者能在引导下自己领悟其中的原委。在他们有所领悟的同时，我也一次次地重新认识自己，重新认识心理学，也比以前更加热爱这门学科。助人自助，或许作为咨询师，我才是最大的受助者。通过不同人的故事，我在瞬间便见证到了人世间的各种情感，看到了不同人的生存状态，体验了不同人的辛酸和无奈，也就越来越清楚地看明白自己，看清楚了自己曾经无谓的执着与计较，从而让自己的内心能够更加平和与宽容。是心理学成就了今天的我，它让我越来越喜欢自己，越来越懂得要勇敢地面对现实，学着用积极的态度去面对人生的苦难，这是我毕生的财富。

最后一点想对师弟师妹们说的就是要懂得活学活用。初次做咨询的人很容易照本宣科，觉得一切程序都要按照教科书上的走，咨询室一定要安静无比、一定要等着来访者自己上门才算有求助意愿的，但其实在实践的过程中，只要保留住咨询的精髓，其他的懂得“入乡随俗、中国特色”就行了。

（王洪叶）

四、那个世界上最亲近和最陌生的人——感悟亲子关系

咨询室里，常常出现这样的情景：父母和孩子之间隔着一段距离坐在沙发上，父母或是带着哽咽的声调诉说着恨铁不成钢，或是唉声叹气地摇头表示自己的无奈，而孩子对此要么无动于衷，要么沉默不语，要么因为不服气父母的“控诉”而愤然离去。

每当此时，我常想起妈妈说的一句话：“父母和孩子上辈子是一对冤家，孩子今生就是来和父母讨债的。”且不论父母和孩子上辈子是不是冤家，但今生可以相聚相守在一个屋檐下总是一种弥足珍贵的际遇，何以现在很多父母和孩子真成了冤家一般了呢？这些疑问在我自己咨询时或是看别人咨询时，时常萦绕心间，难觅原因。

后来，因为自己的亲身体验和经历以及一些书籍的启发，慢慢地也如拨开乌云见月明一般，了解和明白了许多。

毫无疑问，父母是爱孩子的，只是有时候爱也会是一种借口、一种脱离了理智的盲目。爱，并不等于了解，不等于喜欢。爱，其实是很多不喜欢、不认识、不沟通的借口。因为有爱，所以正常的沟通仿佛可以不必有了。我想，这是很多父母认识的误区，认为孩子既是自己生养的，哪有不知道他真正所需的道理，所以自然觉得为孩子所安排的一切，孩子就一定得接受和喜欢。试问，自己真的了解孩子吗？还是只是一厢情愿地认为如此呢？

关于孩子和父母之间的沟通，我很自然地想到了龙应台。《亲爱的安德烈》这本书收录了龙应台和安德烈的 30 多封书信。起初让我备受感动的是一个母亲

竟愿意以书信这种朴实的方式来和自己的儿子进行平等有爱的沟通，但看到深处，我也渐渐地明白和体会了为人子女和为人父母的难言之处。

安德烈对自己的母亲说："MM，你跟我说话的语气跟方式，还是把我当14岁的小孩看待，你完全无法理解我是个21岁的成人。你给我足够的自由，是的，但是你知道吗？你一边给，一边觉得那是你的'授权'或'施与'，你并不觉得那是我本来就有的天生的权利！对，这就是你的心态啊。也就是说，你到今天都没法明白：你的儿子不是你的儿子，他是一个完全独立于你的'别人'！"

这样直白前卫的"独立宣言"，也许在注重亲情和家庭联结的中国父母眼里，可以算是另类和大逆不道了，即使思想最为开放的母亲龙应台也难以招架。是啊，对于自己亲手拉扯大的孩子，一时间却要视他为"别人"，这是何其不易啊。

当然因为安德烈生长在异国，难免受到西方文化的熏陶，他们的父母也接受过高等教育，因此沟通就显得容易一些，而对那些生活在社会底层、文化程度比较低的父母，与孩子的沟通真的可以像书上所写的那般容易吗？于这些父母而言，他们对孩子给予最大的关爱就是让孩子吃饱穿暖，又谈何有效沟通呢？其实有时候这倒不是因为父母不愿意去沟通，只是他们爱的方式是那么默默无语。情到深处，常常就成了一种羁绊，亲情亦是。

就我自身而言，我永远无法向自己的父母解释什么是所谓的独立和自由，因为深深植入他们心里的是传统的家庭观念。小时候，我也反感，长大后，却再也不想改变他们的观念，而是学着去包容他们、理解他们。

也许，父母和孩子之间的关系，常常需要跳出这个关系来看待。父母和孩子都将彼此看成朋友，或者仅仅是一个与自己没有多大关系的人。这样，父母不倚仗自己父母的权威来滥用权利，孩子也不将父母的给予看成理所当然，沟通也就有了可能。

这样，对于那个世界上最亲近和最陌生的人，我们才能学会感恩，因为一切都不是理所当然的。

（温巧萍）

五、所有幌子下面的自己

在某次吃饭的时候，听同桌的人说起了心理学。在无数次被问"你猜我在想什么"之后，我决定不再主动告诉别人我是学心理学的。但是听完那人的一番话，我实在忍不住想要纠正他的观念，即便他最后依然坚持自己的想法。

在很多人眼中，心理学是一门忽悠人的学科，甚至不能算是科学。可是下这种定义的人真的了解心理学吗？或者说，他们真的了解自己吗？而这也是我们在做心理咨询的过程中经常会面临的一个问题。

父母认为自己是最了解孩子的人，也是最为孩子着想的人。于是在未问孩子想法和感受之前，就替孩子做决定，给孩子拿主意。如果孩子能够安然接受，那一切都太平无事。而一旦孩子有些许的不满，家长就开始抱怨："为什么孩子不听话？我为他/她考虑了那么多，为什么孩子不能体谅一下呢？"但实际上，家长考虑的只是自己。把自己未完成的梦想强加给孩子，把来自社会的压力转移到孩子身上。家长只是打着一切为了孩子的幌子来达到自己内心的目的。

情侣之间呢？看过一个好笑却深刻的故事：女的问男的："我哪里不好，我改好不好？"男的回答："我哪里好，我改可以吗？"你眼中的玫瑰，在别人的眼中可能只是一朵狗尾巴花。恋爱中我们往往爱的不是对方，而是自己，是和对方在一起的自己。于是太多的人打着我爱你的幌子爱着自己而浑然不知，等到对方试图脱离的时候才发现，却已经无法挽回。

当然有人要说："你凭什么这么认定我们，难道你不是站在自己的立场在猜测吗？"是的，我是在猜测，但是，这个猜测的前提是我们彼此之间没有任何的利益关系，而亲子、情侣之间则不同。我能够比他们更加客观和清楚地看到你们在想什么，你们试图做什么。这也就是心理咨询师的一个原则，站在一个相对客观、公正的立场上，以一个中立者的身份告诉你所面临的处境，让你能够站在一个更高的角度去思考问题。这就是我们心理咨询想要做的事情，这就是我们一直在试图扯下谎言外衣的方法。

事实上，还有很多人误解心理学，误解我们。但是我们不担心，就像在地圆说被证明之前大家都认为世界是方的一样，在未了解自我之前，所有的想法都是有存在的理由的，我们尊重它们的存在，就如同我们尊重所有幌子下的你一样。

（姚蓝洁）

六、咨询中的共情

一年多的社区咨询工作结束了，我们收获了很多经验和体会。回顾这一年多的咨询访谈活动，我感受最深的是在访谈中谈话技巧的运用十分重要，我深刻体会到人本主义咨询学派所推崇的共情这一方法的奇妙之处。

还没有深入了解咨询的时候，从跟人交往的互动反馈和经验中能够觉察到的是，往往善解人意的人容易与人交心，而在他周围也总是会围绕着众多真诚的朋友。善解人意成了交朋友的准则，同时这个词也被赋予了许多美好的意义。如何做到善解人意呢？其实就是当朋友在跟你诉说一件高兴的事情的时候，你作为他/她的死党/闺蜜，能真切地感受到他/她的喜悦，从他/她的角度出发，从内心为他/她感到高兴；而当朋友悲伤沮丧地跟你诉说抱怨某一件让他/她感到难受或讨厌的事物的时候，你会感同身受和他/她一起愤怒、厌恶或者无奈。跟你一起同甘共苦的朋友实在不可多得，他/她是你心灵的港湾，也是你快乐的源泉。

如今学习心理咨询时提到的共情、同理心、移情反应，又是什么呢？它是面对来访者的诉说时耐心倾听吗？它是在来访者叙述的过程中，为了引导其更深地暴露所做的隐喻鼓励？还是对他的价值观、人生观、世界观不做任何评价的一种完全包容接纳的做法？同理心当然包括了所有这些方法和技术，但这些并不是全部。所谓的共情，就像“善解人意”这个词一样，包含了非常复杂又细腻的情感态度和很多美好和谐的因素。它的广义就是：它是一种理解和分享当事人的情感之后，做出的与他人所处境地相适应的情感反应。Singer 在 2006 年对共情提出了一种特定的含义，共情包括了三个方面的内容：①一个人处在某种情感状态中；②这种情感状态与另一个人是同质的；③这个人知道这种情感状态是因为别人的情绪状态所引起的。由此看来，似乎共情和善解人意的表现如出一辙，我们从生活中的点滴小事就能总结出来并且得以训练这种能力，咨询师不过是将它运用得更好，使得其可以帮助更多的朋友，乃至更多的陌生人。

把同感这一治疗技术推向高峰的是罗杰斯，他倡导的人本主义思想的主要表现是：通过为来访者创造无条件支持与鼓励的氛围使来访者能够深化自我认识、发现自我潜能并且回归本我，来访者通过改善“自知”或自我意识来充分发挥积极向上的、自我肯定的、无限成长的和自我实现的潜力，以改变自我的适应不良行为，矫正自身的心理问题。他为咨询师对来访者的共情与同感赋予了积极而深远的重要意义。

我个人也非常认同这一流派的理念，相信每个人都存在理性和自我实现的愿望。咨询师要做的并不是告诉来访者什么是理性，他应该怎样去想、怎样去做，也不是改变他的认知，而是将他的理性诱发出来，这才是值得去做的。我在自己的咨询经历中就深有体会，当询问来访者曾做过哪些尝试去改变自己不满意或觉得困惑、难受的方面时，他会说出很多很多自己曾经的思考，可以感受到他都是站在理性的角度，也就是说他缺乏的并不是理性，而是用理性解决问题的勇气。怎样做才是好的，其实当事人是最能做出评估判断的，在他心里一定会有答案。咨询师所需要做的最重要的事就是与他同感和共情，并引导来访者进一步思考自己的想法，帮助他理顺自己的思路，足矣。我相信越是能理解和接受来访者的感情、态度，越能创造一种安全的关系和自由的氛围，让他在一个信任、舒适的环境里放松身心，重新审视自己的思维想法，越能激发来访者的理性，更加容易沟通。此时咨询师也就越能发现自己和来访者都在成长变化，这是一个共同成长的过程。

我想，此次的社区咨询工作是非常值得我们在科学的指导下结合实际生活情况不断钻研探索的难得的实践活动，感谢老师为我们心理学专业的学生争取到这样的机会，让我们能够身体力行地帮助他人，也使我们从心里认识到我们专业的价值所在，过程中的感动和欣慰让我们更加热爱这份事业！愿我们大家为社会做出更多的贡献而努力！

（张素愫）

七、把幸福传递到社区

幸福是一种个人感受。在信息膨胀、高速发展的社会，人们经历着种种变化和压力，心里积压了越来越多的负面情绪，幸福的体验在不知不觉中被消磨掉了。

假如有一个地方，当社区居民心情不畅、压力很大、彷徨无助时，可以去那里宣泄，得到心理疏导，那么这个地方将会是大家的心灵驿站。现在，这个地方出现了，它就是社区里的幸福聊天室，里面有我们华南师范大学心理系的“幸福天使”，运用我们所学所能，为社区居民提供免费心理咨询服务。我非常荣幸能成为其中一员，在社区服务了一年，见证了自己和幸福聊天室的成长。

一个头发花白的奶奶，一边用手帕擦拭着眼泪，一边说着：“谢谢！谢谢！”——这是一位年近七十、刚刚丧偶的老人，丈夫去世后一直难以面对孤独的生活，每每想起他们以前一起经历过的事情就忍不住流眼泪，甚至有过轻生的念头。我们的老师细心、专业地为她疏导，结合自己的家庭、经历和老人一起讨论，引导她寻找到了自己的兴趣。

一个年轻漂亮的女子，面带微笑地握着老师的手说：“谢谢！谢谢！”——这是一位二十多岁的女子，与丈夫两地分居。女子觉得生活很迷茫，没有什么目标，不知该到另一个地方陪伴丈夫，夫妻团圆，还是留在这个熟悉的城市。老师循循善诱，协助女子逐渐清晰明了自己的现状及未来的方向。

一个慈爱的母亲，牵着女儿的手对老师说：“谢谢！谢谢！”——这是一对因教育问题而苦恼的母女。老师分别与母女进行了谈话，了解到她们因对学习的目标和要求不一致而引起矛盾后，对母女进行共同辅导，帮助她们达成了一致的目标。

……

假如有一个地方，定期给社区居民普及心理保健知识、举办心理健康教育讲座、开展社区居民团体心理活动，将有助于社区整体幸福感的提高。现在，幸福聊天室就充当了这个角色。我们二十多名志愿者集思广益，制订出一系列的活动方案，与社区合作推广幸福聊天室，先后制作了宣传册子、举办培训讲座等活动。幸福聊天室的影响在不断扩大，功能也在不断扩张，我们分散到了社会的各个角落，把幸福散播到更远处。

虽然我只服务了短短的一年时间，但这种把幸福传递到社区的观念已经深深地植入我的心中。我相信，幸福就在不远处……

（梁碧珊）

八、感恩这一切

在幸福聊天室实习的一年，我获益良多，感受颇深。这些收获具有全面性及渗透性，它涉及专业能力的提升、对生活的感悟以及心灵的富足。

专业能力：通过“幸福聊天室”这个项目，我的专业学术能力得到了锻炼和提升。原本对幸福感这一研究领域的知识空白，逐渐被了解和认识所取代。在专题调研过程中，通过查阅文献以及调研结果得知，幸福感不是由单一因素决定的，而是在多维度的共同作用下才能体验。除此之外，实习使我的心理咨询技术得到了一定的提高。每次咨询结束后，我都会对案例进行分析总结，遇到问题及时向老师、同学请教，纠正不合适的处理方法，与同学们分享咨询的心得体会。

生活感悟：在实习的过程中，我再一次深刻体会到，要做好一件事情，单靠一个人的力量是很难做到的，只有大家齐心协力，团结合作才能完成。因此，我学会了如何在团队中更好地与别人合作交流，如何倾听别人的意见。通过实习，我的胆量得到了很好的锻炼、人际交往能力得到了很大的提升。

心灵富足：“幸福聊天室”这个项目让我看到了生活中的种种艰辛和不幸。虽然这些艰辛和不幸不是发生在自己身上，但看见来访者的痛苦无奈也足以让我感同身受。追求幸福，是人生在世的目的。但是，何谓幸福？是腰缠万贯、位高权重，还是家人平安、父慈子孝？我想，每一个人对幸福都有自己的定义和标准。在我看来，幸福就是常怀感恩之心，知足常乐。人生不如意之事，十有八九，用心享受一二，勇敢面对八九，我想，这就是幸福。借用一段网络上很红的对幸福的定义来表述：“幸福不是房子有多大，而是房里的笑声有多甜；幸福不是能开多豪华的车，而是开着车能平安到家；幸福不是爱人多漂亮，而是她的笑容多灿烂；幸福不是成功时喝彩多热烈，而是失意时会不会有声音对你说：朋友别倒下；幸福不是听过多少甜言蜜语，而是在你伤心时能有人对你说：没事，有我在。”心灵富足是我在实习过程中所得到的最深刻的感悟和体会。

金无足赤，人无完人，我一直在努力学习和成长。幸福聊天室的经历和学习，使我的人格得到完善，心智更加成熟。

感恩这一切。

（黄雪梅）

九、那些记忆犹新的个案

研究生期间在幸福聊天室工作应该算是我正式接触学校以外的心理咨询工作，其间有过迷茫和困顿，不过幸好有老师和同学们的支持和帮助，才能顺利解决那么多个案问题。为期一年的实习下来，收获良多。真的很感谢学校给了我此次宝贵的机会。

记得正式接触的第一个个案，是陈老师带着我接待的。二十年前工商局的人收了该来访者三百元的店铺定金，答应她可以偿还，她现在移居香港了，回来要求退定金，工商局的人却不承认了。其实她把我们这里当成了民政局。如果当时是我一个人，真的不知道如何拒绝这位上访阿姨。但是陈老师很专业地听完了这位阿姨的诉说，没有一开始就打断她的叙述，并在一个适当的谈话过程中告知了来访者我们幸福聊天室的主要设置目的，来咨询的阿姨没有生气，反而很感谢我们的耐心倾听，那时候我深深地感受到讲话艺术和耐心倾听的重要性。

第二个正式接触的个案其实不是一个咨询个案，但给我上了生动的一课。那是我和我的导师黄老师一起接待的。来访的是一个二十多岁的男生，进门没有说话，只是呆呆地看着我们。我当时很热心地问他，是不是来咨询的，他说是。于是黄老师就先和他在里面面询，但是过了不久黄老师就出来了，说是来访者指明要我接待，我很奇怪，于是就走进去进行面询，结果一聊下来，来访者只是好奇，想要逗我们玩而已，并且想约我们出去吃饭。这是违背职业道德的事情，我马上拒绝了。结束后，我和老师觉得，社区里面单独一对一的咨询可能还是存在一定的危险性，保护好自己的安全是咨询的一个重要前提。

在江南西的“赵广军生命热线”里实习时，我有机会跟着专业的老师进行见习，这让我见识到真正的心理咨询是如何开展的。平常在学校里同辈之间会相互演习心理咨询，但也有失真的地方，不能见识到心理咨询真正的开展。但是“赵广军生命热线”让我有机会见识到什么是真正的心理咨询，让我茅塞顿开，以前很多对心理咨询的想象都转化为了切实的体验，这点让我非常欣喜。

在幸福聊天室实习的一年，让我开始明白心理咨询是什么样子的，真正的咨询师应该如何扮演好自己的角色，也为我现在的工作埋下了伏笔和期待。希望我能一直保持见习时候谦虚谨慎的态度和渴望学习的精神去对待现在的和今后的工作。

（牛爱洋）

十、幸福聊天室工作回顾

在一年的志愿实习项目中，我主要参与了以下工作内容：①按照值班安排表按时值班，并做好每次的咨询记录；②参与前期宣传板块的文字撰写及资料的收集。③定期参与项目组讨论会议。

社区的幸福聊天室既与心理咨询息息相关，也与专业心理咨询室中的咨询有所区别。息息相关是因为在咨询过程中，需要聆听、同理来访者，需要尊重来访者，并积极关注；区别之处在于幸福聊天室的来访者有着明显的社区色彩。例如，有些来访者纯粹是希望聊聊天，此时咨询师的咨询重点在于聆听与同理，让来访者得到情感的宣泄。而有些来访者则是为了得到解决方法而来的，往往在咨询过程中显得急躁，渴望从咨询师身上得到魔术般的语言。在这种情况下，一方面可让来访者了解心理咨询并非直接告诉其解决方法，而是引导来访者学会自己寻找出口；另一方面也可适当提供一些经验事例，与来访者一起分析那些方法的利弊，并帮助来访者觉察各种方法的情感态度，从而帮助其自己找到解决方法。此外，社区幸福聊天室的咨询问题主要围绕亲子关系、夫妻关系、家庭问题、社交问题等，来访者对较年轻的咨询员的信任程度是一个挑战。这些问题都需要我们多了解身边的人，多留意生活，从而积累一定的生活经验，让来访者放下防御心。

在幸福聊天室的志愿实习中，政府与学校的重视也使得我们提出的问题能及时得到解决，使得志愿实习活动开展得越发完善，让我们各项工作开展得更顺利。从我自身的角度来讲，这次实习不仅让专业知识得到了实际的应用，而且能深入社区，帮助更多社区居民增强心理健康的意识，每次参与都是一次成长，非常有意义。

（何艳红）

十一、我对幸福的理解

看着自己的简历里多了“幸福聊天室社区咨询员”的经历，心里满是欣喜。不知不觉在幸福聊天室里服务也有一年了，自己也已经毕业走进了社会，但是在幸福聊天室的那些回忆，让我记忆如此深刻。

随着我们华南师范大学副校长莫雷教授在揭牌活动中宣读广州地区专家学者积极参与心理辅导的倡议书，倡议广州地区的专家学者以志愿者的身份深入社区街道，以与群众面对面聊天、谈心的形式，减少心理压力，促进个人幸福的全面发展，我也立刻感觉到了自己肩上的责任感和使命感。莫老师认为，心理辅导志愿者需要更多具有专业知识的人士加入，专家学者作为支撑社会发展的重要力量，在关注专业和学术的同时更应参加社会事务，所以作为心理学研究生的我们义不容辞地接受了这次任务。

随着江南中街和建设街两个社区幸福聊天室的挂牌成立，我们华南师范大学心理学院的老师和学生也开始了每周在这两个服务点坐班咨询。江南中街和建设街两个社区咨询室是截然不同的聊天室。江南中街借助于“赵广军生命热线”进行服务，两个办公室都不大，每一次去都人满为患，预约基本上排满了，还有许多其他兼职心理咨询师在服务。有时小区里树下的两张椅子也成了临时咨询室了。即使是炎热的夏天，来访者和咨询师也都不顾天热，就是为了能及时解决问题。建设街的聊天室刚刚建立，比较安静，来的人较少，看来还需要加强宣传。

在社区幸福聊天室的工作经历促使我对“幸福”有了更多的思考。人的需求满足也是有层次的，物质生活的满足属于最低层次，在满足了这个需求之后有一个安全的需求，除了安全之外，我们还有归属感，还需要得到社会的承认、尊重。现在对政府工作的评价指标设计多偏重于物质生活的满足需求，当然这个是基础，没有这个别的都是天方夜谭，但是做到了这个之后，我们要有更高的幸福追求，所以问题就在于当生活的安全的、基本的需求满足后，怎么创造出比较高的幸福感。我们现在用得比较多的就是主观幸福感，就是你觉得生活是否满意，是否有可以改变的地方，从这几个问题就可以测出你的幸福程度。政府的服务态度，社区的服务态度，丈夫和妻子之间的关系，孩子的教育，工作的机会也都是和我们的主观幸福感有很大关系的测量指标。指标不难找，但是如何让它变得和人们的生活有联系，一定要做分析和探索。

期待幸福聊天室能够为更多的人解决问题，让我们生活得更幸福！

（姜　静）

十二、幸福聊天室工作心得

路漫漫其修远兮，吾将上下而求索。

关于心理咨询我经历了觉得自己“很行”到“不太行”再到空杯的心态。

觉得自己“很行”是在学习刚开始的时候，随着以前思考的问题的逐步解答，觉得离心理学的应用不远了。觉得“不太行”是在真正开始心理咨询实践的时候，比如说在大学里面做兼职，到在幸福聊天室做服务，逐渐感受到心理咨询的“水太深”了。

当然期间也有成就感，比如说在面对朋友家人的时候，在进行自我思考的时候。在被老师督导的时候，觉得自己有进步。于是从挫败感到逐步感觉到成长，进而变成一种空杯的心态。咨询师不是学习出来的，而是需要不断磨炼和成长的，当你认识到自己的不足时，去成长，去面对，从而晋升到另一个境界。

通过幸福聊天室这个窗口，我认识到社会中有很多地方需要心理咨询。但是在社区的咨询中，也让我认识到心理咨询的苍白，它只是云云各行业当中能够提升社会素质的一个途径。很多来访者需要的不仅仅是心理咨询，而是更多其他实际的帮助，所以很多时候咨询师会感到无力（如某些街道固定有一些有严重心理问题的人）。

未来与社区结合，与社会学科其他门类结合会对我们很有帮助。心理咨询在学校是很有影响的，但是在社会真正需要的地方，还需要发挥更大的作用。而咨询师也需要真正深入到生活中去体验人生，丰富咨询经验。

（李彬彬）

十三、在幸福聊天室感受真实的社会

我的为期一年的广州市社区幸福聊天室心理咨询志愿服务工作已经告一段落，回顾一年来的历程，心中感慨良多。在这一年当中，我们不仅运用了自己的专业知识和技能全力去帮助前来寻求心理咨询服务的人，更让自己深深融入社会，了解社区，了解大众的心理需求。同时在这一过程中自己的专业技能得到很大的提升，让处于学生与咨询师两种角色转型时期的我收获到了很多的感悟。

随着社会的发展与进步，人们的物质生活水平提高的同时，越来越多的人开始关注精神生活的质量。伴随着电视、报纸、杂志以及网络等媒体对心理咨询的科普与宣传，越来越多的人开始了解心理咨询，开始主动寻求心理咨询的帮助，作为心理咨询工作者，这是我们很期望看到的现象，也是很令我们欣慰的。只有人们普遍意识到寻求心理咨询服务的必要性，并能够主动来寻求心理咨询服务，我们才能够更好地贡献一份自己的力量去帮助人们改善心理问题，提高生活幸福感。

来访者给予了我们很大程度的信任，这既是对我们工作的极大支持，也是促使我们不断提高与进步的动力。有一次一位母亲带着十多岁的儿子前来咨询，母子俩坐在沙发上，男孩一语不发，一会儿低头玩弄手指，一会儿东张西望，一会儿专注地听母亲与专家的谈话。母亲则是列举儿子的种种劣迹，逃课、不做作业、不听话、打架等，说到动情处她甚至忍不住落泪，无不流露出做母亲的不易与心酸。咨询师示意男孩先出去，要和母亲单独聊聊。男孩出去后，母亲立即换了副表情，似乎在讲一个天大的秘密，她说："他听你的，你说的话他都听……"我顿时心头一震，不由得感动了许久：不仅仅因为咨询师是德高望重的专家，更是因为心理咨询工作者的全力付出，运用专业知识和技能真心实意地帮助来访者，所以才能够赢得他们的信任。

然而有些时候，由于各方面的原因，面对来访者的各类问题，心理咨询工作者的力量显得微乎其微。一位30岁左右的单身母亲为儿子的学习问题前来咨询，其丈夫因故去世，她独自抚养儿子。据她讲述，儿子调皮顽劣，不爱学习，不做作业，在学校内经常被老师惩罚，甚至被学校劝退。一系列的问题，让这个本就悲惨的家庭雪上加霜。咨询师告知母亲，最好要男孩自己亲自来咨询室，母亲摇头，说他无论如何是不会来的。最后和这位母亲以及社工一起探讨如何能够促成男孩来面谈。每个问题背后都有着很多现实的原因，离异、丧偶、家庭经济窘迫，而我们能做的还很少，需要这个社会给予的还很多。但是只要能稍稍为这些需要帮助、需要精神慰藉的人们提供些温暖和帮助，我们都愿意全力以赴，这也是我们的价值所在。

在幸福聊天室服务的一年是我将理论应用于实践的一年，是我初步认识社会的一年，是我成长与收获的一年。从这个小小的聊天室里，我看到了真实的社会、真实的生活、真实的问题，同时也了解到社会对心理咨询服务的需求，以及这样一种形式的幸福聊天室普遍存在的必要性。幸福到底是什么？不同的研究者向来有不同的看法，采取不同的研究方法，分析不同的指标，然而我觉得对于一个个面临各种心理问题困扰的人来说，找到一个合适的解决问题的途径，尽快改善或者解决自己所面临的问题，才是更具体、更实际的幸福体验。但愿我们全体心理咨询服务志愿者一年来的努力能够让社区居民满意，同时也希望这种模式能够继续扩大，能够为更多的社区居民服务。

（孙　倩）

下编

社区心理研究

第四章　广州市居民幸福感研究

一、广州市居民幸福感评价指标体系的构建

经济的发展最终应该给人们带来自由、快乐、满足、幸福的生活。基于对城市发展和居民幸福感的高度关注，近年来，广州市全力推动“率先转型升级，建设幸福广州”，摒弃“重物轻人”的传统城市发展模式，推动城市发展全面转入科学发展轨道。2011 年，中国共产党广州市第十次代表大会特别提出民生幸福是最高追求，广州要以人民的幸福作为城市发展的根本价值取向，在一贯重视民生工程的坚实基础上更上一层楼。因此，考察广州市居民的总体幸福感水平，制定科学的“幸福广州”评价指标体系，以此来量化评估与检测幸福城市建设，对于政府推进新型城市化建设具有重要的实践意义。

（一）幸福感测量的国内外研究现状

幸福感的测量最早是由南亚国家不丹提出并付诸实践的，该指标是由政府善治、经济增长、文化发展和环境保护四级组成的“国民幸福总值”（GNH）。其后在几十年的实践中逐渐引起了世界的瞩目，很多国家、研究机构和著名学者纷纷跟进，由此出现了林林总总的幸福指数。其中，在国际上影响较大的有英国的幸福星球指数、联合国的人类发展指数（HDI），以及经济学家推崇的国民幸福总值等。此外，也有一些学者从个体角度来研究幸福指数。由美国密西根大学教授罗纳德·英格尔哈特负责的世界价值研究机构公布的幸福指数的计算是国际上比较权威的，其结论是通过对受访问者调查的结果进行处理后得出的。采访问题很简单：把所有的事情加在一起，你认为你是非常幸福、比较幸福、一般幸福，还是不幸福。通过统计分析，从而得出各个国家的幸福指数。

国内一些学者、媒体也对国民幸福指数进行了研究和测量。2005 年全国两会期间，中科院院士程国栋提交了《落实“以人为本”，核算“国民幸福指数”》的提案，建议从国家层面上构造由政治自由、经济机会、环境保护等六类构成要素组成的国民幸福核算指标体系。著名学者邢占军提出幸福感由享有发展体验和身心健康体验构成，并可以进一步分解为 10 个次级评价指标：知足充裕体验指数、心理健康体验指数、成长发展体验指数、社会信心体验指数、目标价值体验指数、自我接受体验指数、人际适应体验指数、身体健康体验指数、心态平衡体

验指数和家庭氛围体验指数。《瞭望东方周刊》2004 年发起并主办的“中国最具幸福感城市”调查推选活动已经持续多年，该活动调查内容涉及自然环境、交通状况、发展速度、文明程度、赚钱机会、医疗卫生水平、教育水平、房价、人情味、治安状况、就业环境、生活便利 12 个具体指标。

此外，一些省市也从具体民情发展了各自的指标体系。北京市从社会诚信、社会和谐、居民安全感、公共服务满意度、廉政信心、资源节约、居民生存环境感知以及居民幸福感 8 个方面衡量了北京地区的社会心理状况。广东省从就业和收入、教育和文化、医疗卫生和健康、社会保障、消费和住房、公用设施、社会安全、社会服务、权益保障、人居环境 10 个方面构建了幸福广东指标体系。南京市则从主观和客观两方面建立了幸福都市考核评价指标体系。其中，客观体系包括综合指标和民生工作指标两部分，共 42 项指标，占整个考核权重的 70%，主要包括收入分配、社会保障、公共服务、就业服务、公共安全等指标。主观指标即群众满意度指标体系，对应客观指标设置了 21 项群众满意度指标，力求全方位、多层面反映群众幸福感受，占整个考核权重的 30%，主要包括收入状况满意度、工作状况满意度、教育状况满意度等。

（二）广州市居民幸福感评价指标体系的构建

本部分从广州本土市情出发，结合居民总体幸福感指数及相对剥夺感的调查，试图建立具有广州特色的幸福感评价指标体系。总体幸福感主要调查居民对于生活的主观意义和满足程度的一种价值判断；相对剥夺感则旨在了解人们在将自己与其参照群体加以社会比较之后所产生的对现实和期望值之间的差距认识。本研究在细致分析广州市居民的整体幸福感状况及其个人状况、社会状况等方面影响因素的基础上，努力把握广州市居民的困难重点和诉求焦点，联系广州经济社会发展实际，研究提高广州居民幸福感的途径，以期为幸福广州建设提供更广阔的视野，为党委、政府及有关部门进行科学决策提供更充分的参考依据。

1. 理论依据

广州市居民幸福感评价指标体系的构建主要依据著名心理学家马斯洛提出的需要层次理论，该理论认为人的需要从低级到高级的顺序分为五个层次：生理需要、安全需要、归属和爱的需要、尊重需要和自我实现需要。

生理需要是人们最原始、最基本的需要，得不到满足，人类的生存就会成问题。依据生理需要，指标内容包括对食品、空气、噪音、绿化、卫生状况、住房、出行状况、饮用水、医疗、身体健康以及政府服务等因素的评价和需求。

安全需要要求劳动安全、职业安全、生活稳定，希望免于灾难、希望未来有保障等。指标内容包括对社会治安和保障、政府公正程度、社会文明程度（道德保障）等的追求。

归属和爱的需要，是指个人渴望得到家庭、团体、朋友、同事的关怀、爱护、理解。具体指标涉及对亲情、友谊、社会人情味、文化娱乐等的满意度。

尊重需要可分为自尊、他尊和权力欲三类，包括自我尊重、自我评价以及尊重别人。本研究主要涉及社会和他人对个人的尊重，指标内容包括对社会赋予的权利、社会公平公正程度等的满意度。

自我实现需要是最高等级的需要。满足这种需要就要求完成与自己能力相称的工作，最充分地发挥自己的潜在能力，成为自己所期望的人物。指标体系包括对工作状况、收入、个人发展、个人价值与成就感等的满意度。

依据马斯洛的需要层次理论的五类需求，将居民幸福感相关的各方因素进行划分，初步罗列出幸福感评价指标体系的框架（见表4-1），共分为7项一级指标，包括个人发展、生活质量、政府服务、社会环境、社会公平、精神生活、生态环境。

表4-1 幸福感评价指标体系的框架

理论层次	指标内容	一级指标
生理需要	对食品、空气、噪音、绿化、卫生状况、住房、出行状况、饮用水、医疗、身体健康以及政府服务等因素的满意度	生活质量 政府服务 社会环境 生态环境
安全需要	对社会治安和保障、政府公正程度、社会文明程度（道德保障）等的满意度	政府服务 社会环境 社会公平
归属和爱的需要	对亲情、友谊、社会人情味、文化娱乐等的满意度	精神生活 社会环境
尊重需要	对社会赋予的权利、社会公平公正程度等的满意度	社会公平
自我实现需要	对工作状况、收入、个人发展、个人价值与成就感等的满意度	个人发展

此外，本部分还通过相对剥夺感来评估居民的总体幸福感水平。由于相对剥夺感是社会比较的结果，在市场经济迅猛发展的当代中国，社会分层的加速和贫富悬殊的加大将导致相对剥夺感的增强。因此，关于这一问题的研究可以帮助我们更准确地预测某一特定时期社会中存在的相对剥夺感的范围和程度，将有助于社会管理决策更理智地趋利避害，从而为构建和谐社会、建设幸福广州提供必要的依据。

2. 指标体系的确立

本节部分先对17名来自广州市不同地区、不同性别、不同年龄和不同职业特征的居民进行了开放性问卷调查以及深度访谈，问题包括“您对目前的生活的满意度”，“您觉得哪些生活方面的因素最能影响您的幸福感”，“要提升幸福感水平，您最希望改善生活的哪些方面”，“相比于从前，现在的生活是否令您满意”等。

结合访谈结果，在参考大量国内外幸福感研究成果以及其他省市确立的幸福感评价指标的基础上，本部分初步确立由个人发展、生活质量、精神生活、社会环境、社会公平、政府服务、生态环境 7 项一级指标和 48 项二级指标，多层次全面反映居民的幸福感受。

依据初步确定的上述指标体系编制《广州市居民幸福感评价指标问卷》，随后进行随机分层抽样的问卷调查，分别抽取了 30 名专家、150 名大学生及 150 名居民进行研究。采用 SPSS19.0 对 330 份调查结果进行验证性因素分析，通过 KMO 及 Bartlett 检验，KMO 值为 0.964，这一数据结果表明本问卷适合进行因素分析。采用主成分分析（Principal Component Analysis）、方差最大正交旋转法（Varimax Rotation）对被试在问卷各个项目上的评分进行验证性因素分析，最终获得了特征值大于 1 的 7 个公共因子，其累积方差贡献率为 57.37%。其中，第 13 题“我对目前的体育健身情况很满意”、第 16 题“我对目前的消费水平很满意”、第 25 题“我对目前的社会治安很满意”、第 31 题“我对目前的社会分配公平很满意”四个项目的共同度小于 0.4，且第 16、25、31 题三个项目在至少两个因子上均存在负荷。根据筛选题目的原则，删除该四个项目，随后再次进行因素分析，验证问卷的结构效度。通过 KMO 及 Bartlett 检验，KMO 值为 0.962。同样采用主成分分析、方差最大正交旋转法对剩下的 44 个项目的评分进行分析，获得了特征值大于 1 的 7 个公共因子，其累积方差贡献率为 59.76%。经正交旋转后的因素矩阵见表 4－2。

表 4－2　经正交旋转后的因素矩阵

	F_1	F_2	F_3	F_4	F_5	F_6	F_7
t_1			0.726				
t_2			0.664				
t_3			0.798				
t_4			0.640				
t_5			0.806				
t_6			0.734				
t_7	0.664						
t_8	0.636						
t_9	0.680						
t_{10}	0.588						
t_{11}	0.608						
t_{12}	0.550						
t_{14}	0.483						
t_{15}	0.488						
t_{17}	0.521						
t_{18}	0.665						

（续上表）

	F_1	F_2	F_3	F_4	F_5	F_6	F_7
t_{19}					0.607		
t_{20}					0.689		
t_{21}					0.645		
t_{22}					0.611		
t_{23}					0.672		
t_{24}					0.642		
t_{26}		0.635					
t_{27}		0.612					
t_{28}		0.687					
t_{29}		0.699					
t_{30}		0.531					
t_{32}		0.619					
t_{33}		0.579					
t_{34}		0.572					
t_{35}				0.575			
t_{36}				0.689			
t_{37}				0.659			
t_{38}				0.746			
t_{39}				0.680			
t_{40}							0.617
t_{41}							0.778
t_{42}							0.749
t_{43}							0.586
t_{44}						0.655	
t_{45}						0.752	
t_{46}						0.767	
t_{47}						0.661	
t_{48}						0.703	

对量表各因子及总量表进行“Cronbach α”内在一致性检验，7 个因素层面的 Alpha 系数分别为 0.863、0.874、0.842、0.887、0.894、0.783、0.862，总量表 Alpha 系数为 0.954。从以上 7 个因子的信度值来看，信度都在 0.78 以上，根据学者 Devellis（1991）的观点，分量表的信度系数值最好在 0.70 以上，总量表的信度系数值介于 0.80 至 0.90 之间则非常好，但若分量表的内部一致性系数在 0.60 以下或者总量表的信度系数在 0.80 以下，应考虑重新修订量表或增删题项。由此可以看出，本部分所编制问卷符合理论构想，且具有较好的信度，可以用于本部分的实施检测。

由因素分析结果可以建立 7 个维度，根据每一个公共因子所包含项目的内容，对这 7 个维度命名如下：

因子 1 体现了对生活水平是否满足个人物质和精神需要的优劣评价，包括了对教育状况、社会保障水平、医疗服务水平、住房状况、交通出行状况、交通安全状况、体育健身、家人身体健康程度、必要休闲时间保障程度、消费水平共 10 个项目的满意度，命名为生活质量。

因子 2 体现了对所处的社会经济文化体系的评价，包含居民对社会诚信度、消费环境、社会治安、社会文明状况、食品药品安全、社会人情味、城市生活节奏、社会发展趋势共 8 个项目满意度的调查，命名为社会环境。

因子 3 体现了对当前生活是否实现了个人价值和潜能，发展个人能力，成为个体想要成为的人的评价，包括了对工作状况、收入及其增长状况、个人价值与成就感、有尊严的生活、当前个人发展状况、个人发展前景预期共 6 个项目满意度的调查，命名为个人发展。

因子 4 体现了对政府是否实现各方面的利益得以妥善协调，社会公平正义是否得到切实维护和实现的评价，包括了对社会分配公平、诉求表达渠道、司法公正、民主决策参与程度、选举权利保障程度共 5 个项目满意度的调查，命名为社会公平。

因子 5 体现了对政府所能提供的保障居民正常经济文化生活的各方面服务的评价，主要调查政府工作效率、政府服务态度、突发事件处理、政务公开、廉政建设、政府依法行政共 6 个项目的满意度，命名为政府服务。

因子 6 体现了对与居民密切相关的，影响人类生活和生产活动的各种自然力量或作用的评价，包括了饮用水质量、空气质量、卫生状况、绿化建设、噪音控制共 5 个项目满意度的调查，命名为生态环境。

因子 7 体现了对涉及个人精神感受的各方面因素的评价，对人际社交、家庭和谐度、文化娱乐生活、城市文化氛围共 4 个项目满意度进行调查，命名为精神生活。

上述测量工作结束后，研究者邀请了 30 名心理学专业的教授、博士生等专家，采用主观定权法确定各一级指标的权重。各个专家按照全部一级指标满分百分制计算，对各个指标按重要程度进行评估，之后平均所有专家在各指标上的赋值，结果最终确定 7 个一级指标中，个人发展权重为 10%，生活质量权重为 25%，精神生活权重为 15%，社会环境权重为 15%，社会公平权重为 10%，政府服务权重为 10%，生态环境权重为 15%。

3. 问卷编制过程

本部分主要包含《广州市居民幸福感评价指标问卷》《自编相对剥夺感问卷》以及开放性问卷共 3 个问卷，围绕居民的性别、年龄、是否为广州本地人、居住地、婚姻状况、文化程度、职业类别、家庭人均月收入、家庭每月消费金额 9 项个人信息变量，对居民的幸福感指数以及相对剥夺感展开调查。

《广州市居民幸福感评价指标问卷》由个人发展、生活质量、政府服务、社会环境、社会公平、精神生活、生态环境共 7 项一级指标、44 项二级指标组成，主要考查广州市居民的各项生活满意度。其中，第 1 ~ 10 题考查生活质量，第 11 ~ 18 题考查社会环境，第 19 ~ 24 题考查个人发展，第 25 ~ 29 题考查社会公平，第 30 ~ 35 题考查政府服务，第 36 ~ 40 题考查生态环境，第 41 ~ 44 题考查精神生活。在第 1 ~ 44 题中，居民需要对各个题目进行评价。该指标采用李克特 5 点量表评定方法，每项二级指标都有"非常符合""比较符合""一般""不太符合""很不符合"五种封闭式回答，分别记为 5 分、4 分、3 分、2 分、1 分，评分越高，表示个体对于该项目满意度越高。广州市居民总体幸福感的计算方法是：每项一级指标的满意度乘以该指标的权重，然后加和（广州市居民总体幸福感 = 个人发展平均分 ×10% + 生活质量平均分 ×25% + 精神生活平均分 ×15% + 社会环境平均分 ×15% + 社会公平平均分 ×10% + 政府服务平均分 ×10% + 生态环境平均分 ×15%）。

《自编相对剥夺感问卷》主要参考 2004 年《上海市市民的社会生活状况评价调查报告》编制而成，目的在于测量个体在与相应的参照群体比较过程中产生的一种对两者差异的主观感受。该问卷共有 3 个项目，每个项目分别做"同意""一般""不同意"三种回答。其中，项目一"我应该过上比现在更好的生活"评分越高，表示个体的相对剥夺感程度越强烈；项目二"我现在的生活就是我原来想要的生活"及项目三"我现在的生活比原来预想的更好"均为评分越低，表示个体的相对剥夺感程度越强烈。

开放性问卷部分前两题为多选题，可选两项，分别考查"您所在社区的哪些方面建设与您的幸福感关系很大"及"要提升居民的幸福感水平，您最希望进行改善的方面"；最后一题为开放性问题"为了提升广州城乡居民的幸福感，您还有些什么建议"，调查居民对提高幸福感的建议。

（三）广州市居民幸福感评价指标体系构建的意义

在国内外幸福感调查现状的基础上，依据心理学家马斯洛的需要层次理论，采用心理统计的因素分析方法最终构建了科学的广州市居民幸福感评价指标体系，该指标对量化评估与检测幸福城市建设具有重要的实践意义。

1. 是城市管理与服务中以人为本的体现

传统城市管理是以政府为唯一主体的城市管理活动，其特征不仅在于政府是其唯一的主体，而且在管理的方法和手段上以权力控制、行政命令和制度约束为主要手段，管理的非人性化倾向突出。考核评价指标体系关注城市居民的主观感受和因这一感受而需要政府在客观条件上的努力方向，体现了城市管理从政府导向到市民导向的转变，有利于促进政府管理模式从约束控制到服务为民的转变，真正体现为人民服务、关注和改善民生的指导思想，促使城市管理者对市民的需求做出灵敏的反应，进一步促进政府管理效率的提高。

2. 是加快转型升级，建设幸福广州的必然要求

经典的马斯洛需要层次理论说明了个体和群体的需要都会经历一个从低层次

的生理需要向高层次的精神需要发展的过程。随着城市现代化进程的推进，市民的经济收入和物质生活水平显著提高，精神文化需求日益迫切。

当前，城市建设和管理服务从单纯的GDP、城市面子工程到兼顾经济社会发展以及城市居民生活品质、心理体验的多元化转变，成为新形势下城市经济社会发展的内在需求。城市建设和经济发展的出发点和落脚点是让人民群众得到幸福。

3. 是城市社会管理创新的有利途径

广州市现代化进程经过多年的快速增长，为居民生活带来诸多积极的影响，也带来环境污染、人口拥挤、交通拥堵、贫富差距加大、人际关系冷漠、基本公共服务失衡等一系列的问题。幸福城市考核评价指标体系的引入，可以有效地帮助城市管理者适时了解社会公众所关注的热点问题和主要诉求，寻求问题解决的途径及进程，从而为社会管理提供科学参照，有助于提升城市社会管理创新水平，处理好改革、发展、稳定的关系。

4. 是城市建设单一考评到科学考评的积极探索

幸福城市考核评价指标体系的提出绝不是否定或取消现有的考核评价指标体系，而是要探索并构建更加科学合理的城市建设综合考核评价指标体系。幸福城市建设离不开经济社会发展，科学的考核评价指标制定需要充分考虑经济指标与社会指标、物质指标与精神指标的有机结合。

二、2013年广州市居民幸福感状况调研报告

广州市居民幸福感评价指标作为衡量社会和谐发展的重要指标，是观察社会运行和民众生活状态的理想窗口，也是反映民众情绪波动与变化的“晴雨表”。因此，采用《广州市居民幸福感评价指标问卷》对广州市居民的城市满意度和生活幸福感进行调查，具有十分重要意义。

本报告以广州市居民为调查对象，采用分层整群随机抽样方法获取样本，主要分为三个群体：专家群体、大学生群体、各区居民代表，包括不同的年龄、婚姻状况、文化程度、职业类型、性别等各类人群。问卷发放范围涵盖天河区、海珠区、越秀区、荔湾区、白云区、黄埔区、番禺区7个区，共发放问卷2 500份，回收问卷2 412份，共回收有效问卷2 020份，有效回收率为80.80%。

（一）居民总体幸福感现状

根据居民幸福感评价指标体系，各一级指标加权后的总体幸福感评分是3.02（见图4－1）。本问卷的7项一级指标的评分显示：从高到低依次为精神生活3.56分，个人发展3.25分，生活质量3.08分，社会环境2.86分，社会公平2.78分，生态环境2.75分，政府服务2.71分，说明广州市居民对人际社交、家庭和谐、文化娱乐生活、城市文化氛围的满意度是较高的，也即广州市政府在这方面

所投入的一切都是可以为市民所接纳和吸收的，广州市居民的精神生活较为丰富。

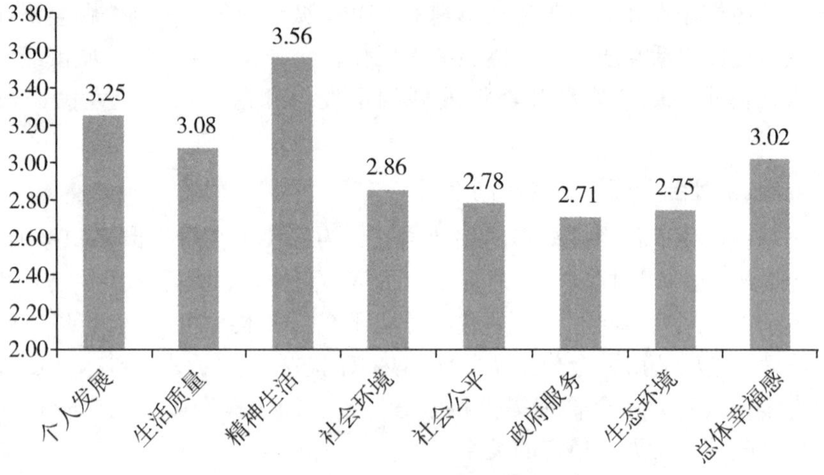

图 4-1　2013 年广州市居民幸福感总体状况

（二）围绕个人信息变量的居民幸福感状况

1. 性别差异度

表 4-3　2013 年不同性别居民幸福感状况

	男（$n=838$）		女（$n=1\ 143$）		t 值
	M	SD	M	SD	
个人发展	3.27	0.71	3.24	0.65	1.20
生活质量	3.12	0.71	3.06	0.64	1.83
精神生活	3.56	0.67	3.57	0.62	-0.17
社会环境	2.88	0.74	2.84	0.68	1.51
社会公平	2.75	0.91	2.78	0.80	-0.83
政府服务	2.71	0.97	2.70	0.87	0.30
生态环境	2.79	0.83	2.72	0.77	1.95
总体幸福感	3.04	0.60	3.01	0.54	1.28

注：t 值无标注 * 表示未达到显著水平，即 $p>0.05$。

参加本次调研的居民中，男性 838 人，女性 1 143 人。从总体幸福感上看（见表 4-3），男性的幸福感评分为 3.04，女性为 3.01，但男女差异不显著[t（1981）= 1.28，$p>0.05$]，分别从 7 个维度上看，男女差异均不显著（$p>0.05$）。

由表4－3可知，广州男性的总体幸福感（3.04）略高于女性（3.01）。在个人发展、生活质量、社会环境、政府服务和生态环境等维度上，男性略高于女性；而在精神生活和社会公平两个维度上，女性略高于男性，但男女差异在统计学上均未达到显著水平。

2. 年龄差异度

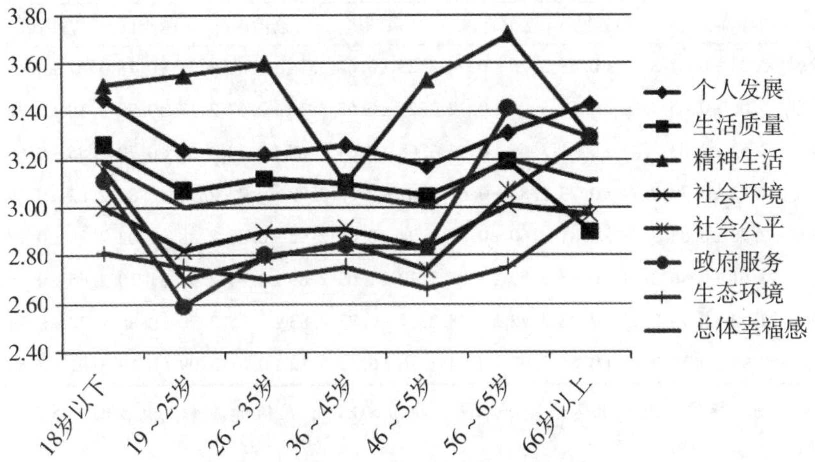

图4－2　2013年不同年龄居民幸福感状况

此报告涵盖了不同年龄阶段的人群，我们将居民分为7个年龄层，人数分别是：18岁以下为98人，19~25岁为1 187人，26~35岁为103人，36~45岁为515人，46~55岁为80人，56~65岁为8人和66岁以上为7人。从总体幸福感上看（见图4－2），不同年龄层的幸福感差异显著（$p<0.05$），19~25岁及46~55岁人群的总体幸福感评分最低（3.00），56~65岁最高（3.20）。其中，18岁以下的人群显著高于19~25岁及46~55岁人群（$p<0.05$）；36~45岁人群的幸福感显著高于19~25岁的人群（$p<0.05$）。

从7个维度上看，在社会环境、社会公平和政府服务等维度上，各年龄层的幸福感差异显著（$p<0.05$）。具体而言，在个人发展、生活质量、社会公平和政府服务等维度上，18岁以下居民的幸福感评分高于19~55岁各年龄段的居民（$p<0.05$）；另外，在社会环境维度上，19~25岁显著低于36~45岁（$p<0.05$）。

以上分析可以发现，19~25岁以及46~55岁是人生幸福感的两个低谷。造成这种原因可能是由于19~25岁的人尚处于“象牙塔”或刚步入社会，之前面临强大的升学压力或就业压力，发奋学习是他们一直的状态，对于价值观及人生的长远目标却很少去思考。而等这些目标实现后，由于缺乏长远的目标与追求，很多人常常感觉到无所适从，缺乏价值感，总体幸福感偏低。而46~55岁这一群体处于人生发展的中后期，“老之将至”，生理上面临开始衰退的趋势，年龄、文化程度、精力等在竞争日益激烈的社会中都处于劣势，甚至面临着退休、失业的严重困扰，所有这些给这个年龄群体带来沉重的精神压力，容易产生紧张、焦虑等情绪，出现烦躁、易怒或精神压抑等现象，导致总体幸福感相对较低。

3. 居住地差异度

表 4－4　2013 年不同居住地居民幸福感状况

	居住地（$M \pm SD$）							F 值
	天河区	白云区	海珠区	黄埔区	荔湾区	越秀区	番禺区	
个人发展	3.23 ±0.67	3.20 ±0.68	3.20 ±0.74	3.28 ±0.67	3.34 ±0.66	3.32 ±0.78	3.27 ±0.62	1.37
生活质量	3.06 ±0.65	3.07 ±0.65	3.00 ±0.72	3.21 ±0.65	3.16 ±0.67	3.18 ±0.78	3.10 ±0.66	1.88
精神生活	3.53 ±0.63	3.49 ±0.71	3.65 ±0.56	3.68 ±0.64	3.68 ±0.62	3.59 ±0.70	3.55 ±0.66	2.50*
社会环境	2.82 ±0.70	2.94 ±0.73	2.84 ±0.67	3.01 ±0.68	2.92 ±0.73	2.96 ±0.80	2.82 ±0.65	2.18*
社会公平	2.70 ±0.84	3.09 ±0.81	2.60 ±0.81	2.94 ±0.66	2.92 ±0.86	2.88 ±1.02	2.74 ±0.77	6.78**
政府服务	2.61 ±0.86	3.01 ±0.87	2.59 ±0.87	3.19 ±1.03	2.89 ±0.83	2.91 ±1.10	2.65 ±0.95	10.23**
生态环境	2.72 ±0.79	2.77 ±0.82	2.72 ±0.78	2.77 ±0.77	2.83 ±0.85	2.70 ±0.86	2.78 ±0.74	0.85
总体幸福感	2.98 ±0.54	3.08 ±0.61	2.97 ±0.54	3.16 ±0.51	3.12 ±0.61	3.09 ±0.68	3.01 ±0.53	3.38*

注：F 值无标注 * 表示未达到显著水平，即 $p > 0.05$；F 值标注 * 代表 $p < 0.05$；* * 代表 $p < 0.01$。

参加本次调研的居民当中，有天河区、白云区、海珠区、黄埔区、荔湾区、越秀区和番禺区 7 个地区（见表 4－4）。其中黄埔区居民的总体幸福感最高(3.16)，荔湾区次之（3.12），海珠区居民的总体幸福感最低（2.97）。从总体幸福感上看，天河区居民幸福感显著低于荔湾区、越秀区和黄埔区；荔湾区居民总体幸福感显著高于番禺区和海珠区（$p < 0.05$）。

从 7 个维度上看，在生态环境评分上，各地区之间无显著差异（$p > 0.05$）。除生态环境外，天河区在个人发展评分等其余 6 个维度上均显著低于荔湾区（$p < 0.05$）。在社会公平维度上，白云区居民评分最高（3.09），并且显著高于海珠区、越秀区、番禺区和天河区地区等居民。在政府服务评分上，海珠区评分最低(2.59)，且显著低于白云区、黄埔区、荔湾区和越秀区；评分最高为黄埔区(3.19)。

结果显示，天河区与海珠区居民在总体幸福感上比其他各区居民要低。造成这种现象的原因可能是天河区属广州市的中心城区，区域地价相对较高，生活节奏快，虽然交通发达便利，但由于人口流动量大，交通拥堵的情况也经常发生，这在一定程度上也给居民带来心理压力与不满足感。居住在这样一个地价高昂、节奏快速、交通拥堵的地区，人们所遭受的无论是外界的压力还是心理的压力都不低，因此，与其他地区相比，其总体幸福感相对较低。同样，海珠区为珠江水系广州河段前后航道所环绕，风景优美，地价也相对较高，虽然经济繁荣发展也是海珠区的一大特点，但海珠区居民所承受的生活、工作负担也较重，这可能是致使其总体幸福感水平不理想的重要原因。

4．婚姻状况差异度

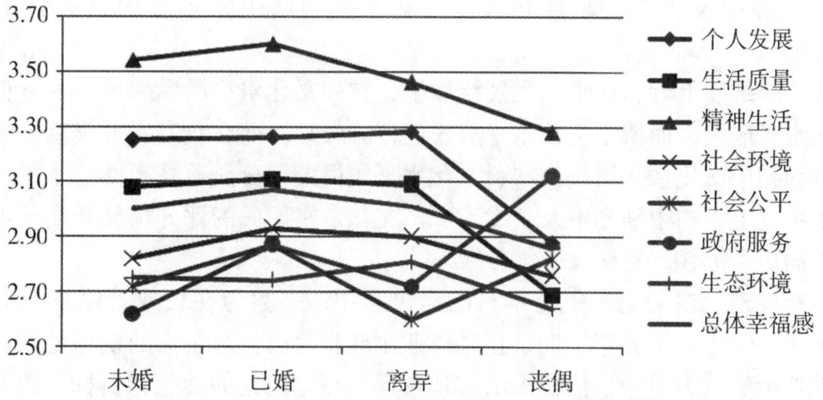

图4－3　2013年不同婚姻状况的居民幸福感状况

从婚姻状况方面分析广州居民的幸福感，如图4－3所示，已婚者的总体幸福感最高（3.07），未婚者次之（2.99），丧偶者总体幸福感最低（2.86），已婚者幸福感显著高于未婚者（$p<0.05$）。在社会环境、社会公平、政府服务三维度上，已婚者的幸福感评分均显著高于未婚者；而在生活质量和个人发展两项评分上，丧偶者均显著低于未婚者（$p<0.05$）。

5．文化程度差异度

表4－5　2013年不同文化程度居民幸福感状况

	文化程度（$M \pm SD$）						F值
	初中（$n=190$）	高中及中专、职高（$n=299$）	大专（$n=156$）	本科（$n=1\,273$）	硕士（$n=41$）	博士（$n=27$）	
个人发展	3.11±0.76	3.26±0.67	3.27±0.69	3.25±0.65	3.41±0.79	3.67±0.73	4.16*
生活质量	3.14±0.72	3.07±0.64	3.10±0.73	3.07±0.67	3.25±0.61	3.21±0.51	1.10
精神生活	3.53±0.71	3.55±0.67	3.59±0.65	3.56±0.63	3.72±0.64	3.65±0.66	0.79
社会环境	3.01±0.77	2.92±0.70	2.89±0.77	2.81±0.68	2.92±0.71	2.87±0.67	3.69*
社会公平	3.04±0.91	2.88±0.84	2.83±0.94	2.69±0.81	2.81±0.90	2.70±0.85	7.33**
政府服务	3.08±1.00	2.88±0.85	2.79±1.02	2.60±0.87	2.74±1.04	2.52±0.86	12.61**
生态环境	2.80±0.88	2.78±0.82	2.81±0.85	2.73±0.76	2.68±0.90	2.43±0.74	1.49
总体幸福感	3.11±0.64	3.06±0.59	3.06±0.66	2.99±0.53	3.11±0.59	3.03±0.45	2.41*

注：F值无标注*表示未达到显著水平，即$p>0.05$；F值标注*代表$p<0.05$；**代表$p<0.01$。

本次调研涵盖不同文化程度居民，我们以文化程度作为量尺，将不同文化程度居民分为初中至博士等6个层次（见表4－5）。从总体幸福感上看，文化水平为初中和硕士的居民幸福感最高（3.11），本科文化水平的居民幸福感最低（2.99）。高中及中专、职高和大专文化水平的居民幸福感均显著高于本科（$p<0.05$）。

从7个维度上看，在个人发展维度上，初中文化水平居民的评分显著低于其他文化水平居民，而博士文化水平居民的评分最高；而在政府服务维度上，评分最高者为初中文化水平居民，本科文化水平居民的评分显著高于博士水平；在社会公平维度上，初中和高中及中专、职高文化水平居民的评分均显著高于本科文化水平居民（$p<0.05$）。

分析发现，在文化水平为本科的居民当中，多数为在校或者刚毕业的大学生，由于大学生处于青年早期，正是事业刚起步阶段，对生活的期望值过高，且当前就业形势较为严峻，他们无法实现与现实相差较远的理想和目标，因此，造成对社会工作和生活的不适应；从整体上看，本科文化水平居民对收入水平的期望较高。文化水平越高，对幸福感的期望值越高，若生活条件以及精神条件无法满足这一期望，造成个体的失落感，就会造成现实幸福感偏低。

而本次调研人群中，文化水平为初中的居民当中，多数为在读的初中生和中老年人，这类人群生活节奏较慢，对物质的追求较低；整体上看，初中文化水平学生依然处于父母的照顾下，生活压力较小，较为容易满足个人的社会生活需求，使得个体无论是在生理上还是心理上都得到健康的发展，生活满足感较高，幸福感也相对更高。

6. 职业类型差异度

表4－6　2013年不同职业类型居民幸福感状况

职业类型（$M \pm SD$）	个人发展	生活质量	精神生活	社会环境	社会公平	政府服务	生态环境	总体幸福感
政府公务员（$n=29$）	3.43±0.91	3.19±0.86	3.52±0.72	2.90±0.88	3.05±0.85	3.09±0.95	2.84±1.03	3.14±0.73
企业职工（$n=142$）	3.37±0.71	3.15±0.63	3.63±0.72	2.88±0.69	2.79±0.93	2.80±1.00	2.66±0.79	3.05±0.57
企业管理人员（$n=86$）	3.51±0.61	3.27±0.64	3.70±0.65	2.94±0.74	2.93±0.84	2.89±0.90	2.77±0.82	3.15±0.61
专业技术人员（$n=84$）	3.26±0.71	3.12±0.72	3.59±0.58	2.84±0.76	2.70±0.90	2.76±0.93	2.70±0.80	3.01±0.60
自由职业者（$n=143$）	3.21±0.68	3.18±0.64	3.54±0.63	2.94±0.78	2.81±1.00	2.90±1.05	2.73±0.89	3.06±0.67
军人警察（$n=5$）	2.87±1.11	3.15±1.12	3.95±0.45	2.94±1.06	3.12±1.25	3.83±0.62	2.48±1.44	3.15±0.86

（续上表）

职业类型 ($M \pm SD$)	个人发展	生活质量	精神生活	社会环境	社会公平	政府服务	生态环境	总体幸福感
农民 ($n=12$)	2.93 ±0.95	3.13 ±0.75	3.44 ±0.78	3.21 ±0.77	3.08 ±0.92	3.05 ±0.77	2.98 ±0.99	3.13 ±0.72
外来务工者 ($n=24$)	2.85 ±0.81	2.81 ±0.67	3.39 ±0.63	2.86 ±0.61	2.76 ±0.62	2.69 ±0.77	2.59 ±0.87	2.84 ±0.60
退休人员 ($n=8$)	3.24 ±0.50	3.07 ±0.28	3.63 ±0.40	2.88 ±0.32	2.68 ±0.77	2.81 ±0.68	2.50 ±0.39	2.98 ±0.20
下岗失业者 ($n=45$)	2.73 ±0.76	2.88 ±0.68	3.33 ±0.68	2.77 ±0.62	2.73 ±0.80	2.67 ±0.84	2.66 ±0.81	2.83 ±0.60
个体户 ($n=65$)	3.46 ±0.61	3.25 ±0.64	3.78 ±0.63	3.15 ±0.70	3.07 ±0.85	3.10 ±0.86	2.94 ±0.78	3.25 ±0.61
学生 ($n=1\ 243$)	3.25 ±0.64	3.10 ±0.63	3.55 ±0.64	2.83 ±0.68	2.72 ±0.82	2.62 ±0.89	2.74 ±0.78	2.99 ±0.53
其他职业者 ($n=89$)	3.24 ±0.73	3.10 ±0.66	3.57 ±0.60	2.91 ±0.63	2.90 ±0.86	2.80 ±0.76	2.81 ±0.69	3.05 ±0.54
F 值	5.58**	1.73*	1.96*	1.86*	2.08*	4.23**	0.87	2.41**

注：F 值无标注 * 表示未达到显著水平，即 $p>0.05$；F 值标注 * 代表 $p<0.05$；** 代表 $p<0.01$。

本调研将居民职业分为政府公务员等 13 种类别，从职业的角度分析居民的幸福感差异（见表 4－6）。在总体幸福感上，下岗失业者的幸福感最低（2.83），外来务工者次之（2.84）；幸福感最高的职业为个体户（3.25）。比较调研结果显示，下岗失业者的幸福感显著低于其他职业者，外来务工者的幸福感显著低于个体户和企业管理人员（$p<0.05$），农民的幸福感与其他职业者无显著差异（$p>0.05$）。

从 7 个维度上看，在个人发展和精神生活方面，下岗失业者的评分显著低于其他职业者（除军人警察、农民和外来务工者外，且这三者间差异不显著）；在生活质量方面，外来务工者的评分明显低于其他职业者（军人警察、农民和下岗失业者除外）；此外，在社会公平和政府服务上，学生的评分显著低于政府公务员、企业管理人员、个体户及其他职业者（$p<0.05$）。

根据马斯洛的需要层次理论分析，下岗失业者多数生活收入不稳定，基本生活需要得不到保障，而个体事业发展和生活目标更难达到，尊重、自我实现等高级需要就更难满足，个体就会陷入焦虑紧张、失落压抑的状态，幸福感就不高。而外来务工者在基本生活保障上与下岗失业者相似，他们工作大多不稳定，甚至没有居住地，经济水平较低。同时，由于政策问题，外来务工者的权益得不到保障，如医疗和教育等；他们处于异地，文化差异较大而无法适应，无法融入异地城市人群，孤独感加深，随之而来的自卑感就不断增强，自我认同感也较低，幸福感也就更低。

而相比于其他职业者，个体户的工作时间较为自由，弹性很大，自主性较强。同时，工作的完成和事业发展方向全由自己决定，对工作有绝对的支配权，工作带来的成就感较大。个体户的收入水平与工薪阶层的居民相比，稳定性较差，但是他们的收入水平总体较高，社会生活需要得到保障，业余时间充足，对生活满意度较高，幸福感体验也更加强烈。

7. **月收入差异度**

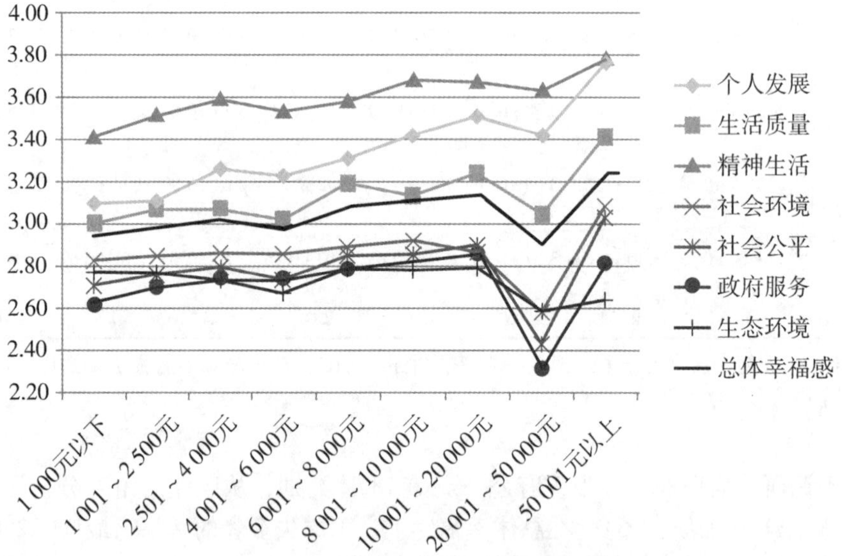

图 4-4　2013 年不同月收入居民幸福感状况

本次调研中的居民家庭人均月收入的人数分布较为合理，1 000 元以下 260 人，1 001 ~ 2 500 元 422 人，2 501 ~ 4 000 元 426 人，4 001 ~ 6 000 元 279 人，6 001 ~ 8 000 元 168 人，8 001 ~ 10 000 元 154 人，10 001 ~ 20 000 元 165 人，20 001 ~ 50 000 元 44 人，50 001 元以上 14 人。在总体幸福感上（见图 4-4），收入最高居民（50 001 元以上）的总体幸福感最高（3.24），但是与其他收入水平居民之间的差异不显著；其中，收入水平为 10 001 ~ 20 000 元的居民总体幸福感显著高于收入水平低于 6 000 元的居民（$p < 0.05$）。

从 7 个维度上看，在个人发展方面，收入低于 2 500 元的居民的评分显著低于收入水平在 2 501 元以上的居民；在生活质量水平上，1 000 元以下收入水平的居民的评分显著低于 6 001 ~ 8 000 元和 10 001 ~ 20 000 元收入水平的居民；在精神生活方面，收入水平在 1 000 元以下的居民的评分显著低于其他居民；而在社会环境、社会公平和政府服务上，20 001 ~ 50 000 元收入水平的居民的评分均低于其他收入水平的居民（$p < 0.05$）。

（三）相对剥夺感总体情况

1. 广州市居民相对剥夺感的总体状况

居民的相对剥夺感调查结果显示，81.8%的受访者认为“我应该过上比现在更好的生活”，相反，只有2.3%的受访者不同意这种说法；有20.6%的受访者认为“我现在的生活就是我原来想要的生活”，38.2%的受访者不同意；同时，受访者中，只有21.9%的受访者认为“我现在的生活比原来预想的更好”。由此可知，在广州市居民中，相对剥夺感的存在已经十分普遍。

2. 不同社会群体相对剥夺感的状况

不同社会群体的相对剥夺感从总体上看差异不大，但普遍处于较高水平。从性别上看，女性居民相比于男性相对剥夺感稍高；从年龄上看，各年龄阶段“我应该过上比现在更好的生活”被选比例较高，尤其是66岁以上的居民竟高达100%认同此观点。综合三个项目选择情况，56～65岁居民的相对剥夺感相对较低；从婚姻状况上看，相比于其他婚姻状况的居民，丧偶者的相对剥夺感处于最高水平，而“我现在的生活比原来预想的更好”选项的被选比例低至5%；从文化程度上看，博士学历居民的相对剥夺感最低，对目前的生活相对最为满意；而从职业类型上看，相对剥夺感最高的是农民，100%的农民认为自己可以过上比现在更好的生活，在所有职业中，65%的政府公务员认同“我应该过上比现在更好的生活”。选择比例最低，说明其相对剥夺感也较低。从家庭人均月收入上看，相对剥夺感最高的是月收入在1 000元以下的群体；而家庭月消费在20 001～50 000元的家庭，100%的人认同自己应该过上比现在更好的生活（见表4－7）。

表4－7　2013年居民的相对剥夺感状况

		相对剥夺感的状况（%）		
		我应该过上比现在更好的生活	我现在的生活就是我原来想要的生活	我现在的生活比原来预想的更好
性别	男	84	23	25
	女	82	19	19
年龄	18岁以下	75	23	28
	19～25岁	83	15	16
	26～35岁	82	21	32
	36～45岁	83	27	27
	46～55岁	84	31	27
	56～65岁	67	22	44
	66岁以上	100	14	43

（续上表）

		相对剥夺感的状况（%）		
		我应该过上比现在更好的生活	我现在的生活就是我原来想要的生活	我现在的生活比原来预想的更好
婚姻状况	未婚	82	15	17
	已婚	83	28	29
	离异	77	23	26
	丧偶	84	26	5
文化程度	初中	80	25	27
	高中及中专、职高	86	23	26
	大专	78	30	28
	本科	83	19	17
	硕士	78	36	37
	博士	86	100	100
职业类型	政府公务员	65	22	32
	企业职工	83	24	22
	企业管理人员	83	38	37
	专业技术人员	79	19	21
	自由职业者	84	32	35
	军人警察	75	0	25
	农民	100	30	22
	外来务工者	88	17	12
	退休人员	78	22	44
	下岗失业者	84	27	18
	个体户	84	36	47
	学生	83	15	16
	其他职业者	78	19	26
家庭人均月收入	1 000 元以下	87	16	17
	1 001 ~2 500 元	83	15	14
	2 501 ~4 000 元	83	17	21
	4 001 ~6 000 元	84	22	18
	6 001 ~8 000 元	77	24	26
	8 001 ~10 000 元	79	25	43
	10 001 ~20 000 元	77	49	45
	20 001 ~50 000 元	80	24	20
	50 001 元以上	82	45	36

（续上表）

		相对剥夺感的状况（%）		
		我应该过上比现在更好的生活	我现在的生活就是我原来想要的生活	我现在的生活比原来预想的更好
家庭每月消费金额	1 000 元以下	87	30	22
	1 001～2 500 元	80	16	18
	2 501～4 000 元	84	19	20
	4 001～6 000 元	82	23	27
	6 001～8 000 元	74	22	27
	8 001～10 000 元	87	38	36
	10 001～20 000 元	81	29	29
	20 001～50 000 元	100	30	50
	50 001 元以上	86	14	29

（四）居民的心声

如图 4－5 所示，影响居民幸福感提升最重要的两个因素是生活质量和精神生活，这两个因素的被选概率分别为 43.80%、32.70%，社会公平和政府服务被选概率则相对较低。如图 4－6 所示，居民最希望得到改善的两个因素是生活质量和社会环境，而精神生活和个人发展方面居民的改善愿望并不强烈。

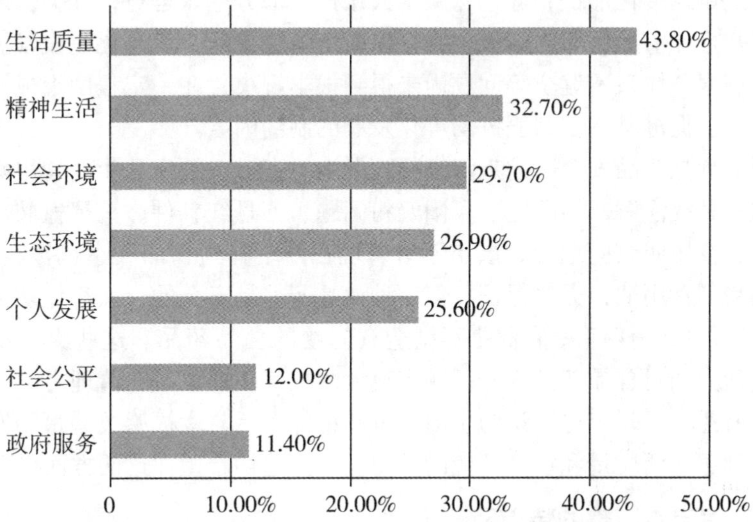

图 4－5　2013 年影响居民幸福感的因素（按重要性排序）

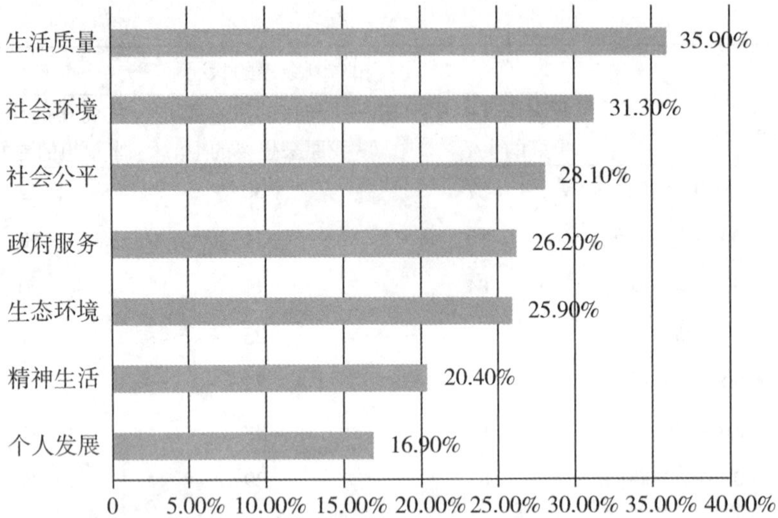

图 4－6　2013 年居民最希望改善的幸福感因素排序

进一步分析发现，在生活质量一级指标上，居民对于社会保障水平、城乡居民出游服务水平和医疗服务水平这三个项目的满意度最低；在社会环境一级指标上，居民对于食品药品安全、社会诚信度和言论自由这三个项目的满意度最低。

从我国现状来看，社会保障与人民幸福安康息息相关，事关改革开放和社会主义现代化事业全局。“十一五”时期，是新中国成立以来社会保障体系建设发展最快的时期，社会保障制度建设取得突破性进展，覆盖城乡居民的社会保障体系框架基本形成，但我国的社会保障体系还不够完善，一些基本保障制度覆盖面比较窄，人口老龄化加快，养老保险个人账户大部分空账运行，社会保障长期资金平衡和基金保值增值压力加大；社会保险统筹层次低，信息化建设发展水平不均衡，管理服务体系不健全等问题尚未得到根本解决，在一定程度上成为完善社会保障体系、促进基本公共服务均等化发展的制约因素。

中国的食品药品安全问题近年来频频发生，在过去的十几年间，甲醇制酒事件、福尔马林浸泡海产品问题、阜阳奶粉问题、苏丹红事件、三聚氰胺事件、地沟油问题、食用明胶问题等，层出不穷，现在连缓释药物的胶囊也被查出有毒。从儿童奶粉到食用油，无法保证任何一种食品药品是安全的；从小作坊到国有大企业，也不能保证任何一个企业不制造有问题的食品药品。这些大大小小的问题，着实让人们对食品药品安全问题有莫大的担忧，这也是在情理之中的。

综上所述，广州市居民认为生活质量和精神生活与幸福感关系最为密切，同时也认识到了生活质量和社会环境的重要性，并迫切希望在这两方面得到改善。

（五）居民幸福感的特点及建议

幸福虽是主观感受，但在一定经济社会条件下是有共性的，它很大程度上取决于人们对自身生活状态所做的幸福感评价。因此群众幸福感的测评是衡量和评价社会运行与政府工作效果的“温度计”，是建设幸福广州具体工作方向和手段的“指示器”。此次幸福感的测评反映了现阶段群众对幸福广州建设实现程度的感受和主要诉求，各级政府可以此为参考，找准下一步工作的方向，把建设幸福广州的各项政策落到实处，切实解决群众反映的实际问题，满足群众的利益需求，增强群众的幸福感。

本次广州市居民幸福感的调研结果显示，广州市居民的幸福感指数高于一般水平，这说明广州市各级政府的工作是有成效的。在《广州市居民幸福感评价指标问卷》的各项一级指标中，精神生活、个人发展、生活质量3个维度的居民幸福感评分相对较高，表明居民的精神生活较为丰富，说明广州市政府在这些方面的投入与努力得到了居民的肯定，应该予以鼓励并继续保持对这方面工作的投入。但与此同时，我们也应该从本次调研中挖掘新的问题，造福民生，更好地提升居民的幸福感体验。本次调研的结果发现，在生态环境与政府服务两项指标上，居民幸福感评分相对较低，这说明居民对生态环境与政府服务满意度不够，建议政府应加大环境整治与保护力度；继续完善经济建设、公共服务等各项工作，提高居民幸福感，最终实现建设幸福广州的终极目标。

1. 提高居民收入水平，缩小不同职业的贫富差距

前文统计结果显示，下岗失业者和外来务工者的幸福感指数评分是最低的，其总体幸福感评分也是最低的，且显著低于政府公务员、企业职工和企业管理人员等。不少前人的研究表明：职业对居民的主观幸福感有显著影响，其中一个原因是不同职业的居民收入差距过大。缩小居民的收入差距，就要提高低收入者的收入，降低高收入者的收入。这就要充分利用税收的调节作用，提高个人所得税的起征点，增加高收入人群的税负，扩大中间阶层的比例，从而缩小贫富差距。

提高居民的收入水平，可以通过以下途径：第一，鼓励居民自主创业，通过创业带动就业，以就业促增收，这也符合广州构建创业型城市的目标；第二，不断深化工资收入分配制度改革，建立健全职工工资增长机制，确保职工工资增长；第三，改革和完善垄断行业收入分配制度，通过税收等多种手段调节垄断行业收入，缩小行业收入差距；第四，进一步建立和完善社会保障体系，稳定物价水平，增加居民的有效收入。

2. 关注居民生活质量，加大教育投入力度

在指标体系的权重评估中，专家们认为生活质量这一指标的权重高达25%，是7个一级指标中最高的一个。而本次调研结果也显示：广州市居民认为生活质量这一级指标的重要性所占比例为43.8%，同时，也有高达35.9%的居民希望自己的生活质量能够得到改善。

而在提及提升广州城乡居民幸福感的建议方面，呼声最高的建议是关于改革教育现状。二级指标教育状况的幸福感评分只有3.05。大多数为人父母的居民认为政府应该加强教育体制改革，让每一个孩子都能享受义务教育到高中，而不仅仅是填鸭式学习。更有居民认为，政府应该在民办教育上加大监管力度，严格管理民办学校乱收费现象，统一收费标准。正因为广州是一座拥有较多外来务工者、经济较为发达的城市，作为父母的外来务工者当然也就非常希望政府能够重视其子女的教育问题，增建公立幼儿园、小学，让外来务工者子女亦能享受公办教育待遇，让外来务工者子女拥有与本地孩子同等的福利。

3. 完善社会保障制度，提高居民主观幸福感

社会保障是指通过国家立法，对国民收入进行分配和再分配，保障社会成员基本生活的社会安全制度。社会保障的目的是维护社会公平正义，促进社会的稳定发展，完善的社会保障应包括社会保险、社会救济、优抚安置、社会福利等多个方面，它对居民的主观幸福感有很大影响。社会保障对象主要是弱势群体，所以它对提高居民的主观幸福感有明显影响。

完善的社会保障系统对于广州市的稳定发展、提高居民的主观幸福感有着重要的影响。建立和完善社会保障主要包括以下几个方面：第一，建立多元投资机制，同时加大政府对社会保障的财政投入力度；第二，建立多层次的社会保障体系，基本的社会保险和商业保险并存；第三，探索和试行新的社会保障制度，把新兴群体纳入到社会保障体系中，扩大社会保障的覆盖面。第四，加快出台相关法律法规，同时加大执法和监督力度，加大对违法行为的打击力度。

4. 提高婚姻质量，构建和谐家庭关系

不同婚姻状况的城市居民的总体幸福感呈现出显著的差异。这种差异具体表现在已婚者的总体幸福感明显高于未婚者。此外，在社会环境、社会公平、政府服务3个维度上，已婚者的幸福感评分均显著高于未婚者；而在生活质量和个人发展评分上，丧偶者均显著低于未婚者。已婚的双方能够把对方带进彼此的生活圈当中，从而接触到范围更加广大的社会关系网络，增强了个人的情感体验并且得到更多的社会支持。未婚者和离异者只是局限在自己的社交关系网络当中，缺乏更加广泛的社会支持网络，丧偶者更是如此。因此已婚者比未婚者更加容易得到社会关系网络中的主客观支持，并合理地运用得到的社会支持。

研究表明，提高婚姻质量，可以提高个人的主观幸福感。婚姻质量是家庭和谐的重要方面，可以通过建立男女平等的新型夫妻关系，构建夫妻本位的新型家庭关系，在生活中相互尊重并体贴对方，从而提高婚姻质量，增加主观幸福感。

首先，积极开展城市家庭社会工作，加强婚姻指导。有专家指出，中国现阶段迫切需要发展城市家庭社会工作，将婚姻关系、亲子关系和养老问题作为家庭社会工作发展的重点。今后，应在民政系统、妇联系统设立机构，或在社区成立“婚姻指导”的民间机构，为广大未婚者、已婚者或准备离婚的夫妻进行婚姻教育与指导。其次，进一步规范、健全婚姻政策，避免冲动离婚、杜绝“假离婚”。民政部门应重新考虑对协议离婚者提供调解服务，在其他政策的制定过程中也应考虑对婚姻家庭的影响。再次，可以加强两性平等教育，提倡家庭平等和谐的性别关系。以城市社区作为平台，努力构建社会、单位、社区相结合的家庭性别平等教育网络；也可开展专门针对不同群体的讲座，向其灌输性别平等意识，宣传性别平等基本国策，引导未婚者及已婚者树立正确的爱情观，加深对对方心理的了解，帮助其在当前或未来处理好夫妻关系，加深夫妻感情、提高婚姻质量。最后，需要关注与深入研究“多性伴侣”行为及单亲家庭等“非主流”家庭，了解其产生原因、特殊困难与需要，制定特殊的、更具针对性的社会政策。

5. 推广社区心理服务，减少居民相对剥夺感

我国的改革开放已经走过了三十多年的历程，伴随这一历程的不仅有国家综合实力和人民生活水平的大幅度提高，也有社会心态的起伏变化。其中，十分重要的一点就是贫富差距的拉大，以及随之而来的相对剥夺感问题的凸显。相对剥夺感强烈到一定程度，有可能危害社会的稳定运行。解决此问题不仅需要社会花大力气整治，使中国社会逐渐走上法治的轨道，还需要国家积极地加以引导和化解，并且建立健全社会保障制度，以保证人们的安居乐业，保持社会的持续发展。

本次调研结果显示，广州市各个群体的相对剥夺感普遍偏高，可能是由于广州在改革开放的进程中是一个经济较为发达的城市，贫富差距较大，法制等方面仍有待健全，社会转型复杂而深刻，居民未能适应这种变化所导致。针对这种情况，本调研认为可大力发展本市的“幸福广州心理服务与辅导基地”的作用，为增进社会和谐、建设幸福广州贡献力量；同时，也可以此基地为基点，大力推广社区心理服务，规范广州市现有的各个心理服务机构，创造出适合广州的有效的工作模式，让全广州市居民都能关注和重视心理健康工作，社会各界共同努力建设幸福广州。

（郑晓纯　罗品超　郑希付）

三、2014 年广州市居民幸福感状况调研报告

（一）调研背景

2010 年，温家宝总理在《政府工作报告》中明确指出，要让人民生活得更加幸福、更有尊严。此后，提高居民幸福感成为各级政府执政的最高承诺。2011 年，汪洋书记在广东省委十届八次全会上提出构建“幸福广东”的执政理念：坚持以人为本，维护公平正义，保护生态环境，建设宜居城乡，改善社会治安，保障人民权益，畅通诉求表达渠道，满足民众文化需求，从而强化转型升级的目的归依和价值导向，使转型升级成果更好地转化成民众福祉。由此可见，从中央到地方，居民幸福感已成为衡量政府工作质量的重要指标，那么客观、科学地评估居民幸福感，使其能够实实在在地作为政府绩效的“标杆”，具有极为重要的现实意义。

广州作为广东省的省会城市，在《中国城市生活质量指数报告》中，获评

为“中国大陆生活质量最好的城市”，也是继上海、北京之后的中国大陆经济规模第三大的城市。无疑，广州这座城市吸引着来自全国各地的优秀人才与务工人员，多样化、多层次的人口构成为城市建设相关部门带来了前所未有的挑战。因此，本研究团队旨在从广州本土市情出发，以马斯洛的需要层次理论作为依托，建立具有广州特色的幸福感评价指标体系，编制《广州市居民幸福感评价指标问卷》，并在此基础上，开展广州市居民2014年度幸福感现状调研，以期为党政部门及相关组织团体进行科学决策提供具有参考价值的实证依据。

（二）调研工具

1.《广州市居民幸福感评价指标问卷》

由个人发展、生活质量、政府服务、社会环境、社会公平、精神生活、生态环境共7项一级指标、44项二级指标组成，主要考查广州市居民的各项生活满意度。其中，第1~10题考查生活质量，第11~18题考查社会环境，第19~24题考查个人发展，第25~29题考查社会公平，第30~35题考查政府服务，第36~40题考查生态环境，第41~44题考查精神生活。在第1~44题中，居民需要对各个题目进行评价。该指标采用李克特5点量表评定方法，每项二级指标都有“非常符合”“比较符合”“一般”“不太符合”“很不符合”五种封闭式回答，分别记为5分、4分、3分、2分、1分，评分越高，表示个体对于该项目满意度越高。广州市居民总体幸福感的计算方法：每项一级指标的满意度乘以该指标的权重，然后加和（广州市居民总体幸福感＝个人发展平均分×10%＋生活质量平均分×25%＋精神生活平均分×15%＋社会环境平均分×15%＋社会公平平均分×10%＋政府服务平均分×10%＋生态环境平均分×15%）。

2.《自编相对剥夺感问卷》

主要参考2004年《上海市市民的社会生活状况评价调查报告》编制而成，目的在于测量个体在特定参照条件下产生的一种对两者差异的主观感受。该问卷共有3个项目，每个项目可作出“不同意”“一般”或“同意”的回答，从1到3计分。项目一“我应该过上比现在更好的生活”评分越高，表示个体的相对剥夺感程度越强烈；项目二“我现在的生活就是我原来想要的生活”及项目三“我现在的生活比原来预想的更好”均为评分越低，表示个体的相对剥夺感程度越强烈。

3.《自编人口学情况调查表》及开放性问题

《自编人口学情况调查表》涵盖了性别、年龄、户籍地、居住地、婚姻状况、职业类型、家庭人均月收入、家庭每月消费金额；开放性问题主要考查“哪些方面的社区建设与幸福感有紧密联系”及“如何更好地提升幸福感”，以直接获得居民对提升幸福感的看法。

（三）调查对象

以广州市居民为调查对象，采用分层整群抽样的方法获取样本，包括不同的年龄、婚姻状况、文化程度、职业类型、性别等各类人群（详见表4－8）。本次调研的问卷发放范围涵盖天河区、海珠区、越秀区、白云区、番禺区、花都区等多个市辖区，共发放问卷3 500份，回收有效问卷3 251份，回收有效率达92.9%。

表4－8 2014年调查对象的人口学情况

人口学变量		人数	比例（%）
性别	男	1 395	43.7
	女	1 800	56.3
年龄	18岁以下	228	7.1
	19～25岁	1 227	38.2
	26～35岁	85	2.6
	36～45岁	1 383	43.1
	46～55岁	263	8.2
	56～65岁	16	0.5
	66岁以上	6	0.2
居住地	白云区	240	7.4
	番禺区	866	26.6
	花都区	399	12.3
	海珠区	383	11.8
	天河区	718	22.1
	越秀区	382	11.8
	其他地区	263	8.1
婚姻状况	未婚	1 406	43.7
	已婚	1 729	53.7
	离异	65	2.0
	丧偶	18	0.6
文化程度	初中	729	22.8
	高中及中专、职高	596	18.7
	大专	331	10.4
	本科	1 384	43.4
	硕士	127	4.0
	博士	24	0.8

（续上表）

	人口学变量	人数	比例（%）
职业类型	政府公务员	57	1.8
	企业职工	313	9.8
	企业管理人员	195	6.1
	专业技术人员	171	5.4
	自由职业者	339	10.6
	军人警察	15	0.5
	农民	64	2.0
	外来务工者	83	2.6
	退休人员	20	0.6
	下岗失业者	74	2.3
	个体户	215	6.8
	学生	1 422	44.6
	其他职业者	217	6.8
家庭人均月收入	1 000 元以下	267	8.6
	1 001 ~2 500 元	591	19.0
	2 501 ~4 000 元	779	25.0
	4 001 ~6 000 元	541	17.4
	6 001 ~8 000 元	290	9.3
	8 001 ~10 000 元	298	9.6
	10 001 ~20 000 元	215	7.0
	20 001 ~50 000 元	85	2.7
	50 001 元以上	46	1.5
家庭每月消费金额	1 000 元以下	255	8.2
	1 001 ~2 500 元	862	27.7
	2 501 ~4 000 元	976	31.3
	4 001 ~6 000 元	513	16.5
	6 001 ~8 000 元	201	6.5
	8 001 ~10 000 元	158	5.1
	10 001 ~20 000 元	87	2.8
	20 001 ~50 000 元	31	1.0
	50 001 元以上	31	1.0

(四) 调查结果

1. 2014 年广州市居民幸福感状况

(1) 总体状况。

如图 4－7 所示，在 7 项幸福感指标中，按评分从高到低依次为精神生活、生态环境、社会公平、个人发展、政府服务、生活质量、社会环境，且各项指标分数间的差距不大，分值均在 3.70～3.80，处于中高水平。这在一定程度上表明，与之相关的政策颁布与实施取得了较好的成效，居民的满意度较高，但目前尚未达到“很满意”的标准，有待于后续工作的进一步完善与提高。

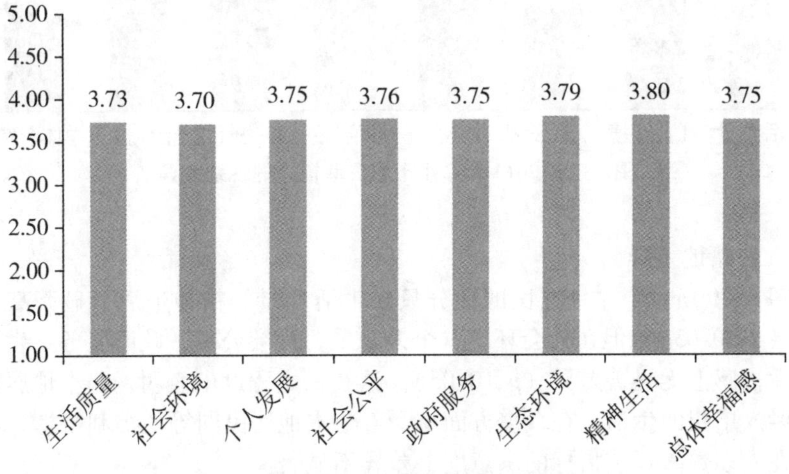

图 4－7　2014 年广州市居民幸福感总体状况

(2) 性别差异。

如图 4－8 所示，男性居民与女性居民在生态环境指标的评分上持平，但在生活质量、社会环境、个人发展、社会公平、政府服务、精神生活 6 项指标上，男性居民的评分高于女性居民。换言之，广州市的男性居民在绝大多数指标上的满意度高于女性居民。因此，比起女性居民，男性居民的总体幸福感更高。这可能是因为大城市中的女性居民不仅要照顾家庭，还要考虑个人发展，多重的压力使得女性居民的幸福感偏低。

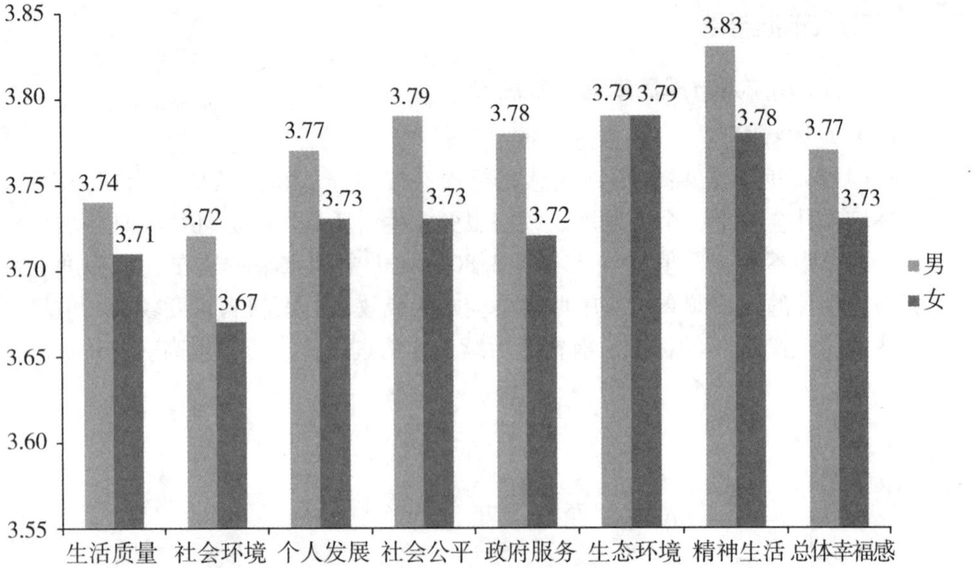

图 4－8　2014 年广州市居民幸福感的性别差异

（3）户籍地差异。

如图 4－9 所示，本地居民的评分只在生活质量、精神生活上显著高于非本地居民（$p<0.05$），但在社会环境、个人发展、社会公平、政府服务、生态环境及总体幸福感上无显著差异（$p>0.05$）。这在一定程度上表明，非本地居民能够较好地融入广州的生活，在众多方面享受着与本地居民同等的福利待遇，故与本地居民在大多数幸福感指标的满意度上差异不显著。

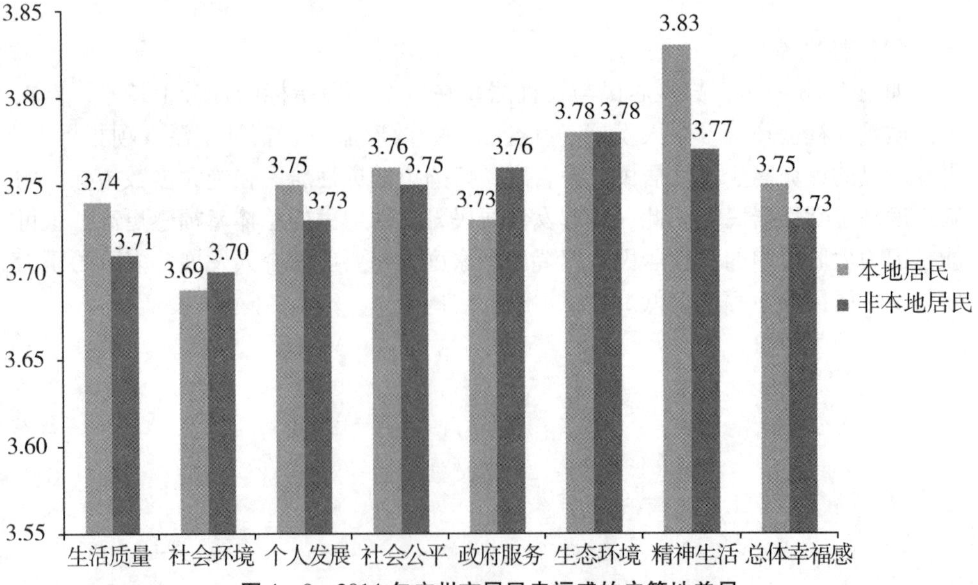

图 4－9　2014 年广州市居民幸福感的户籍地差异

（4）婚姻状况差异。

如表4－9所示，在社会环境、个人发展、政府服务上，不同婚姻状况的居民的满意度存在显著差异：丧偶者的评分最高，已婚者的评分最低。这可能是由于已婚者需要把相当一部分的时间与精力投放到家庭中，往往以牺牲一定的个人发展为代价，但对于丧偶者而言，一方面往往会得到社会与他人更多的帮助与扶持，另一方面可以把更多的时间与精力投放在自身的生活与发展上。

而在生活质量、社会公平、生态环境、精神生活及总体幸福感上，不同婚姻状况居民的评分并不存在显著差异，这表明以上指标受居民婚姻状况的影响并不大。

表4－9　2014年不同婚姻状况居民幸福感状况

	婚姻状况（$M \pm SD$）				F 值
	未婚	已婚	离异	丧偶	
生活质量	3.73±0.40	3.71±0.42	3.79±0.46	3.86±0.48	1.88
社会环境	3.72±0.45	3.67±0.46	3.73±0.48	3.79±0.50	4.09**
个人发展	3.76±0.47	3.73±0.50	3.86±0.52	3.89±0.56	2.67*
社会公平	3.77±0.58	3.74±0.59	3.80±0.61	3.87±0.63	1.25
政府服务	3.79±0.57	3.71±0.58	3.77±0.62	3.81±0.56	5.30**
生态环境	3.79±0.53	3.78±0.51	3.89±0.49	3.74±0.59	1.24
精神生活	3.82±0.53	3.79±0.53	3.83±0.59	3.92±0.50	0.10
总体幸福感	3.76±0.35	3.73±0.38	3.81±0.43	3.85±0.47	2.46

注：F 值无标注*表示未达到显著水平，即 $p>0.05$；F 值标注有*代表 $p<0.05$；**代表 $p<0.01$。

（5）文化程度差异。

如表4－10所示，在社会公平、政府服务上，不同文化程度居民的评分差异并不显著，但在生活质量、社会环境、个人发展、生态环境、精神生活这5项指标以及总体幸福感上，不同文化程度居民的评分存在显著差异：博士学历居民在各项幸福感指标上的评分均最高，本结果支持了文化程度高的居民的总体幸福感更高；硕士学历居民在个人发展、精神生活上的评分最低，这可能是因为硕士学历居民在个人发展、精神生活上的要求偏高，但当前社会给予的机会和平台低于其期望值；本科学历居民在生活质量上的分值最低，表明本科学历居民对于当前的基本生活状况不甚满意；因大专学历居民受到学历的限制，在生活、工作上受到的待遇往往较为尴尬，故其在社会环境上的评分最低。

表4-10 2014年不同文化程度居民幸福感状况

	文化程度（$M \pm SD$）						F值
	初中	高中及中专、职高	大专	本科	硕士	博士	
生活质量	3.76±0.44	3.73±0.44	3.72±0.43	3.70±0.38	3.75±0.39	4.07±0.52	3.38***
社会环境	3.68±0.46	3.68±0.47	3.66±0.44	3.71±0.45	3.73±0.45	4.10±0.56	2.89**
个人发展	3.77±0.51	3.73±0.50	3.76±0.54	3.73±0.46	3.71±0.48	4.08±0.54	2.09*
社会公平	3.74±0.59	3.75±0.59	3.77±0.63	3.75±0.58	3.88±0.60	4.09±0.74	1.76
政府服务	3.76±0.57	3.72±0.59	3.69±0.58	3.75±0.57	3.86±0.57	4.06±0.75	1.98
生态环境	3.76±0.50	3.78±0.53	3.79±0.52	3.79±0.52	3.80±0.50	4.24±0.64	2.35*
精神生活	3.87±0.56	3.78±0.54	3.77±0.54	3.78±0.51	3.77±0.49	3.96±0.66	2.10*
总体幸福感	3.75±0.38	3.74±0.39	3.75±0.38	3.73±0.34	3.76±0.33	4.10±0.49	2.66**

注：F值无标注*表示未达到显著水平，即$p>0.05$；F值标注有*代表$p<0.05$；**代表$p<0.01$；***代表$p<0.001$。

（6）居住地差异。

如表4-11所示，在各项幸福感指标及总体幸福感上，不同居住地居民的评分差异并不显著，这一方面表明，各区的规划与建设协同发展，不存在显著的地区差异；另一方面也表明，各区在以上指标的投入与建设基本得到当地居民的认可。

表4-11 2014年不同居住地居民幸福感状况

	居住地（$M \pm SD$）						F值
	天河区	番禺区	白云区	越秀区	海珠区	花都区	
生活质量	3.71±0.37	3.72±0.42	3.71±0.43	3.74±0.44	3.77±0.45	3.71±0.41	1.06
社会环境	3.72±0.44	3.67±0.46	3.70±0.51	3.72±0.48	3.71±0.45	3.65±0.44	1.11
个人发展	3.71±0.44	3.76±0.50	3.81±0.50	3.76±0.52	3.76±0.52	3.72±0.49	1.22
社会公平	3.77±0.59	3.76±0.60	3.76±0.58	3.75±0.61	3.77±0.62	3.67±0.55	1.01
政府服务	3.79±0.57	3.75±0.60	3.77±0.60	3.68±0.57	3.74±0.57	3.71±0.56	1.05
生态环境	3.82±0.52	3.78±0.54	3.75±0.57	3.79±0.52	3.83±0.50	3.74±0.49	1.27
精神生活	3.76±0.50	3.80±0.54	3.83±0.57	3.83±0.54	3.84±0.53	3.81±0.54	1.60
总体幸福感	3.74±0.33	3.74±0.38	3.76±0.39	3.76±0.39	3.78±0.39	3.71±0.36	1.02

注：F值无标注*表示未达到显著水平，即$p>0.05$。

（7）年龄差异。

如图4-10所示，在精神生活、个人发展、生活质量及总体幸福感上，18岁以下的居民及66岁以上的居民的评分高于中间年龄段的居民，毕竟对于未成年人及老年人而言，他们无须考虑养家糊口，无须面对沉重的社会生存与竞争的压力，拥有较多的享受生活的时间和资源。在社会环境和社会公平上，56 岁以上居民的满意度偏低，可能是由于面对生理上逐渐衰老的压力，身体素质、精神状态大不如前，这种状况容易导致他们对外界环境产生不信任感。

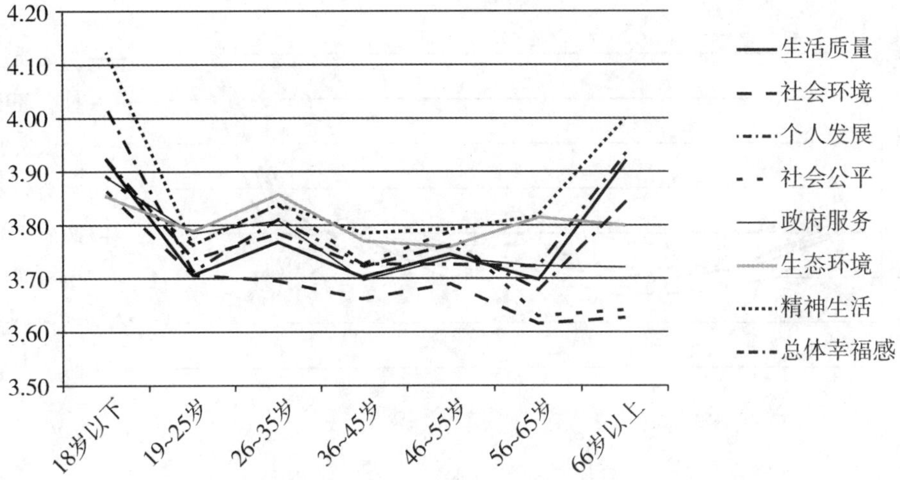

图 4－10 2014 年广州市居民幸福感的年龄差异

（8）家庭人均月收入差异。

如图 4－11 所示，家庭人均月收入 50 001 元以上居民的各项幸福感指标及总体幸福感评分均最高，其次为月收入 1 000 元以下的居民，而处在两者之间的居民的各项幸福感指标评分差异并不显著。这可能是因为，对于低收入的居民而言，他们很少有机会接触到另一种生活状态，更能安于现状；而处在中等收入的居民，他们一方面能够了解到高收入居民的生活状态，另一方面受现实条件的限制，他们无法达到如高收入居民般的生活状态，这种不平衡与落差导致了他们的幸福感水平偏低。

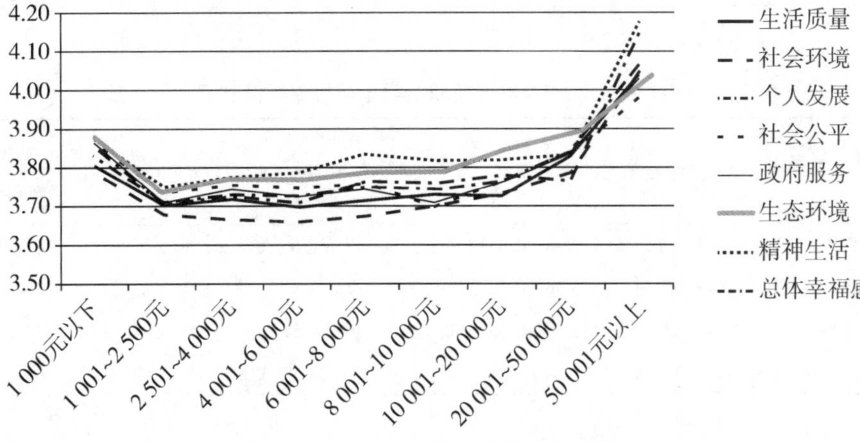

图 4－11 2014 年广州市居民幸福感的月收入差异

(9) 月消费水平差异。

如图4－12所示，月消费水平在50 001元以上的居民的幸福感水平显著高于其他消费水平的居民。结合不同月消费水平居民的幸福感差异，不难发现，经济基础、物质条件是影响居民幸福感的重要因素，若物质生活得不到一定程度的满足，很难实现居民幸福感的进一步提升。

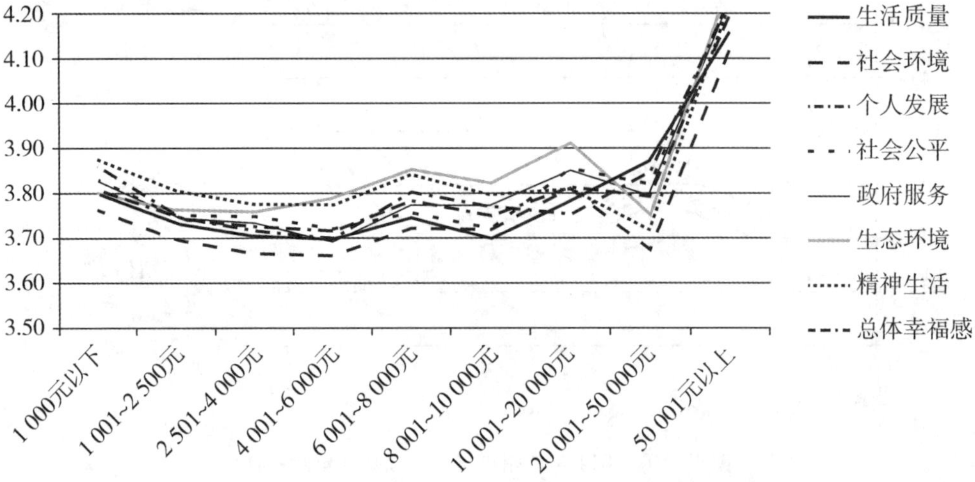

图4－12　2014年广州市居民幸福感的月消费水平差异

(10) 职业类型差异。

如表4－12所示，不同职业类型居民在生活质量、社会公平、精神生活及总体幸福感上不存在显著差异；在社会环境上，农民、个体户的评分偏低，可能是受社会既有观念的影响，这两类群体很难得到社会较高的认可度，进而可能受到与其他职业群体相区别的待遇；在个人发展上，农民的评分最低；在政府服务上，也是农民的评分最低，这启示相关的政府部门需在“三农”问题上继续给予重点扶持；在生态环境上，军人警察的分值最低，这可能与他们的工作环境与职业性质有关。

表4－12　2014年不同职业类型居民幸福感状况

职业类型 ($M \pm SD$)	生活质量	社会环境	个人发展	社会公平	政府服务	生态环境	精神生活	总体幸福感
政府公务员	3.76 ±0.53	3.72 ±0.55	3.84 ±0.60	3.79 ±0.69	3.74 ±0.66	3.84 ±0.59	3.89 ±0.59	3.81 ±0.49
企业职工	3.77 ±0.45	3.69 ±0.45	3.76 ±0.52	3.79 ±0.60	3.72 ±0.57	3.82 ±0.51	3.83 ±0.53	3.77 ±0.40
企业管理人员	3.74 ±0.43	3.75 ±0.44	3.74 ±0.50	3.80 ±0.63	3.69 ±0.59	3.79 ±0.49	3.84 ±0.52	3.75 ±0.36
专业技术人员	3.69 ±0.38	3.66 ±0.43	3.68 ±0.48	3.68 ±0.58	3.67 ±0.58	3.69 ±0.47	3.72 ±0.52	3.69 ±0.31

(续上表)

职业类型 ($M \pm SD$)	生活质量	社会环境	个人发展	社会公平	政府服务	生态环境	精神生活	总体幸福感
自由职业者	3.69 ±0.43	3.65 ±0.45	3.71 ±0.51	3.71 ±0.59	3.72 ±0.59	3.78 ±0.50	3.79 ±0.36	3.72 ±0.38
军人警察	3.90 ±0.52	3.73 ±0.59	4.02 ±0.56	3.67 ±0.47	3.72 ±0.50	3.51 ±0.49	3.78 ±0.31	3.81 ±0.37
农民	3.62 ±0.36	3.52 ±0.42	3.51 ±0.40	3.61 ±0.50	3.58 ±0.49	3.62 ±0.42	3.68 ±0.52	3.61 ±0.32
外来务工者	3.72 ±0.47	3.71 ±0.50	3.76 ±0.58	3.72 ±0.58	3.71 ±0.54	3.80 ±0.51	3.67 ±0.51	3.74 ±0.40
退休人员	3.73 ±0.39	3.64 ±0.47	3.78 ±0.49	3.70 ±0.53	3.72 ±0.54	3.66 ±0.47	3.79 ±0.36	3.68 ±0.28
下岗失业者	3.78 ±0.43	3.77 ±0.54	3.90 ±0.49	3.90 ±0.61	3.88 ±0.65	3.91 ±0.59	3.81 ±0.54	3.82 ±0.43
个体户	3.71 ±0.41	3.59 ±0.44	3.78 ±0.48	3.71 ±0.60	3.72 ±0.61	3.73 ±0.55	3.84 ±0.57	3.72 ±0.40
学生	3.73 ±0.40	3.73 ±0.45	3.76 ±0.47	3.78 ±0.59	3.79 ±0.57	3.80 ±0.50	3.81 ±0.53	3.76 ±0.35
其他职业者	3.71 ±0.44	3.67 ±0.47	3.74 ±0.52	3.73 ±0.57	3.68 ±0.57	3.79 ±0.52	3.81 ±0.57	3.73 ±0.40
F 值	1.26	2.88***	2.74**	1.50	2.26**	2.15**	1.56	1.57

注：F 值无标注*表示未达到显著水平，即 $p>0.05$；F 值标注有**代表 $p<0.01$；***代表 $p<0.001$。

（11）居民相对剥夺感。

67%的受访者认为“我应该过上比现在更好的生活”，2.8%的受访者不同意这种说法；16%的受访者认为“我现在的生活就是我原来想要的生活”，38.2%的受访者表示不同意；18%的受访者认为“我现在的生活比原来预想的更好”。可见，目前广州市居民的相对剥夺感的存在仍较为普遍。

如表4－13所示，相对剥夺感在不同社会群体中存在差异：在性别上，男性居民的相对剥夺感与女性居民大体相同；在年龄上，19～55岁居民的相对剥夺感高于未成年人及老年人；在婚姻状况上，未婚居民的相对剥夺感最高；在文化程度上，本科学历居民相对剥夺感最高；在职业类型上，专业技术人员的相对剥夺感最高；在收入和消费水平上，中等收入居民的相对剥夺感较高。

表4－13　2014年居民的相对剥夺感状况

		相对剥夺感的状况（%）		
		我应该过上比现在更好的生活	我现在的生活就是我原来想要的生活	我现在的生活比原来预想的更好
性别	男	67	14	17
	女	67	17	18

(续上表)

		相对剥夺感的状况（%）		
		我应该过上比现在更好的生活	我现在的生活就是我原来想要的生活	我现在的生活比原来预想的更好
年龄	18 岁以下	59	18	21
	19～25 岁	71	10	13
	26～35 岁	61	19	18
	36～45 岁	66	20	21
	46～55 岁	65	18	20
	56～65 岁	56	6	19
	66 岁以上	33	0	0
婚姻状况	未婚	69	11	14
	已婚	65	20	20
	离异	63	16	18
	丧偶	56	11	11
文化程度	初中	57	21	23
	高中及中专、职高	69	18	19
	大专	69	16	17
	本科	70	12	14
	硕士	69	12	18
	博士	63	29	21
职业类型	政府公务员	62	22	20
	企业职工	67	20	20
	企业管理人员	69	21	17
	专业技术人员	71	16	19
	自由职业者	64	22	26
	军人警察	47	7	19
	农民	63	19	20
	外来务工者	61	15	19
	退休人员	50	10	10
	下岗失业者	64	7	13
	个体户	65	25	26
	学生	69	11	14
	其他职业者	63	18	16

（续上表）

		相对剥夺感的状况（%）		
		我应该过上比现在更好的生活	我现在的生活就是我原来想要的生活	我现在的生活比原来预想的更好
家庭人均月收入	1 000 元以下	67	10	13
	1 001 ~ 2 500 元	63	12	15
	2 501 ~ 4 000 元	68	16	20
	4 001 ~ 6 000 元	67	17	19
	6 001 ~ 8 000 元	69	16	15
	8 001 ~ 10 000 元	68	20	21
	10 001 ~ 20 000 元	69	23	21
	20 001 ~ 50 000 元	62	17	16
	50 001 元以上	54	22	26
家庭每月消费金额	1 000 元以下	65	14	14
	1 001 ~ 2 500 元	63	16	19
	2 501 ~ 4 000 元	68	13	16
	4 001 ~ 6 000 元	69	18	18
	6 001 ~ 8 000 元	71	20	22
	8 001 ~ 10 000 元	69	24	20
	10 001 ~ 20 000 元	67	22	16
	20 001 ~ 50 000 元	61	16	29
	50 001 元以上	61	13	10

（12）居民的心声。

如图 4 – 13 所示，影响居民幸福感提升最重要的两个因素是生活质量和社会环境，这两个因素的被选概率分别为 45.70%、34.10%，社会公平和政府服务被选概率则相对较低。如图 4 – 14 所示，居民最希望得到改善的两个因素也是生活质量（35.70%）和社会环境（35.10%）。

进一步分析发现，在生活质量一级指标上，居民对于社会保障水平、城乡居民出游服务水平和医疗服务水平这三个项目的满意度最低；在社会环境一级指标上，居民对于食品药品安全、社会诚信度和言论自由这三个项目的满意度最低。

从现状来看，社会保障与人民幸福安康息息相关，事关改革开放和社会主义现代化事业全局。虽然在新中国成立以来，广州市社会保障体系建设发展迅速，社会保障制度建设取得突破性进展，覆盖城乡居民的社会保障体系框架基本形成，但还不够完善：一些基本保障制度覆盖面比较窄，随着人口老龄化加快，社会保障长期资金平衡和基金保值增值压力加大；社会保险统筹层次低、信息化建设发展水平不均衡、管理服务体系不健全等问题，尚未得到根本解决。这在一定程度上成为完善社会保障体系、促进基本公共服务均等化发展的制约因素。

近年来，食品药品安全问题日趋严峻，甲醇制酒事件、福尔马林浸泡海产品问题、阜阳奶粉问题、苏丹红事件、三聚氰胺事件、地沟油问题、食用明胶问题等层出不穷。从儿童奶粉到食用油，食品药品的安全隐患未能得到有效解决，因此，居民对食品药品安全问题的担忧，也在情理之中。

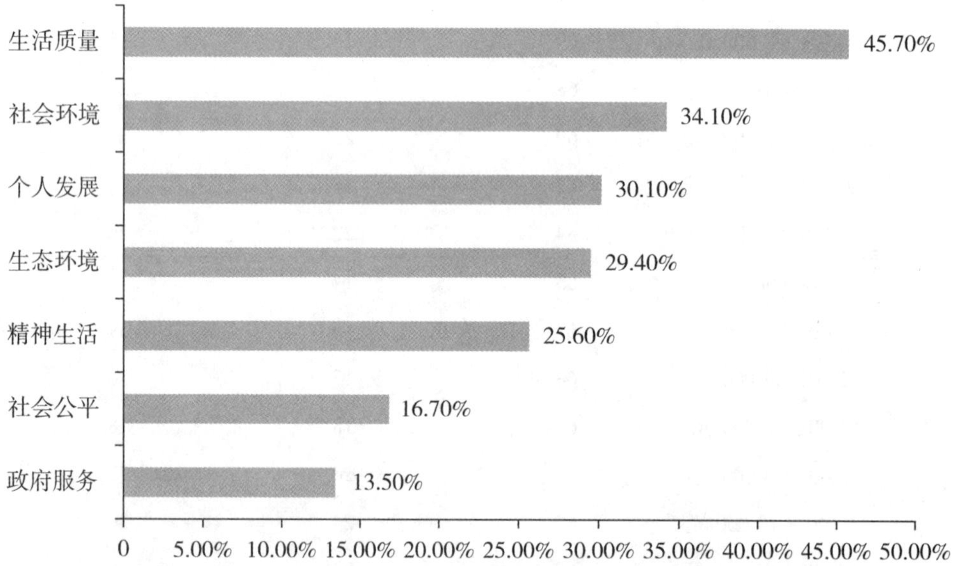

图 4-13　2014 年影响居民幸福感的因素（按重要性排序）

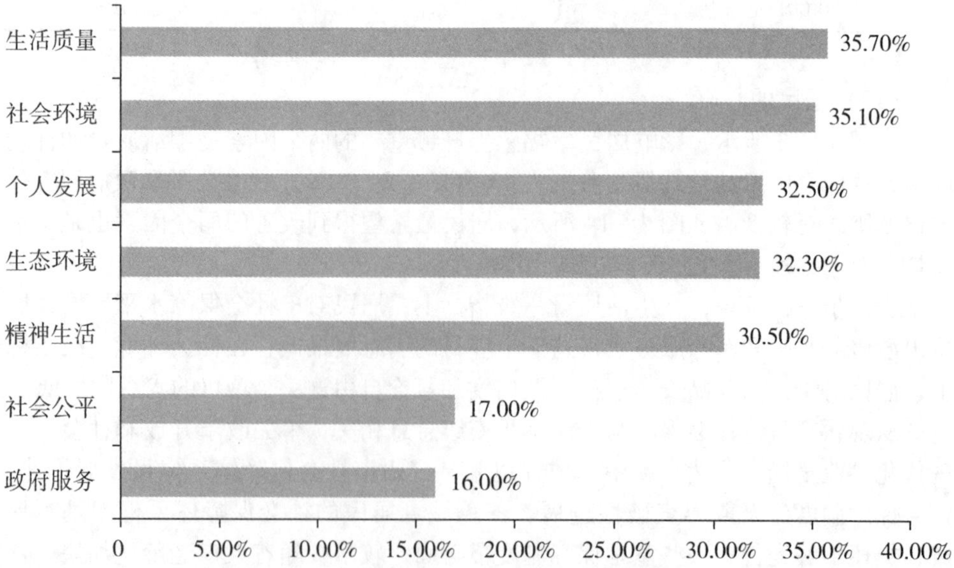

图 4-14　2014 年居民最希望改善的幸福感因素排序

2. 2013 年与 2014 年广州市居民幸福感状况的比较

(1) 总体情况比较。

如图 4 - 15 所示，2014 年的 7 项指标及总体幸福感分数均显著高于 2013 年 ($p<0.001$)，其中政府服务、生态环境的增幅最大，其次为社会公平、社会环境。可以看到，无论在 2013 年还是在 2014 年，广州市居民对精神生活（人际社交、家庭和谐度、文化娱乐生活、城市文化氛围）的满意度均高于其他幸福感指标。相比起 2013 年各项指标之间较大的分数差异（2.71 ~ 3.56），2014 年的差异较小，这意味着 2014 年基本实现了各项工作的统筹兼顾、和谐发展。

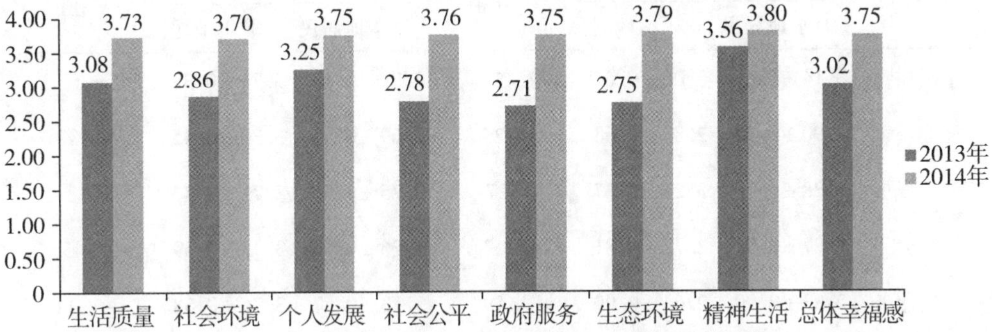

图 4 - 15　2013 年与 2014 年广州市居民幸福感状况比较

(2) 性别差异比较。

如表 4 - 14 所示，在 2013 年，男性居民的指标评分虽然大部分稍高于女性，但统计上并未达到显著水平 ($p>0.05$)；而在 2014 年的评分上，除生态环境外，男性居民在其余 6 项指标及总体幸福感上显著高于女性居民。由此可见，两次的调研均显示广州市男性居民的幸福感水平更高。

表 4 - 14　2013 年与 2014 年广州居民幸福感的性别差异比较 ($M \pm SD$)

	2013 年		t 值	2014 年		t 值
	男	女		男	女	
生活质量	3.12 ±0.71	3.06 ±0.64	1.83	3.74 ±0.42	3.71 ±0.41	2.24*
社会环境	2.88 ±0.74	2.84 ±0.68	1.51	3.72 ±0.47	3.67 ±0.44	2.90**
个人发展	3.27 ±0.71	3.24 ±0.65	1.20	3.77 ±0.50	3.73 ±0.49	2.718**
社会公平	2.75 ±0.91	2.78 ±0.80	-0.83	3.79 ±0.60	3.73 ±0.59	2.77*
政府服务	2.71 ±0.97	2.70 ±0.87	0.30	3.78 ±0.59	3.72 ±0.58	2.77*
生态环境	2.79 ±0.83	2.72 ±0.77	1.95	3.79 ±0.52	3.79 ±0.52	-0.002
精神生活	3.56 ±0.67	3.57 ±0.62	-0.17	3.83 ±0.54	3.78 ±0.52	2.25*
总体幸福感	3.04 ±0.60	3.01 ±0.54	1.28	3.77 ±0.38	3.73 ±0.36	2.32*

注：t 值无标注 * 表示未达到显著水平，即 $p>0.05$；t 值标注有 * 代表 $p<0.05$；** 代表 $p<0.01$。

(3) 户籍地差异比较。

如表4-15所示，从2013年的调查情况看，本地居民在生活质量、社会环境、社会公平、政府服务4项指标及总体幸福感上显著高于非本地居民；到了2014年，本地居民只在生活质量、精神生活上显著高于非本地居民，其余指标及总体幸福感无显著差异。这表明，本地居民与非本地居民的幸福感差距逐步缩小，尤其在社会公平、政府服务上。

表4-15 2013年与2014年广州居民幸福感的户籍地比较（$M \pm SD$）

	2013年		t值	2014年		t值
	本地居民	非本地居民		本地居民	非本地居民	
生活质量	3.14±0.69	3.06±0.66	2.45*	3.74±0.43	3.71±0.39	2.40*
社会环境	2.90±0.74	2.83±0.68	2.22*	3.69±0.45	3.70±0.45	-0.73
个人发展	3.28±0.70	3.24±0.67	1.27	3.75±0.51	3.73±0.47	1.42
社会公平	2.87±0.91	2.72±0.81	3.79***	3.76±0.60	3.75±0.59	0.145
政府服务	2.83±0.90	2.64±0.90	4.45***	3.73±0.57	3.76±0.58	-1.42
生态环境	2.75±0.83	2.74±0.78	0.11	3.78±0.52	3.78±0.51	0.03
精神生活	3.58±0.68	3.56±0.63	0.61	3.83±0.54	3.77±0.52	3.10*
总体幸福感	3.07±0.62	3.00±0.53	2.57*	3.75±0.38	3.73±0.35	1.22

注：t值无标注*表示未达到显著水平，即$p>0.05$；t值标注有*代表$p<0.05$；***代表$p<0.001$。

(4) 婚姻状况差异比较。

如图4-16所示，在2013年时不同婚姻状况的居民幸福感状况差异较大，丧偶居民在生活质量、社会环境、个人发展、生态环境、精神生活5项指标及总体幸福感上分数最低，而在政府服务上分数最高；离异居民在社会公平上分数最低；已婚居民在生活质量、社会环境、社会公平、精神生活4项指标及总体幸福感上分数最高；未婚居民在政府服务上分数最低。2014年不同婚姻状况的居民在各项指标上的评分较为一致。

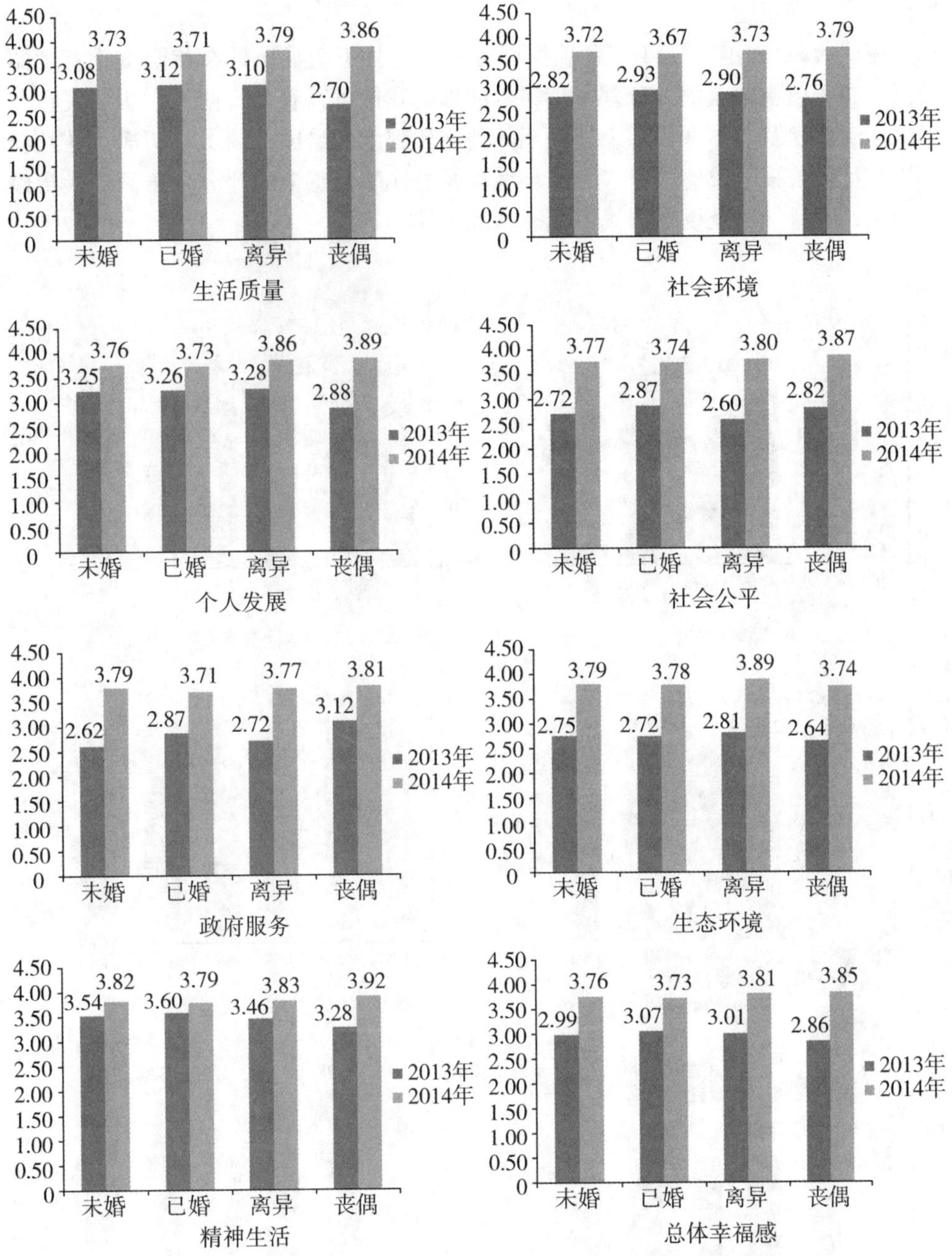

图 4－16　2013 年、2014 年不同婚姻状况的居民幸福感状况比较

（5）文化程度差异比较。

如图 4－17 所示，可以发现，2013 年不同文化程度居民在生活质量、社会环境、精神生活 3 项指标及总体幸福感上的分数十分相近，而在个人发展、社会公平、政府服务、生态环境 4 项指标上的分数有较大差异：在个人发展上基本呈现文化程度越高，满意度越高；在社会公平、政府服务、生态环境上基本呈现文化程度越高、满意度越低。

相比起2013年，2014年各项指标分数差异并不明显，处在相同文化程度的居民，在7项指标上的评分基本持平。此外，我们可以看到，博士学历居民在各项指标满意度及总体幸福感上要高于其他文化程度的居民；硕士学历居民在社会环境、社会公平、政府服务、生态环境以及总体幸福感上的评分高于硕士学历以下居民；本科学历及以下居民幸福感状况大体一致。

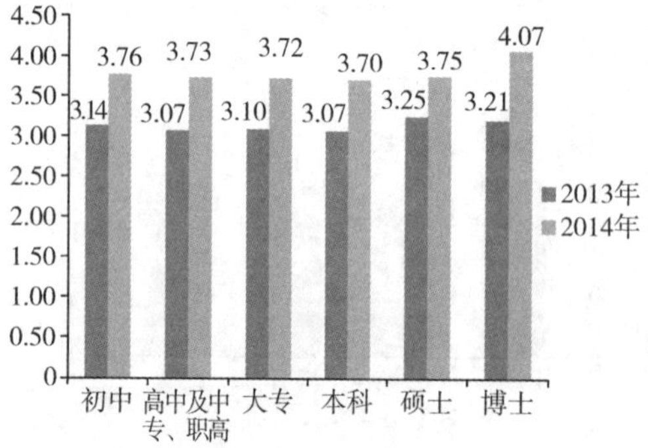

生活质量

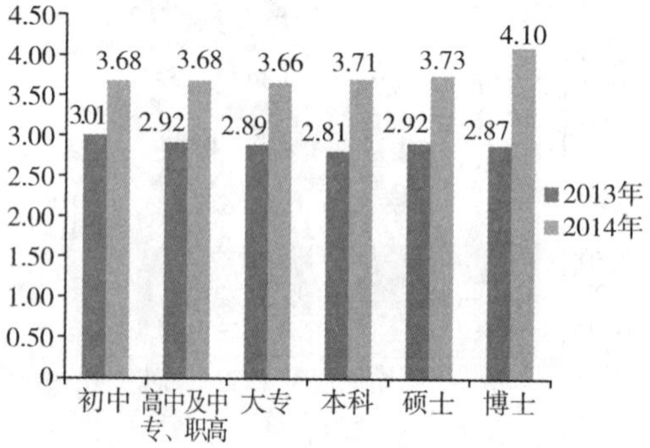

社会环境

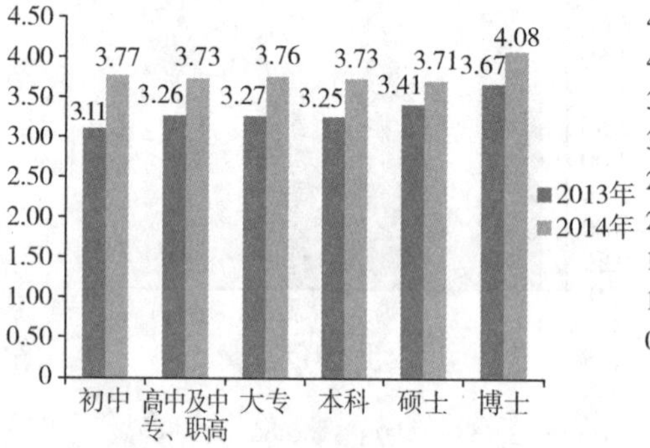

个人发展

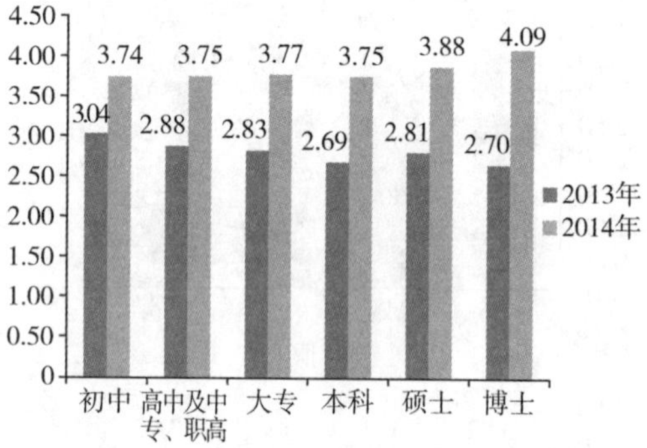

社会公平

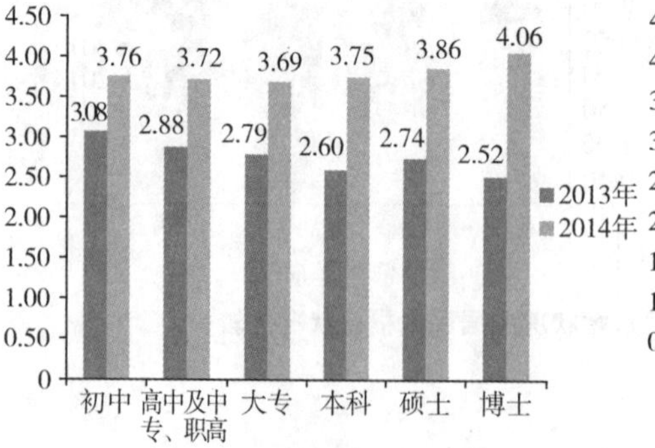

政府服务

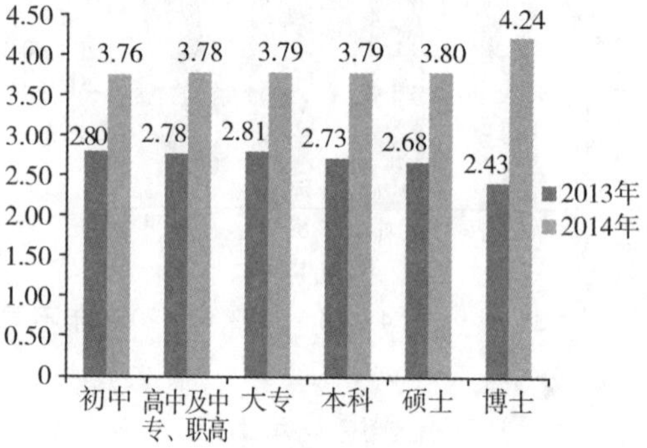

生态环境

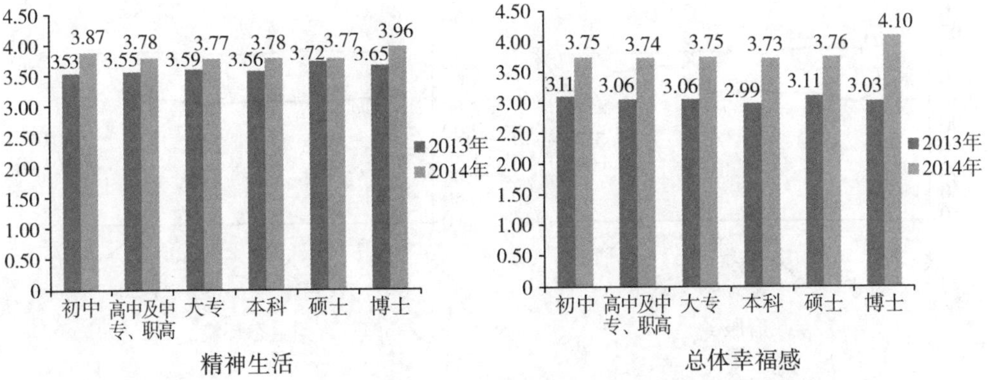

图 4-17 2013 年、2014 年不同文化程度的居民幸福感状况比较

（6）年龄差异比较。

如图 4-18 所示，2013 年各项指标分数在不同年龄的差异较大：66 岁以上的老年人在精神生活、生活质量上的评分偏低；56～65 岁的居民各项指标分数偏高；26～55 岁的居民在同一指标上的评分基本持平；19～25 岁的居民各项指标分数则偏低。

2014 年各项指标分数在不同年龄的差异主要体现于年龄两端（18 岁以下和 66 岁以上），处在两端年龄段的居民在生活质量、精神生活、个人发展以及总体幸福感上的评分明显高于其他年龄段。

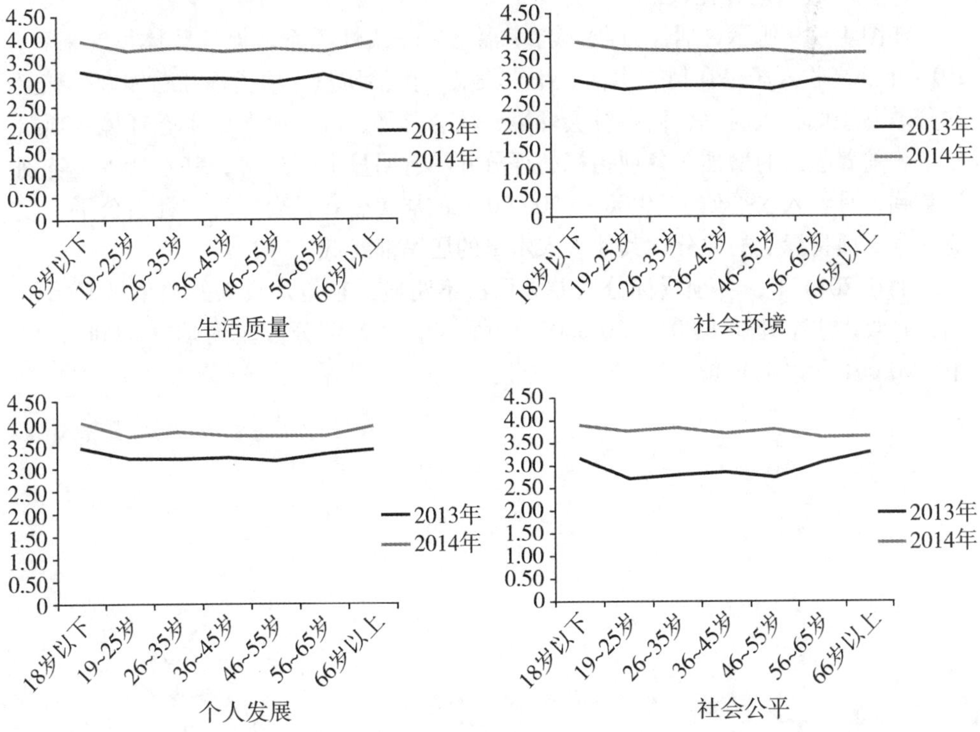

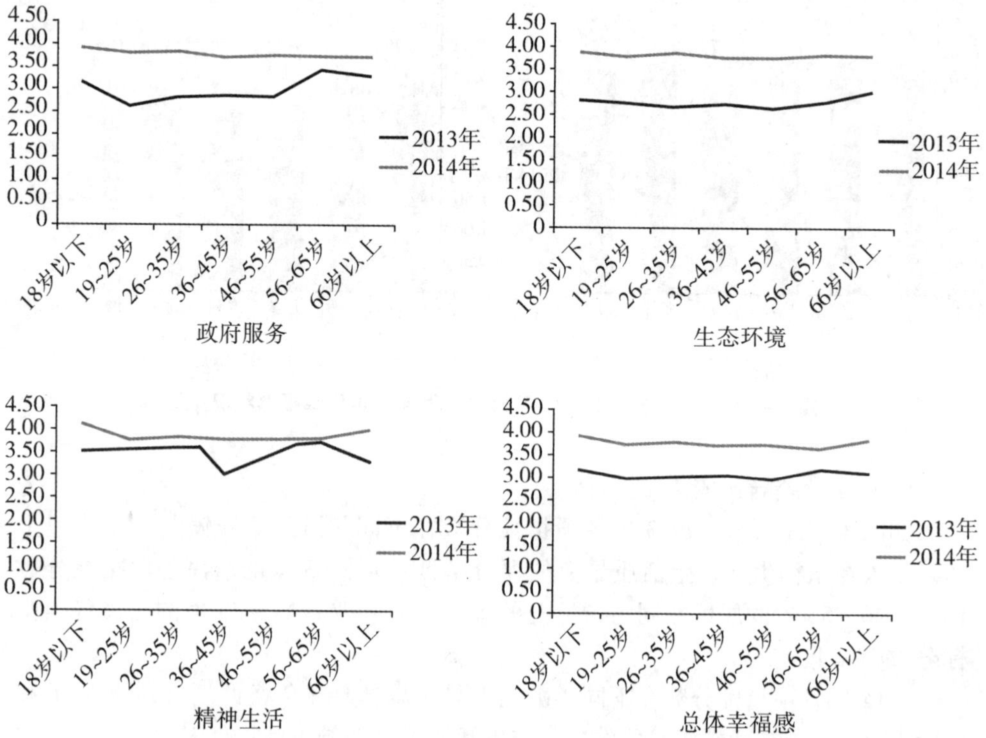

图 4－18　2013 年、2014 年不同年龄的居民幸福感状况比较

（7）月收入差异比较。

如图 4－19 所示，居民月收入与幸福感并非线性关系，但从整体情况来看，2013 年的高收入居民在精神生活、个人发展、生活质量 3 项指标和总体幸福感上的分数高于低收入居民，而在社会环境、社会公平、政府服务、生态环境 4 项指标上，随着收入的增加，各项指标的评分并没有明显上升趋势，基本持平。特别注意到，月收入水平处于 20 001 ~ 50 000 元的居民，在社会环境、社会公平、政府服务 3 项指标上的评分比其他收入水平的居民都要低。

而在 2014 年，各项指标分数差异层次不明显，且与月收入的关系呈 U 形结构，月收入水平处在 1 001 ~ 20 000 元的居民，其各项分数较两端（1 000 元以下，20 001 元以上）偏低。

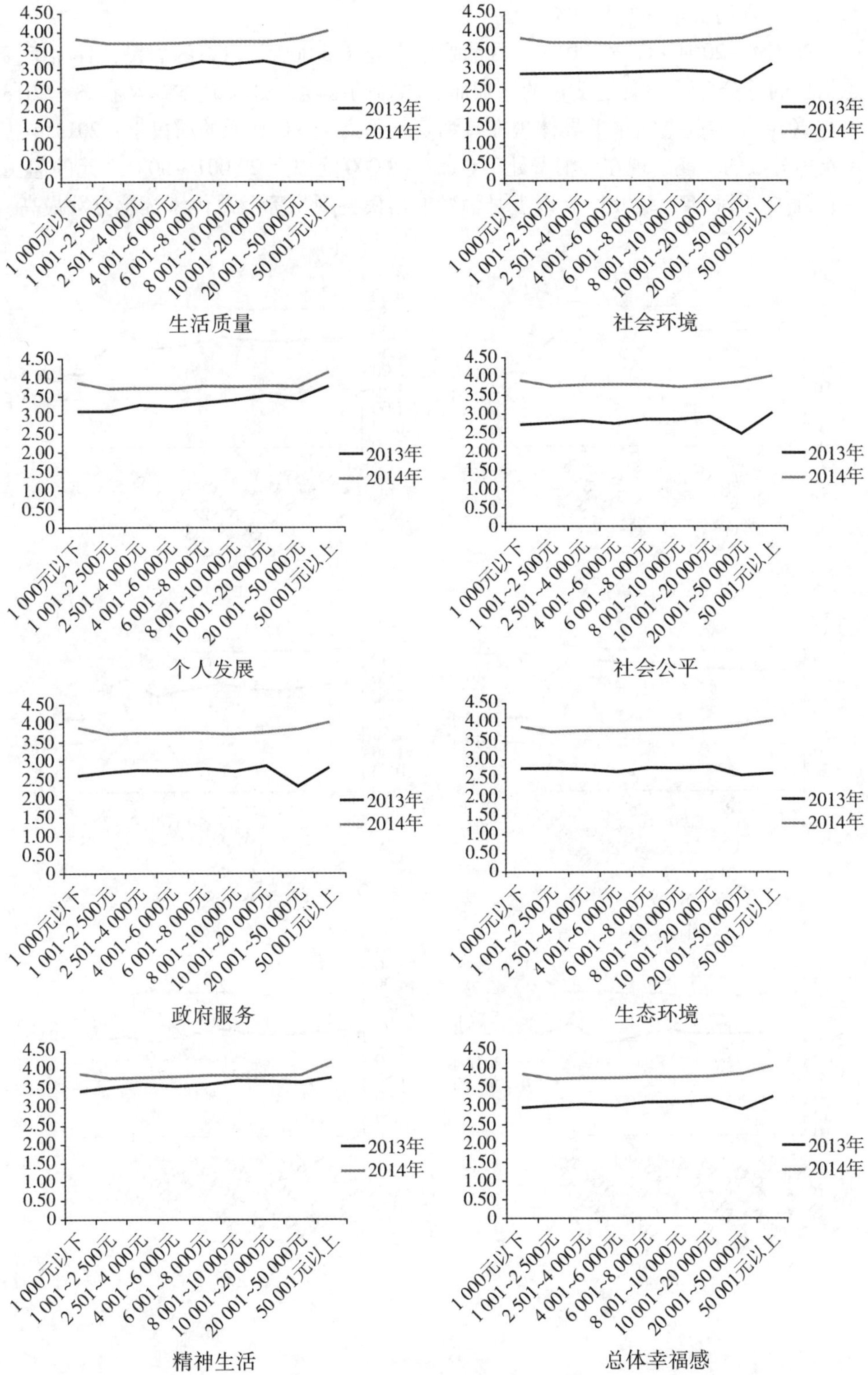

图 4－19　2013 年、2014 年不同月收入的居民幸福感状况比较

（8）月消费水平差异比较。

如图4－20所示，在2013年月消费水平处于6 000元以下的居民，各项幸福感指标的评分并不随着消费额的增加而有明显的变化，处于基本持平状态。2013年与2014年的调查结果差异体现在月消费水平高于6 000元的居民上：2013年各项指标分数的峰值出现在月消费处于6 001～8 000元以及20 001～50 000元的居民上；到了2014年，50 001元以上月消费的居民各项指标及总体幸福感分数最高。

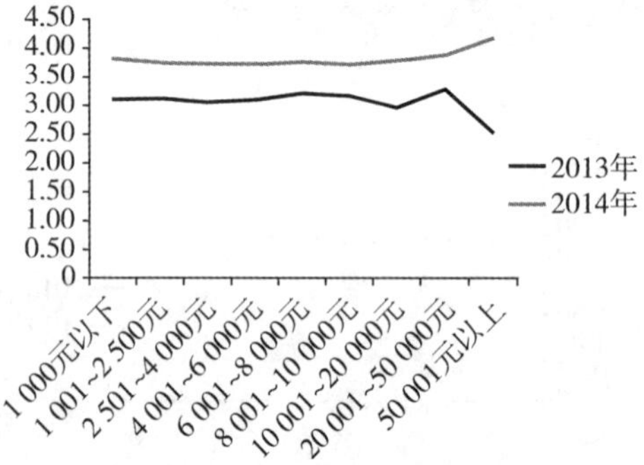

生活质量

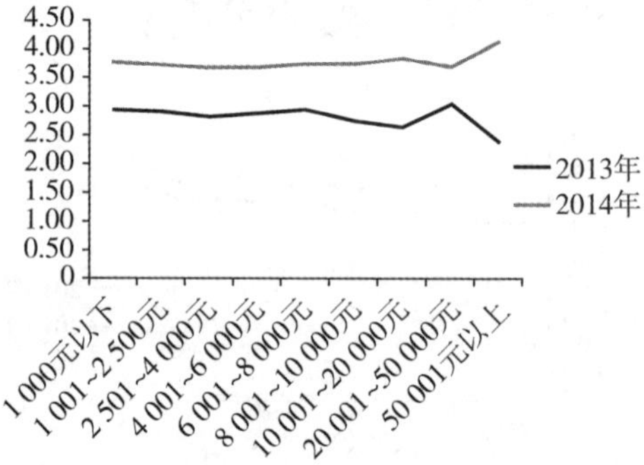

社会环境

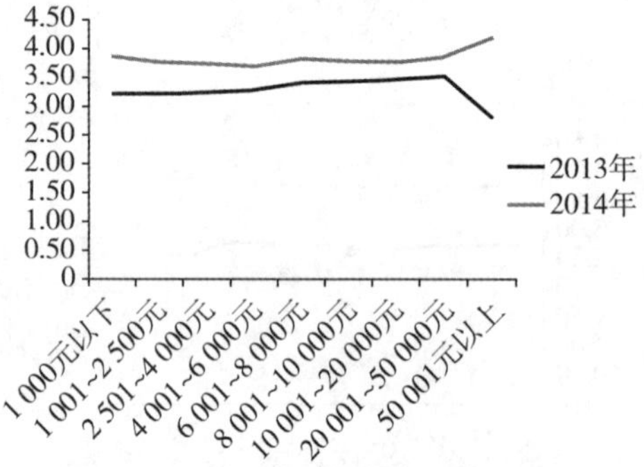

个人发展

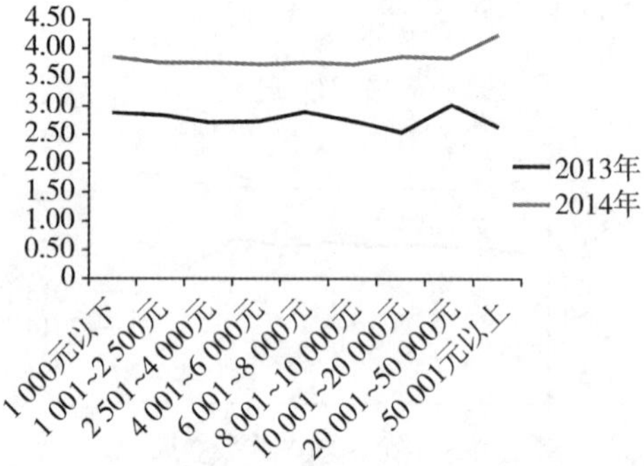

社会公平

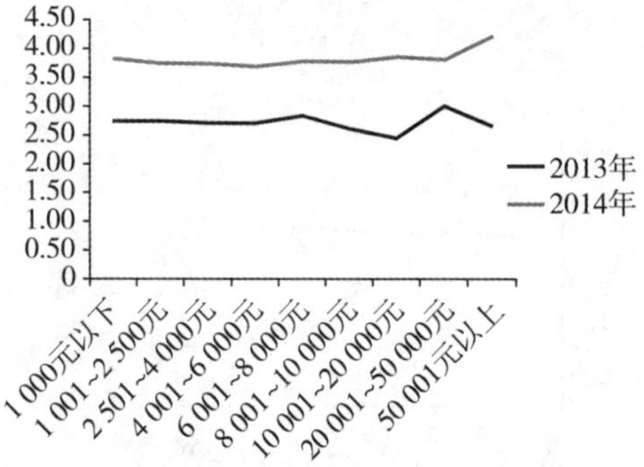

政府服务

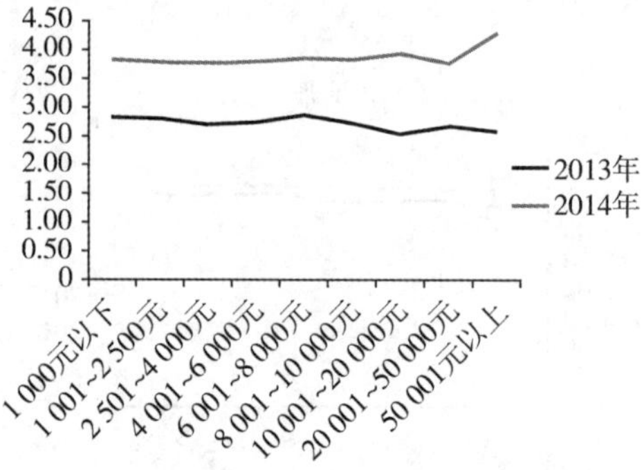

生态环境

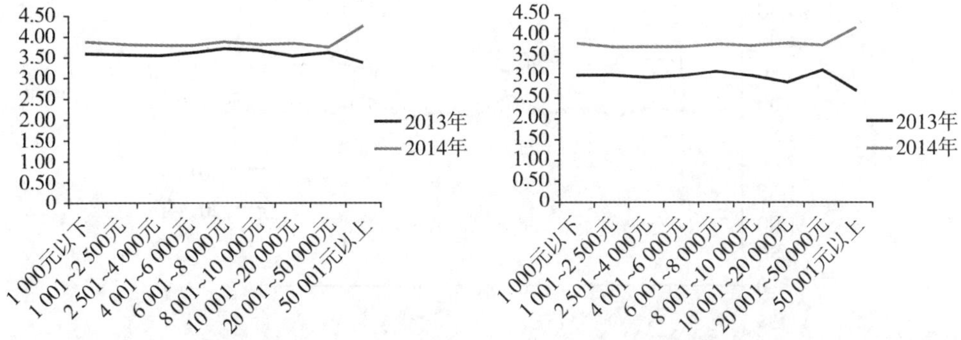

精神生活　　　　总体幸福感

图4-20　2013年、2014年不同月消费水平的居民幸福感状况比较

（9）职业类型差异比较。

如图4-21所示，2013年在精神生活、政府服务上，相比其他职业者，军人警察的评分最高，但在个人发展、社会环境以及总体幸福感上的评分偏低；农民在个人发展、生活质量上评分较低，但在其他指标及总体幸福感上评分较高；政府公务员、企业管理人员、自由职业者与个体户在各项分数上均偏高；企业职工、专业技术人员、外来务工者及下岗失业者在各项指标上评分均偏低。2014年，不同职业居民的各项指标及总体幸福感分数的差异幅度减小，相比其他职业类型，军人警察在个人发展上的评分明显提高，外来务工者、下岗失业者的各项指标评分增幅较大。

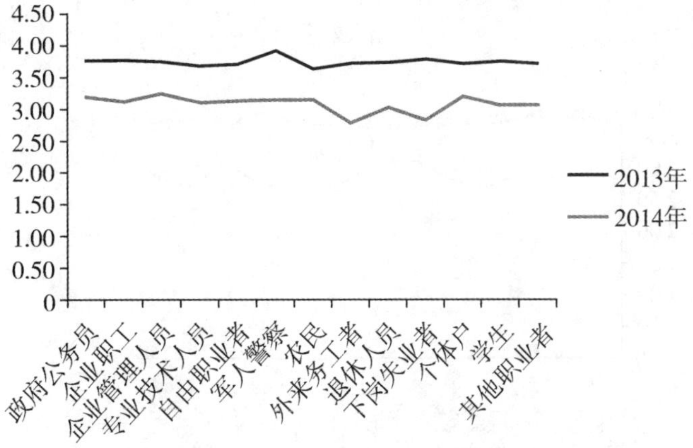

生活质量

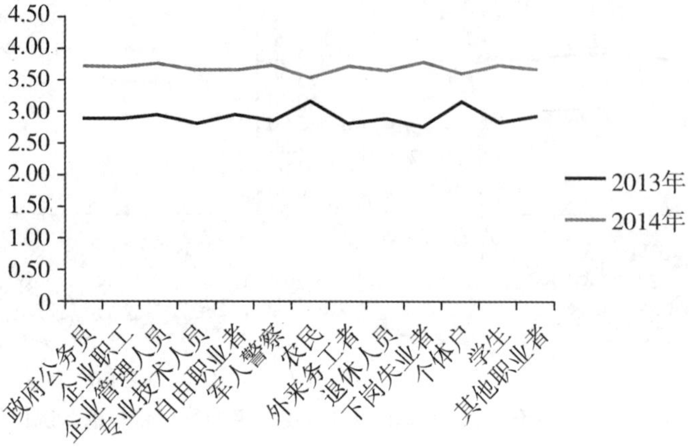

社会环境

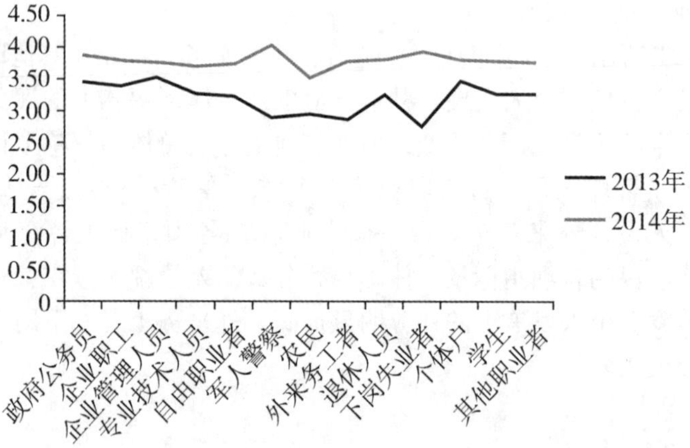

个人发展

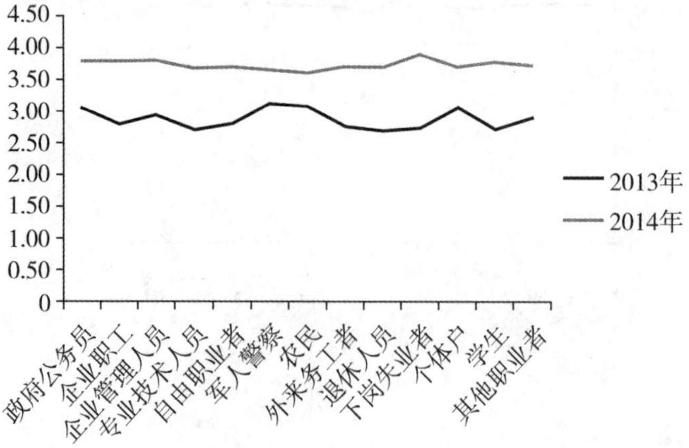

社会公平

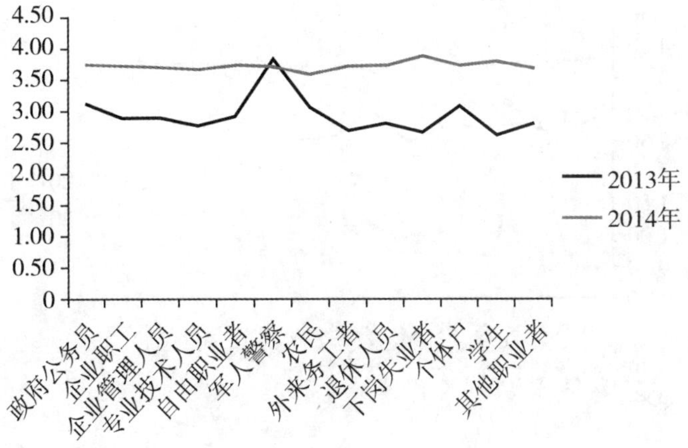

政府服务

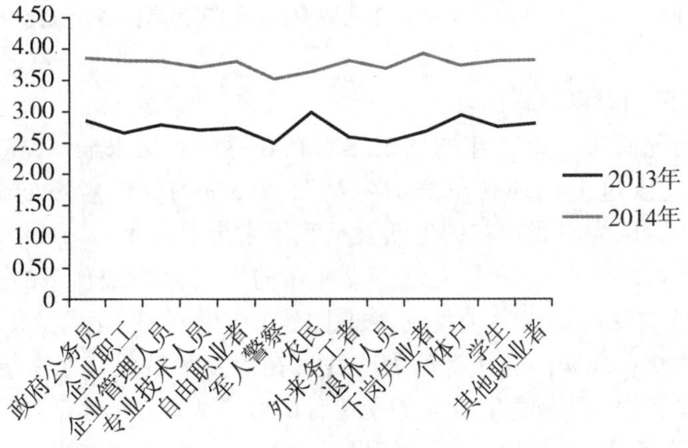

生态环境

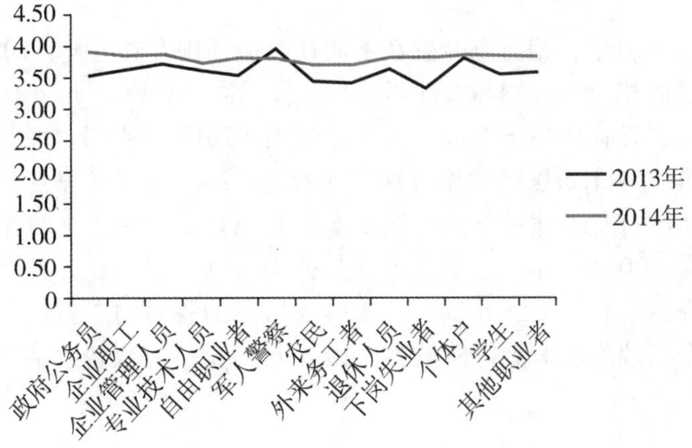

精神生活

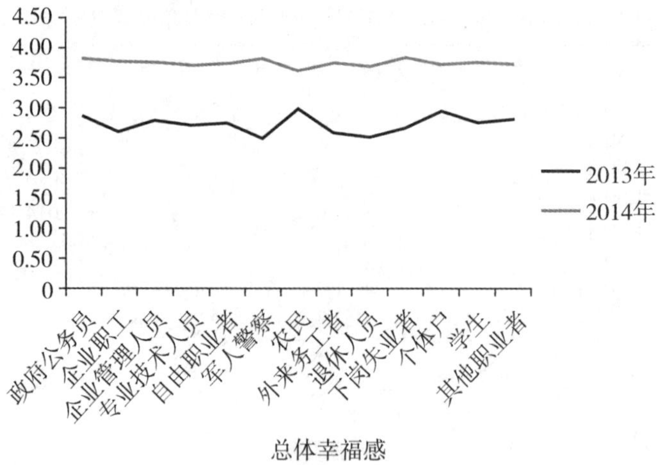

图 4-21　2013 年、2014 年不同职业类型的居民幸福感状况比较

（10）居民相对剥夺感比较。

就整体情况而言，2013 年的居民相对剥夺感调查结果显示，81.8% 的受访者认为“我应该过上比现在更好的生活”，2.3% 的受访者不同意这种说法；20.6% 的受访者认为“我现在的生活就是我原来想要的生活”，38.2% 的受访者表示不同意；21.9% 的受访者认为“我现在的生活比原来预想的更好”。而在 2014 年，67% 的受访者认为“我应该过上比现在更好的生活”，2.8% 的受访者不同意这种说法；16% 的受访者认为“我现在的生活就是我原来想要的生活”，38.2% 的受访者表示不同意；18% 的受访者认为“我现在的生活比原来预想的更好”。虽然，与 2013 年相比，2014 年居民相对剥夺感的存在比例有所下降，但仍较为普遍。

如表 4-16 所示，相对剥夺感在不同社会群体中存在差异：2013 年和 2014 年，男性居民的相对剥夺感与女性居民均大体相同；2013 年和 2014 年，19~55 岁居民的相对剥夺感均高于未成年人及老年人；2013 年丧偶居民的相对剥夺感最高，2014 年则是未婚居民的相对剥夺感最高；2013 年博士学历居民的相对剥夺感最高，2014 年则是本科学历居民相对剥夺感最高；2013 年外来务工者的相对剥夺感最高，2014 年则是专业技术人员的相对剥夺感最高；2013 年低收入居民的相对剥夺感较高，2014 年则是中等收入居民的相对剥夺感较高；2013 年低消费和高消费两端的相对剥夺感较高，2014 年则是中等消费水平居民的相对剥夺感较高。

表 4-16　2013 年、2014 年居民的相对剥夺感状况比较

		相对剥夺感的状况（%）					
		我应该过上比现在更好的生活		我现在的生活就是我原来想要的生活		我现在的生活比原来预想的更好	
		2013 年	2014 年	2013 年	2014 年	2013 年	2014 年
性别	男	84	67	23	14	25	17
	女	82	67	19	17	19	18
年龄	18 岁以下	75	59	23	18	28	21
	19~25 岁	83	71	15	10	16	13
	26~35 岁	82	61	21	19	32	18
	36~45 岁	83	66	27	20	27	21
	46~55 岁	84	65	31	18	27	20
	56~65 岁	67	56	22	6	44	19
	66 岁以上	100	33	14	0	43	0
婚姻状况	未婚	82	69	15	11	17	14
	已婚	83	65	28	20	29	20
	离异	77	63	23	16	26	18
	丧偶	84	56	26	11	5	11
文化程度	初中	80	57	25	21	27	23
	高中及中专、职高	86	69	23	18	26	19
	大专	78	69	30	16	28	17
	本科	83	70	19	12	17	14
	硕士	78	69	36	12	37	18
	博士	86	63	100	29	100	21
职业类型	政府公务员	65	62	22	22	32	20
	企业职工	83	67	24	20	22	20
	企业管理人员	83	69	38	21	37	17
	专业技术人员	79	71	19	16	21	19
	自由职业者	84	64	32	22	35	26
	军人警察	75	47	0	7	25	19
	农民	100	63	30	19	22	20
	外来务工者	88	61	17	15	12	19
	退休人员	78	50	22	10	44	10

（续上表）

		相对剥夺感的状况（%）					
		我应该过上比现在更好的生活		我现在的生活就是我原来想要的生活		我现在的生活比原来预想的更好	
		2013 年	2014 年	2013 年	2014 年	2013 年	2014 年
职业类型	下岗失业者	84	64	27	7	18	13
	个体户	84	65	36	25	47	26
	学生	83	69	15	11	16	14
	其他职业者	78	63	19	18	26	16
家庭人均月收入	1 000 元以下	87	67	16	10	17	13
	1 001 ~2 500 元	83	63	15	12	14	15
	2 501 ~4 000 元	83	68	17	16	21	20
	4 001 ~6 000 元	84	67	22	17	18	19
	6 001 ~8 000 元	77	69	24	16	26	15
	8 001 ~10 000 元	79	68	25	20	43	21
	10 001 ~20 000 元	77	69	49	23	45	21
	20 001 ~50 000 元	80	62	24	17	20	16
	50 001 元以上	82	54	45	22	36	26
家庭每月消费金额	1 000 元以下	87	65	30	14	22	14
	1 001 ~2 500 元	80	63	16	16	18	19
	2 501 ~4 000 元	84	68	19	13	20	16
	4 001 ~6 000 元	82	69	23	18	27	18
	6 001 ~8 000 元	74	71	22	20	27	22
	8 001 ~10 000 元	87	69	38	24	36	20
	10 001 ~20 000 元	81	67	29	22	29	16
	20 001 ~50 000 元	100	61	30	16	50	29
	50 001 元以上	86	61	14	13	29	10

（11）居民心声的比较。

如图 4 -22 所示，2014 年受访者选择的影响幸福感因素中，按比例从高到低依次为生活质量、社会环境、个人发展、生态环境、精神生活、社会公平、政府服务，2013 年则是生活质量、精神生活、社会环境、生态环境、个人发展、社会公平、政府服务。在两次调研中，都有超过 40% 的受访者认为生活质量是影响幸福感的重要因素，而不足 20% 的受访者选择政府服务和社会公平。

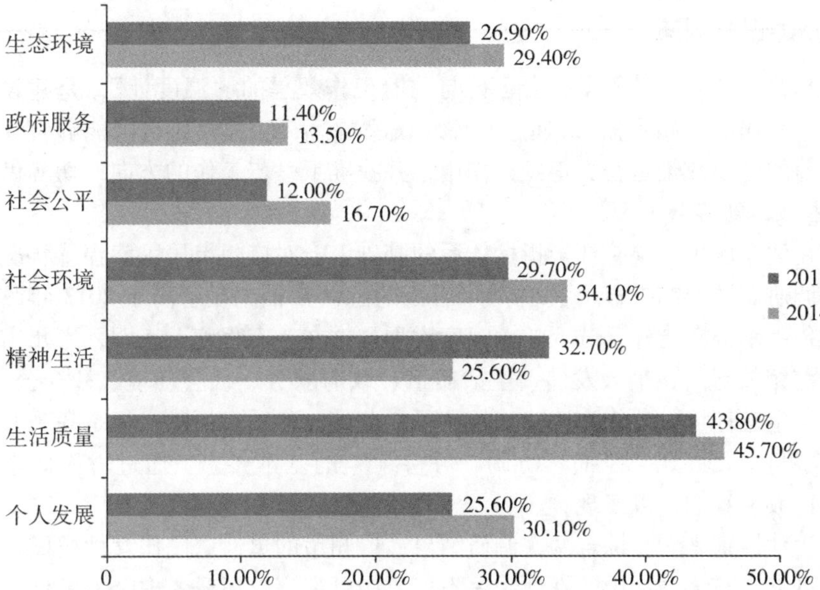

图 4－22　2013 年、2014 年影响居民幸福感因素的比较

如图 4－23 所示，2014 年超过 1/3 的受访者认为最需要改善的是生活质量，其次按比例从高到低分别为社会环境、个人发展、生态环境、精神生活、社会公平、政府服务；2013 年超过 1/3 的受访者认为需要改善生活质量，其次按比例从高到低分别为社会环境、社会公平、政府服务、生态环境、精神生活、个人发展。

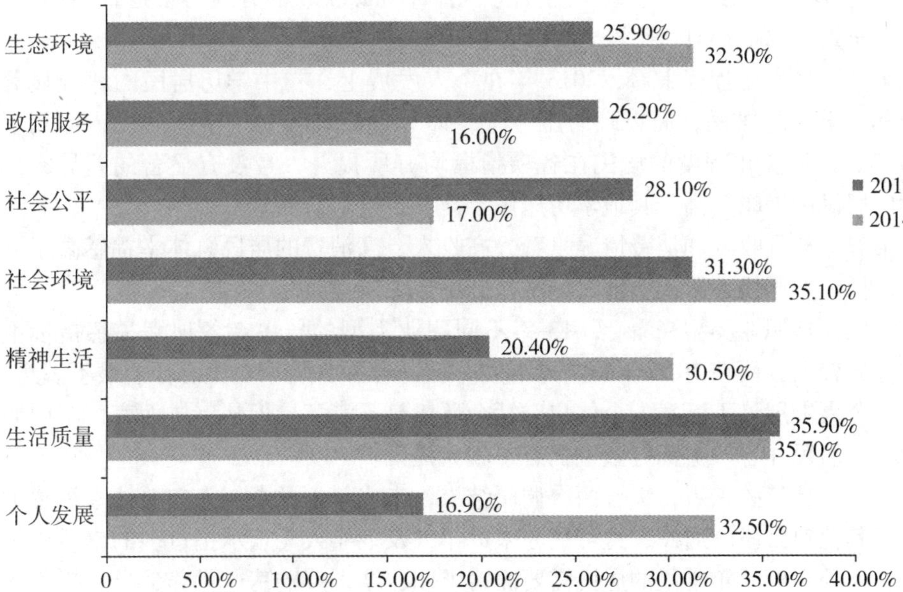

图 4－23　2013 年、2014 年居民最希望改善的幸福感因素比较

（五）建议与对策

居民幸福感的测评是衡量社会运行与政府工作效果的“温度计”，是建设幸福广州具体工作的“指示器”。通过测评居民幸福感，相关政府部门能够直观地了解到当前的各项政策是否真正发挥作用，并找准下一步工作的方向，切实做到“从群众中来，到群众中去”。

我们在建立居民幸福感评价指标体系的基础上，对广州市居民幸福感状况进行了两次调研。调研结果显示，2014 年居民的总体幸福感显著高于 2013 年，具体体现在各项幸福感指标评分上的大幅度增加。这在一定程度上表明，广州市居民对于当前相关部门在个人发展、生活质量、政府服务、社会环境、社会公平、精神生活、生态环境上的作为普遍比较认可。此外，各项幸福感指标是齐头并进的，体现了科学发展观“全面、协调、可持续”的基本要求。通过对人口学变量的差异比较，我们可以发现：

第一，从性别来看，综合两次调研结果，广州市的男性居民比女性居民更为幸福。这可能是与大城市中的女性居民不仅要照顾家庭，还要考虑个人发展，多重的压力使得女性居民的幸福感偏低。

第二，从户籍地来看，2013 年本地居民在多项幸福感指标上显著高于非本地居民；但 2014 年两者之间的分数差距减少，这在一定程度上表明，非本地居民能够更好地融入广州的生活，在众多方面享受到与本地居民同等的福利待遇。

第三，从婚姻状况来看，就总体幸福感而言，2013 年的数据支持已婚居民的幸福感最高，未婚或离异居民的幸福感次之，丧偶居民的幸福感最低；但到了 2014 年，婚姻状况对各项幸福感指标及总体幸福感的影响并不显著。这可能是由于随着社会的发展及相应政策的支持，各种资源获取的方式与渠道日渐多样，居民对于婚姻的依赖有所下降。

第四，从文化程度来看，2013 年在个人发展上，初中学历居民的评分显著低于其他学历的居民，而在政府服务上，评分最高者为初中学历居民；但到了 2014 年，不同文化程度的居民在各项指标均有所提升，且没有显著的差异，博士学历居民的增幅又高于其他学历居民。

第五，从月收入和消费情况来看，高收入、高消费的居民总体幸福感高于低收入、低消费居民，再次验证了经济基础决定上层建筑。

第六，从职业类型来看，2013 年不同职业类型的居民在各项幸福感指标上分数差异较大，而在 2014 年的差异不大。2014 年军人警察对生态环境最不满意，农民对个人发展最不满意，个体户对社会环境最不满意，但从整体而言，不同职业类型的居民在各项指标分数上仍有了较大提升。

第七，从年龄来看，综合两次调研结果，未成年人及老年人在总体幸福感上稍高于其他年龄段的居民，这可能与未成年人及老年人无须承担过多的生活负担有关，而处在中间年龄段的居民需要面对求职、结婚、购房、供养父母、抚养子女等多重压力。

针对两次的居民幸福感调研状况，结合其他相关研究及文献的阅读，为更好地实现“幸福广州”的终极目标，我们认为仍需朝着以下几方面努力：

1. 完善社会保障制度，提升生活质量

在7项幸福感指标当中，生活质量是其中权重最高的。在两次的调研中，超过1/3的受访居民认为要提升幸福感，最需要从生活质量着手（见图4－23），超过40%的受访居民认为自身的幸福感与生活质量关系最为密切（见图4－22）。而我们认为，提升生活质量，关键在于完善社会保障制度。现代的社会保障制度，就是以国家或政府为主体，依据法律规定，通过国民收入再分配，为社会成员提供基本生活保障或帮助而建立的一种社会制度，可见这是一项直接关系到居民生活的社会制度。通过加大教育、医保、社保、住房投入，稳定物价，保证居民基本的衣食住行，不断提高居民相对收入水平，必将有助于居民生活质量的提高。

2. 加强德育法制教育，改善社会环境

在市场经济的冲击下，人们的道德意识发生了严重的偏离，拜金主义、享乐主义、个人主义等不良风气盛行，诚信缺失、以权谋私、腐化堕落等恶劣现象泛滥，给构建良好的社会环境带来了前所未有的挑战，因而亟须对人们的道德意识进行重建。此外，法制意识淡薄也是导致当前违法犯罪行为屡禁不止的重要原因，若要进一步遏制、减少违法犯罪，需要提高人们的法制意识。通过加强德育法制教育，对人们的思想、行为进行规范引导，使得“爱国、敬业、诚信、友善”内化为人们的基本行为准则，才能从根源上实现净化社会风气、改善社会环境的目的。

3. 健全人才服务机制，促进个人发展

毋庸置疑，若想为居民的个人发展提供更好的平台，离不开建立完善的人才服务机制，具体可从以下方面着手：第一，健全人才引进奖励机制，对企事业单位引进具有高学历或高职称的专业人才，适当放宽编制及其他条件；第二，健全人才教育培训机制，针对不同类型人才的特点，采用短期培训、专题讲座、挂职锻炼、参与重点项目建设等多种办法，提高全市人才队伍的整体素质；第三，健全人才日常服务机制，加强与人才的联系与沟通，了解他们的工作生活实际，及时向有关部门和所在单位反映，为人才发展营造良好的外部环境。

4. 增强监督管理力度，保证社会公平

社会公平，体现的是人们之间平等的社会关系，包括生存公平、产权公平和发展公平。无论是哪种公平，若要真正实现，就需要强化监督管理：第一，建立健全相关的监督管理法律法规，使其有法可依；第二，搭建完善多样化的监管渠道和平台，保证公众的广泛参与；第三，规范监督程序，出台管理办法，实现可操作性；第四，加大相应违法违规行为的惩处力度，增加其违法违规成本。通过以上举措增强监督管理力度，更好地为社会公平保驾护航。

5. **优化政府管理流程，提升政府服务**

作为政府部门及其公务人员，应坚持为民服务，自觉、主动深入群众，倾听群众呼声，高度关注并认真解决事关群众切身利益的热点、难点问题，用行动打造务实、清廉的政府形象，取信于民。通过优化政府管理（服务）流程，切实提升政府各项制度、政策和具体行为的公开性、公正性、公平性、效率性和廉洁性，塑造程序正义理应成为政府提升居民幸福感的重要途径。

6. **践行可持续发展，保护生态环境**

第一，加强建设资源节约型、环境友好型社会的宣传，使公众真正认识到环境保护的迫切性与重要性，鼓励公众从我做起，从小事做起，如倡导搭乘公交出行，以减少私家车尾气排放量。第二，坚持预防为主，防治结合，提高企业的准入门槛，对国家明令禁止、污染严重的项目一律不予批准，对已造成污染的企业，把污染治理与工业结构调整、企业技术调整结合起来，进行统一规划，综合治理。第三，加大对新能源技术的研发力度，推广使用新能源。第四，严禁乱砍滥伐，多植树护林，从根本上治理雾霾、水污染等环境问题。第五，垃圾分类政策要继续完善并贯彻落实下去。

7. **加强基层文化建设，丰富精神生活**

首先，要充分发挥政府的宏观调控作用，将基层文化建设纳入城市建设的总体规划中，全面研究制订建设规划。其次，加强政策配套，对基层文化建设实施优惠政策，发挥政府运作和市场杠杆两种力量，充分调动各方积极性。再次，加大资金投入，建设面向广大群众、便于群众参与的文化设施和场所。最后，定期组织居民喜闻乐见的文体活动，在弘扬本土文化的同时，积极借鉴、引入多样的文化活动题材、形式，丰富居民的精神文化生活。

8. **推广社区心理服务，减少相对剥夺感**

我国的改革开放已经走过了三十多年的历程，伴随这一历程的不仅有国家综合实力和人民生活水平的大幅度提高，也有社会心态的起伏变化。其中，十分重要的一点就是贫富差距的拉大，以及随之而来的相对剥夺感问题的凸显。相对剥夺感强烈到一定程度，有可能危害社会的稳定运行。针对这种情况，本次调研结果认为可大力发挥本市的“幸福广州心理服务与辅导基地”的作用，为增进社会和谐、建设幸福广州贡献力量；同时，也能以此为基点，大力推广社区心理服务，规范广州市现有的各个心理服务机构，创造出适合广州的有效的工作模式，让社会各界均能关注和重视心理健康工作，共同努力建设“幸福广州”。

综上所述，提升居民幸福感，建设“幸福广州”是一项长期的、庞大的、系统的工程，牵涉方方面面，生活质量、社会环境、个人发展、社会公平、政府服务、生态环境、精神生活 7 项幸福感指标并非相互独立，而是相辅相成的，因此，在城市建设过程中，应该统筹兼顾，协同发展。

（唐凯晴　罗品超　郑希付）

四、2015年广州市居民幸福感状况调研报告

（一）调研背景

2011年，广东省委十届八次全会通过了中共广东省委关于广东“十二五”规划的建议，明确将加快转型升级、建设“幸福广东”作为“十二五”规划的核心和行动指南。汪洋书记提出：广东政府在现阶段的主要工作核心是以群众为中心，一切为群众的利益而努力。“幸福广东”就是一切为了人们生活的美好，为人民群众服务，为人民群众谋福祉，让广东人民幸福起来、快乐起来。这一规划能促进各级政府深入贯彻科学发展观、坚持以人为本，引导各级政府以普遍增强群众幸福感为工作导向，从制度上督促各级政府把建设“幸福广东”的各项工作落到实处，并成为各级政府的自觉行动，同时，引导全社会不断深化对幸福的认识，促进社会心态的改善，建立积极和合理的生活预期，凝聚建设“幸福广东”的共识，激发全社会研究和探索“幸福广东”建设路径的热情，让争取幸福、创造幸福成为社会的主流风气。

广州作为广东省的省会城市，把建设“幸福广州”作为“十二五”发展的根本出发点和落脚点，即贯彻中央和省委决策部署的应有之义，也是顺应市民群众对于美好生活的热切期待，为城市发展确立正确的价值导向、提供持续的动力源泉。因此，本研究团队旨在从广州本土市情出发，以马斯洛的需要层次理论作为依托，建立具有广州特色的幸福感评价指标体系，编制《广州市居民幸福感评价指标问卷》，并在此基础上，开展广州市居民2015年度幸福感现状调研，以期为党政部门及相关组织团体进行科学决策提供具有参考价值的实证依据。

（二）调研工具

1.《广州市居民幸福感评价指标问卷》

该问卷由个人发展、生活质量、政府服务、社会环境、社会公平、精神生活、生态环境共7项一级指标、44项二级指标组成，主要考查广州市居民的各项生活满意度。其中，第1~10题考查生活质量，第11~18题考查社会环境，第19~24题考查个人发展，第25~29题考查社会公平，第30~35题考查政府服务，第36~40题考查生态环境，第41~44题考查精神生活。在第1~44题中，居民需要对各个题目进行评价。该指标采用李克特5点量表评定方法，每项二级指标都有“非常符合”“比较符合”“一般”“不太符合”“很不符合”五种封闭式回答，分别记为5分、4分、3分、2分、1分，评分越高，表示个体对于该项目满意度越高。广州市居民总体幸福感的计算方法：每项一级指标的满意度乘以该指标的权重，然后加和（广州市居民总体幸福感=个人发展平均分×10%+生活质量平均分×25%+精神生活平均分×15%+社会环境平均分×15%+社会公平平均分×10%+政府服务平均分×10%+生态环境平均分×15%）。

2.《自编相对剥夺感问卷》

主要参考2004年《上海市市民的社会生活状况评价调查报告》编制而成，目的在于测量个体在特定参照条件下产生的一种对两者差异的主观感受。该问卷共有3个项目，每个项目可做出“不同意”“一般”或“同意”的回答，从1到3计分。项目一“我应该过上比现在更好的生活”评分越高，表示个体的相对剥夺感程度越强烈；项目二“我现在的生活就是我原来想要的生活”及项目三“我现在的生活比原来预想的更好”均为评分越低，表示个体的相对剥夺感程度越强烈。

3.《自编人口学情况调查表》及开放性问题

《自编人口学情况调查表》涵盖了性别、年龄、户籍地、居住地、婚姻状况、职业类型、家庭人均月收入、家庭每月消费金额；开放性问题主要考查如何更好地提升幸福感，以直接获得居民对提升幸福感的看法。

（三）调查对象

以广州市居民为调查对象，采用分层整群抽样的方法获取样本，包括不同的年龄、婚姻状况、文化程度、职业类型、性别等各类人群（详见表4－17）。本次调研的问卷发放范围涵盖天河区、海珠区、越秀区、荔湾区、白云区、番禺区、花都区等多个市辖区，共发放问卷4 000份，回收有效问卷3 425份，回收有效率达85.63%。

表4－17　2015年调查对象的人口学情况

人口学变量		人数	比例（%）
性别	男	1 305	38.77
	女	2 061	61.23
年龄	18岁以下	33	0.97
	19～25岁	1 202	35.47
	26～35岁	294	8.68
	36～45岁	1 577	46.53
	46～55岁	243	7.17
	56～65岁	21	0.62
	66岁以上	19	0.56

（续上表）

人口学变量		人数	比例（%）
居住地	天河区	1 524	45.78
	荔湾区	171	5.14
	越秀区	257	7.72
	白云区	336	10.09
	海珠区	307	9.22
	番禺区	655	19.68
	黄埔区	13	0.39
	花都区	20	0.60
	南沙区	15	0.45
	从化区	11	0.33
	增城区	20	0.60
婚姻状况	未婚	1 238	36.54
	已婚	2 068	61.04
	离异	63	1.86
	丧偶	19	0.56
文化程度	初中	448	13.33
	高中及中专、职高	603	17.94
	大专	386	11.48
	本科	1 627	48.41
	硕士	263	7.83
	博士	34	1.01
职业类型	政府公务员	96	2.85
	企业职工	405	12.00
	企业管理人员	266	7.88
	专业技术人员	243	7.20
	自由职业者	357	10.58
	军人警察	31	0.92
	农民	21	0.62
	外来务工者	78	2.31
	退休人员	38	1.13

（续上表）

人口学变量		人数	比例（%）
职业类型	下岗失业者	47	1.39
	个体户	361	10.70
	学生	1 199	35.54
	其他职业者	232	6.88
家庭人均月收入	1 000 元以下	194	5.90
	1 001～2 500 元	360	10.94
	2 501～4 000 元	585	17.78
	4 001～6 000 元	585	17.78
	6 001～8 000 元	362	11.00
	8 001～10 000 元	420	12.77
	10 001～20 000 元	479	14.56
	20 001～50 000 元	234	7.11
	50 001 元以上	71	2.16
家庭每月消费金额	1 000 元以下	151	4.59
	1 001～2 500 元	574	17.45
	2 501～4 000 元	852	25.90
	4 001～6 000 元	659	20.04
	6 001～8 000 元	327	9.94
	8 001～10 000 元	367	11.16
	10 001～20 000 元	270	8.21
	20 001～50 000 元	56	1.70
	50 001 元以上	33	1.00

（四）调查结果

1. 2015 年广州市居民幸福感状况

（1）总体状况。

如图 4－24 所示，在 7 项幸福感指标中，按评分从高到低依次为精神生活、个人发展、生活质量、政府服务、社会环境、社会公平、生态环境，其中，前四项指标的分值在一般水平 3 之上，而后三项指标评分低于一般水平 3，而总体幸福感评分为 3.16，处于中等水平。这在一定程度上表明，与之相关的政策颁布与实施取得了良好的成效，居民的满意度一般，但目前尚未达到“较满意”的标准，有待于后续工作的进一步完善与提高。

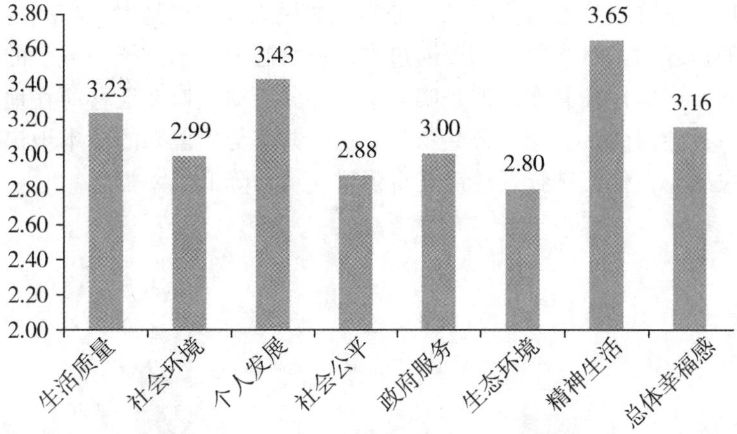

图 4-24 2015 年广州市居民幸福感总体状况

（2）性别差异。

如图 4-25 所示，男性居民与女性居民在生活质量、个人发展、社会公平、政府服务、精神生活维度上的评分基本持平，但在社会环境和生态环境维度以及总体幸福感上，男性居民的评分高于女性居民较多。这可能是由于：对于男性而言，个人和事业发展是第一位的，事业成功占幸福感很大的一部分；而对于女性来说，注重追求个人发展之余，还要照顾家庭，在支撑家庭、家庭决策中扮演越来越重要的角色，所承担的责任也越来越重，因此幸福感下降。

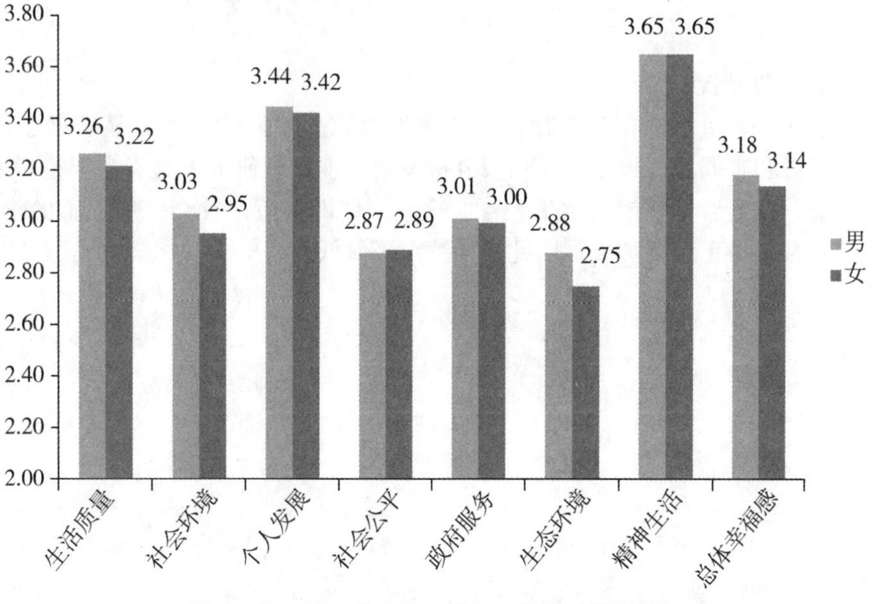

图 4-25 2015 年广州市居民幸福感的性别差异

(3) 户籍地差异。

如图4－26所示，本地居民在7个指标上的评分均显著高于非本地居民($p<0.001$)。这在一定程度上表明，非本地居民未能很好地融入广州的生活，徘徊在城市的边缘。虽然当前我国要通过推进户籍制度改革，统一城乡的户口登记制度，全面实施居住证制度，但是实际上大部分流动人口在迁移所在地不能完全公平地分享社会保障、医疗等公共物品。这种并非与生俱来的非本地户籍身份所带来的缺失感，在他们选择迁移后与日俱增，从而降低了幸福感。

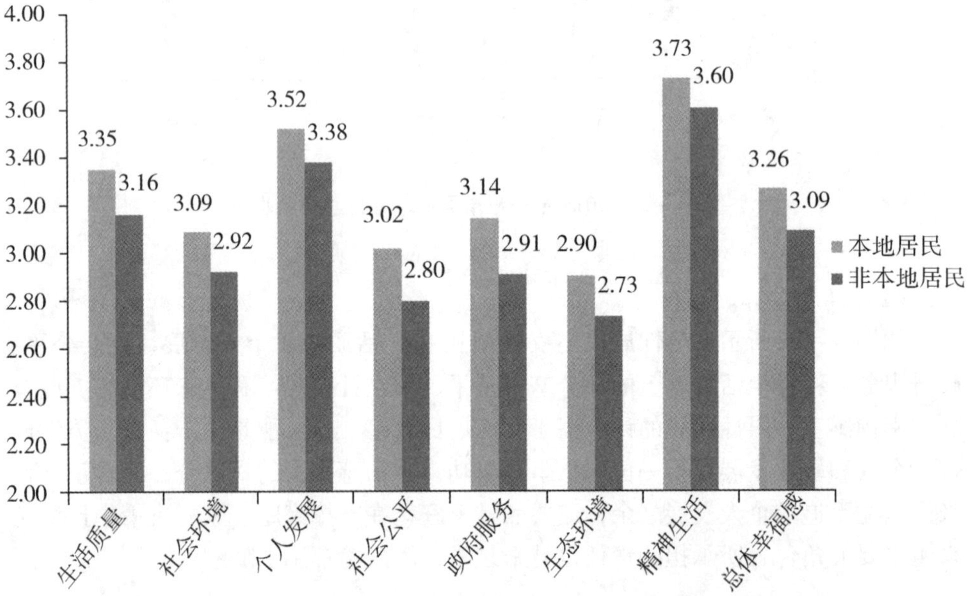

图4－26　2015年广州市居民幸福感的户籍地差异

(4) 婚姻状况差异。

如表4－18所示，在7个指标和总体幸福感上，未婚者评分显著低于已婚者、离异者和丧偶者。根据交叉列表分析发现，本次调研的未婚者主要是19～25岁的居民，基本属于在校大学生，可能这一群体即将迈出社会，所面临的学业、就业等各种压力正逐渐加大，因此幸福感水平偏低。

表 4－18　2015 年不同婚姻状况居民幸福感状况

	婚姻状况（$M \pm SD$）				F 值
	未婚	已婚	离异	丧偶	
生活质量	3.10 ±0.61	3.31 ±0.63	3.29 ±0.75	3.48 ±0.60	29.57***
社会环境	2.86 ±0.69	3.06 ±0.67	3.07 ±0.82	3.11 ±0.49	23.17***
个人发展	3.29 ±0.65	3.51 ±0.67	3.45 ±0.79	3.79 ±0.61	29.28***
社会公平	2.74 ±0.82	2.96 ±0.87	2.99 ±0.95	3.06 ±0.73	18.47***
政府服务	2.78 ±0.82	3.12 ±0.82	3.19 ±0.94	3.40 ±0.87	47.14***
生态环境	2.72 ±0.78	2.84 ±0.79	2.88 ±0.89	3.18 ±0.74	7.01***
精神生活	3.58 ±0.70	3.70 ±0.65	3.60 ±0.79	3.68 ±0.60	8.58***
总体幸福感	3.03 ±0.57	3.23 ±0.59	3.22 ±0.71	3.39 ±0.48	30.40***

注：F 值标注有＊＊＊代表 $p<0.001$。

（5）文化程度差异。

如表 4－19 所示，在总体幸福感上，初中学历，高中及中专、职高学历居民评分均显著高于其他学历居民，大专学历和博士学历居民评分均显著高于本科学历、硕士学历居民。在 7 个维度上的评分差异基本与总体幸福感类似。每个人由于自己的实际情况和学识的不同，导致对幸福感的评价标准也不一样。一般而言，学历越高的人，对幸福生活的质量要求就越高，幸福感的评价标准也就越详细，而低学历人群由于学识有限，对生活的要求不是太高，更容易满足，因此出现了文化程度与幸福感倒挂的现象，即高学历人群低幸福感，低学历人群高幸福感。

表 4－19　2015 年不同文化程度居民幸福感状况

	文化程度（$M \pm SD$）						F 值
	初中	高中及中专、职高	大专	本科	硕士	博士	
生活质量	3.36 ±0.64	3.37 ±0.64	3.26 ±0.59	3.15 ±0.61	3.11 ±0.64	3.51 ±0.87	18.80***
社会环境	3.17 ±0.70	3.13 ±0.69	2.99 ±0.65	2.89 ±0.66	2.84 ±0.67	3.01 ±1.03	21.55***
个人发展	3.48 ±0.70	3.56 ±0.72	3.47 ±0.60	3.35 ±0.66	3.38 ±0.66	3.90 ±0.87	13.58***
社会公平	3.15 ±0.85	3.10 ±0.90	2.85 ±0.82	2.76 ±0.80	2.64 ±0.86	2.99 ±1.25	28.43***
政府服务	3.29 ±0.82	3.20 ±0.84	3.05 ±0.84	2.86 ±0.80	2.77 ±0.80	3.09 ±1.05	33.12***
生态环境	2.96 ±0.79	2.95 ±0.81	2.78 ±0.75	2.72 ±0.76	2.62 ±0.82	2.62 ±1.11	14.17***
精神生活	3.65 ±0.70	3.75 ±0.69	3.66 ±0.59	3.61 ±0.67	3.61 ±0.61	3.68 ±0.91	4.26**
总体幸福感	3.30 ±0.61	3.30 ±0.62	3.17 ±0.55	3.07 ±0.56	3.02 ±0.57	3.27 ±0.84	24.22***

注：F 值标注有＊＊代表 $p<0.01$；＊＊＊代表 $p<0.001$。

（6）居住地差异。

如表4－20所示，在总体幸福感维度上，天河区居民的评分显著低于越秀区、白云区、海珠区、番禺区和其他地区的居民，番禺区居民的评分显著低于其他地区。在7个维度上的幸福感得分，天河区居民的评分均为最低，而白云区和海珠区居民的评分基本均为最高。尽管政府部门在各区的规划与建设中尽量做到协同发展，但天河区是广州市新城市中心区，地处商业中心，聚集众多中高端写字楼以及住宅区，物价、房价均为较高，生活压力更大，因此居民幸福感水平偏低；而白云区和海珠区相对没有那么发达，生活压力略低，因此居民幸福感水平较高。

表4－20　2015年不同居住地居民幸福感现状

	居住地（$M \pm SD$）						F值
	天河区	越秀区	白云区	海珠区	番禺区	其他地区	
生活质量	3.12±0.58	3.31±0.70	3.38±0.66	3.38±0.69	3.27±0.63	3.36±0.67	21.10***
社会环境	2.86±0.64	3.07±0.70	3.18±0.70	3.16±0.75	3.02±0.69	3.11±0.71	22.69***
个人发展	3.33±0.65	3.53±0.71	3.60±0.73	3.57±0.72	3.44±0.66	3.52±0.69	15.27***
社会公平	2.69±0.81	3.01±0.88	3.22±0.90	3.11±0.89	2.94±0.81	3.11±0.91	37.89***
政府服务	2.83±0.80	3.16±0.87	3.32±0.82	3.21±0.87	3.01±0.81	3.20±0.85	32.99***
生态环境	2.66±0.77	2.89±0.84	2.95±0.78	2.95±0.83	2.87±0.78	2.97±0.78	18.82***
精神生活	3.59±0.66	3.67±0.72	3.76±0.66	3.77±0.69	3.65±0.67	3.70±0.68	6.45***
总体幸福感	3.03±0.54	3.24±0.64	3.34±0.62	3.32±0.64	3.19±0.57	3.29±0.62	30.23***

注：F值标注有***代表$p<0.001$。

（7）年龄差异。

如图4－27所示，在总体幸福感上，19～25岁居民的评分显著低于18岁以下和26～55岁居民。此外，19～25岁居民在7个维度上的评分均为最低，而18岁以下居民在社会环境、社会公平、政府服务、生态环境、精神生活维度上的评分均为最高。毕竟对于未成年人而言，他们无须考虑养家糊口，无须面对沉重的社会生存与竞争的压力，拥有较多的享受生活的时间和资源。此外，根据列联表分析发现：19～25岁居民中有82.96%属于非广州市户口，有98.91%处于未婚状态，基本属于在校大学生，因此，其幸福感偏低可能是因为这一群体主要的幸福感集中在升学、求学和求职三大任务中，而广州作为我国四大一线城市之一，在学习压力和就业压力较大的情况下，他们的幸福感很可能受到影响，平添成长的烦恼。

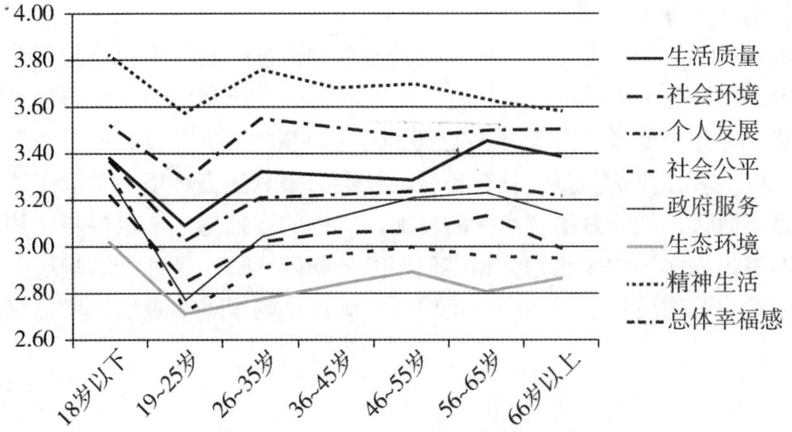

图 4－27　2015 年广州市居民幸福感的年龄差异

（8）家庭人均月收入差异。

如图 4－28 所示，家庭人均月收入为 10 000 元以下居民在 7 个维度及总体幸福感评分上基本呈现随着月收入的增加而提高。月收入水平处于 10 001～50 000 元的居民在生活质量、社会环境、社会公平、政府服务和生态环境维度上的幸福感评分反而呈现出随着月收入的增加而减少的趋势。月收入 50 001 元以上居民在生活质量、个人发展、社会公平、精神生活和总体幸福感上评分均为最高。这可能是因为，对于低收入居民而言，他们很少有机会接触到另一种生活状态，因此更能安于现状；而处于中等收入水平的居民可能因社会压力，对生活和家庭质量的要求不断提升，提升中可能会有一些经济压力，感觉生活不上不下，房贷、车贷、教育等各种经济压力直接拉低了幸福感水平。

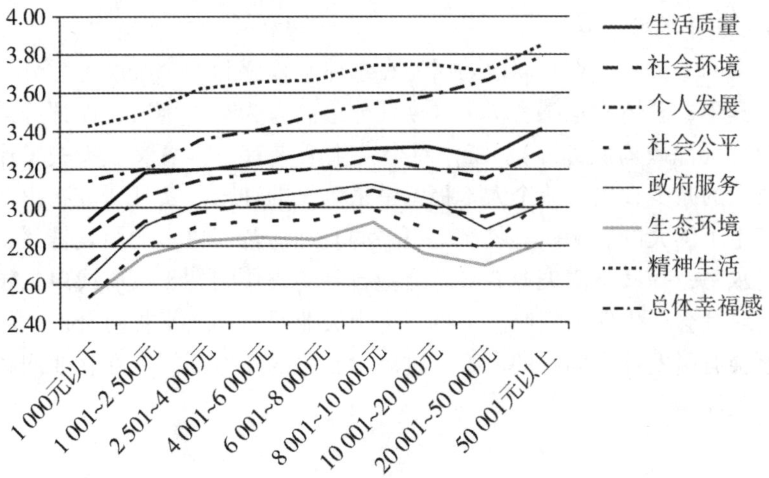

图 4－28　2015 年广州市居民幸福感的月收入差异

(9) 月消费水平差异。

如图4-29所示，在个人发展、政府服务和精神生活上幸福感的评分最低者均为月消费水平为1 000元以下居民，在生活质量、社会公平、生态环境以及总体幸福感上评分最低者为月消费水平20 001~50 000元的居民，而月消费水平为50 001元以上者在生活质量、社会环境、社会公平和生态环境上幸福感评分均为最高。整体而言，随着月消费水平的增加，居民的幸福感水平也逐步增加。与月收入影响幸福感水平的变化趋势相类似，经济基础、物质条件是影响居民幸福感的重要因素，若物质生活得不到一定程度的满足，则很难实现居民幸福感的进一步提升。

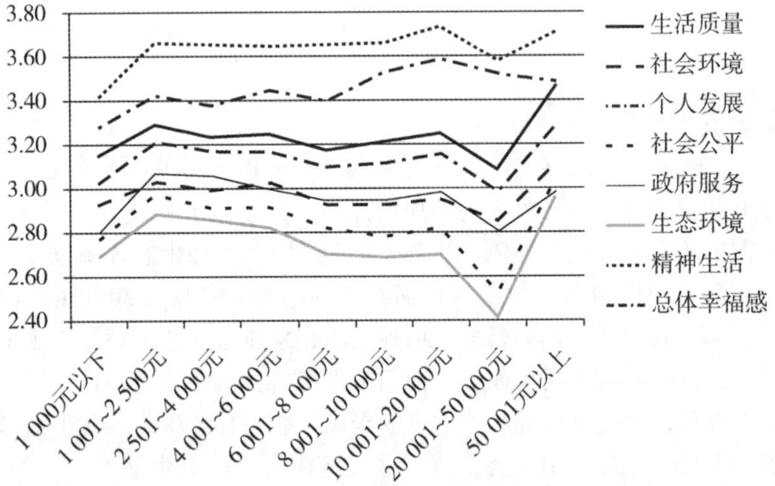

图4-29 2015年广州市居民幸福感的月消费水平差异

(10) 职业类型差异。

如表4-21所示，不同职业的居民在总体幸福感和7个维度上评分均存在显著差异；其中，总体幸福感和7个维度评分最高者为军人警察，而评分最低者为下岗失业者（除政府服务外）。工作对个人生活具有重大意义。失去工作，不仅意味着收入的减少，更会给个人幸福感带来巨大的冲击。实证研究指出，失业对幸福感产生了巨大的影响，容易产生更多的心理痛苦，更多的沮丧情绪，导致较低的自尊水平，一些下岗失业者甚至会把自己的失业归咎于政府或单位领导的责任，从而对社会产生怨恨情绪。可见，下岗失业对个体的幸福感会产生较大的伤害，甚至会有引发社会问题的风险。这启示相关的政府部门需在就业问题上继续给予重点关注。

表 4-21　2015 年不同职业类型居民幸福感状况

职业类型（$M \pm SD$）	生活质量	社会环境	个人发展	社会公平	政府服务	生态环境	精神生活	总体幸福感
政府公务员	3.29±0.73	3.02±0.70	3.45±0.67	3.00±0.78	3.32±0.71	2.94±0.80	3.72±0.62	3.25±0.62
企业职工	3.30±0.67	3.03±0.71	3.51±0.71	2.97±0.87	3.13±0.84	2.80±0.81	3.70±0.66	3.21±0.63
企业管理人员	3.31±0.60	3.01±0.63	3.65±0.62	2.85±0.83	2.96±0.79	2.75±0.81	3.76±0.62	3.20±0.55
专业技术人员	3.19±0.61	2.93±0.67	3.43±0.67	2.74±0.83	2.95±0.81	2.75±0.77	3.65±0.64	3.11±0.57
自由职业者	3.35±0.61	3.11±0.67	3.47±0.64	3.00±0.83	3.18±0.83	2.89±0.78	3.66±0.63	3.25±0.57
军人警察	3.47±0.63	3.17±0.62	3.69±0.71	3.14±1.00	3.54±0.67	3.03±0.73	3.96±0.53	3.43±0.55
农民	3.27±0.79	2.89±0.70	3.40±0.67	3.12±0.82	3.17±0.70	2.83±0.61	3.86±0.76	3.22±0.55
外来务工者	3.19±0.54	3.05±0.57	3.24±0.66	2.92±0.81	3.14±0.66	2.74±0.79	3.55±0.60	3.13±0.50
退休人员	3.31±0.58	3.03±0.69	3.43±0.55	2.94±0.86	3.06±0.80	2.75±0.74	3.49±0.53	3.16±0.52
下岗失业者	3.13±0.57	2.83±0.58	2.94±0.72	2.61±0.75	2.87±0.79	2.60±0.68	3.43±0.59	2.95±0.52
个体户	3.34±0.62	3.14±0.66	3.59±0.66	3.13±0.87	3.21±0.82	2.96±0.81	3.70±0.65	3.30±0.58
学生	3.10±0.62	2.85±0.69	3.29±0.65	2.73±0.82	2.78±0.82	2.72±0.78	3.57±0.70	3.03±0.57
其他职业者	3.35±0.64	3.10±0.73	3.56±0.73	2.96±0.96	3.11±0.87	2.85±0.82	3.73±0.75	3.25±0.64
F 值	8.63***	7.65***	12.87***	8.35***	14.79***	3.72***	4.23***	10.00***

注：F 值标注有＊＊＊代表 $p<0.001$。

（11）居民相对剥夺感。

68.4%的受访者认为“我应该过上比现在更好的生活”，18.4%的受访者认为“我现在的生活就是我原来想要的生活”，只有19.1%的受访者认为“我现在的生活比原来预想的更好”。可见，目前广州市居民的相对剥夺感的存在仍较为普遍。

如表4-22所示，相对剥夺感在不同社会群体中存在差异：在性别上，男性居民的相对剥夺感与女性居民大体相同；在年龄上，25岁以下青少年和老年人的相对剥夺感较高；在婚姻状况上，未婚居民和离异居民的相对剥夺感最高；在文化程度上，高学历（本科、硕士和博士）居民相对剥夺感最高；在职业类型上，军人警察、农民和外来务工者的相对剥夺感较高；在月收入和月消费水平上，较低收入和低消费水平居民的相对剥夺感较高。

表 4-22　2015 年广州市居民的相对剥夺感状况

		相对剥夺感的状况（%）		
		我应该过上比现在更好的生活	我现在的生活就是我原来想要的生活	我现在的生活比原来预想的更好
性别	男	69	28	27
	女	70	23	25

(续上表)

		相对剥夺感的状况（%）		
		我应该过上比现在更好的生活	我现在的生活就是我原来想要的生活	我现在的生活比原来预想的更好
年龄	18 岁以下	70	36	41
	19~25 岁	71	29	33
	26~35 岁	66	16	18
	36~45 岁	69	24	22
	46~55 岁	68	23	23
	56~65 岁	76	10	10
	66 岁以上	68	28	28
婚姻状况	未婚	71	29	33
	已婚	69	22	22
	离异	72	33	19
	丧偶	63	21	17
文化程度	初中	63	28	23
	高中及中专、职高	66	24	23
	大专	72	25	21
	本科	72	26	30
	硕士	73	19	22
	博士	59	24	36
职业类型	政府公务员	74	18	17
	企业职工	71	24	22
	企业管理人员	71	16	18
	专业技术人员	73	25	23
	自由职业者	64	24	22
	军人警察	81	19	13
	农民	65	21	35
	外来务工者	63	40	24
	退休人员	73	17	11
	下岗失业者	64	30	30
	个体户	69	24	23
	学生	71	29	34
	其他职业者	63	21	21

（续上表）

		相对剥夺感的状况（%）		
		我应该过上比现在更好的生活	我现在的生活就是我原来想要的生活	我现在的生活比原来预想的更好
家庭人均月收入	1 000 元以下	67	37	35
	1 001 ~2 500 元	70	34	36
	2 501 ~4 000 元	69	31	31
	4 001 ~6 000 元	68	25	24
	6 001 ~8 000 元	68	25	21
	8 001 ~10 000 元	73	24	23
	10 001 ~20 000 元	72	15	21
	20 001 ~50 000 元	73	20	19
	50 001 元以上	59	13	25
家庭每月消费金额	1 000 元以下	63	38	28
	1 001 ~2 500 元	64	29	28
	2 501 ~4 000 元	71	28	29
	4 001 ~6 000 元	72	26	26
	6 001 ~8 000 元	70	27	23
	8 001 ~10 000 元	73	16	22
	10 001 ~20 000 元	74	18	21
	20 001 ~50 000 元	61	17	28
	50 001 元以上	48	18	21

（12）居民的心声。

如图 4 – 30 所示，影响居民幸福感提升最重要的两个因素是生活质量和社会环境，这两个因素的被选概率分别为 45. 82%、35. 09%，紧接着为个人发展因素（34. 21%），社会公平和政府服务被选概率则相对较低。如图 4 – 31 所示，居民最希望得到改善的两个因素为生活质量（36. 85%）和社会环境（34. 30%），排名第三的因素为个人发展（32. 56%）。

进一步分析发现，在生活质量一级指标上，居民对于社会保障水平、医疗服务水平和目前的消费水平这三个项目满意度较低；在社会环境一级指标上，居民对社会诚信度、社会文明状况和食品药品安全这三个项目的满意度较低；在生态环境一级指标上，居民对饮用水质量、空气质量和卫生状况满意度较低。

社会保障水平是一定时期内，一个国家或地区社会成员享受社会保障的高低程度，包括待遇水平、制度成熟水平、基金运作水平和管理水平。社会保障制度是市场经济的支柱性制度，作为后发的市场经济体，目前我国在建立适合市场经济发展需要的社会保障制度方面取得了显著的成效，但其现存的社保制度尚不能完全适应新的发展形势，因此我们还要借鉴先发国家的经验，对目前的社会保障制度进行改革和完善，以适应新常态下民众对于社会保障服务的新要求。

近几十年来，我国的生态环境问题日益突出，在农业方面，以粮为纲引发了毁林垦荒、毁牧开垦、围湖造田、填海种植，导致森林和草原等植被被破坏，加剧了水土流失，湿地减少，土壤退化和沙化、荒漠化、盐碱化；滥用化肥农药，导致土地功能衰退，植物无法生存。在工业方面，大量排放不经有效达标治理的废水、废气、废渣，污染了环境，危及人类健康。在城市建设方面，布局混乱，工业区与居民区、商业区混杂，人为破坏了区划功能。在资源产业方面，矿业盲目开采，森林乱采滥伐，加之灭绝性地捕杀珍稀濒危野生动植物，破坏了生物链，导致生物多样性无法得到保护，使我国生态环境问题达到了危机的程度，成为制约经济发展、影响社会稳定的一个重要因素。作为我国四大一线城市之一的广州，也面临着各种城市规划建设带来的种种环境问题，希望政府部门能够提出更科学的发展模式。

当前，我国进入了全面建成小康社会的决定性阶段，经济发展和社会进步对食品药品安全提出了更高的要求，人民群众有着更高的期待，食品药品安全工作的重要性更加凸显，解决质量安全问题十分迫切，刻不容缓。食品药品安全直接关系人民群众的健康和生命安全，可以说是天大的事。这些年来，在各方面的共同努力下，我国食品药品安全保障水平稳步提高，形势总体稳定向好，没有出现区域性、系统性质量安全问题。但也要看到，食品药品安全领域存在的问题和潜在隐患不可低估，特别是食品质量安全事件时有发生，有的涉嫌严重违法犯罪，性质严重、手段恶劣，社会影响极坏，尤其是前几年频繁出现的甲醇制酒事件、阜阳奶粉问题、苏丹红事件、地沟油问题等，使得居民对于食品药品安全问题一直提心吊胆。

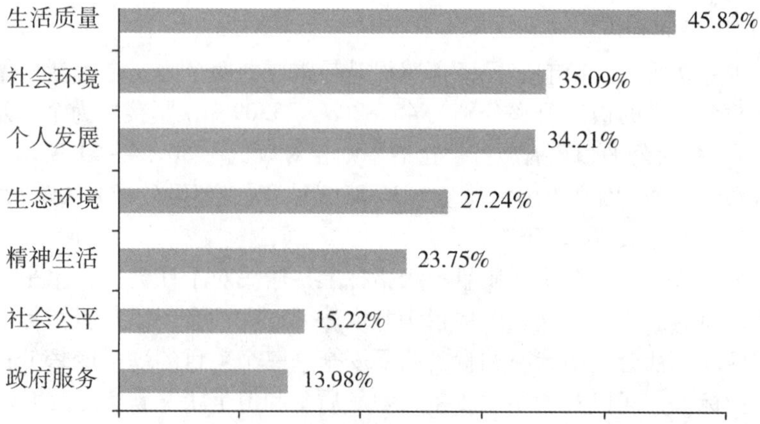

图 4－30　2015 年影响居民幸福感的因素（按重要性排序）

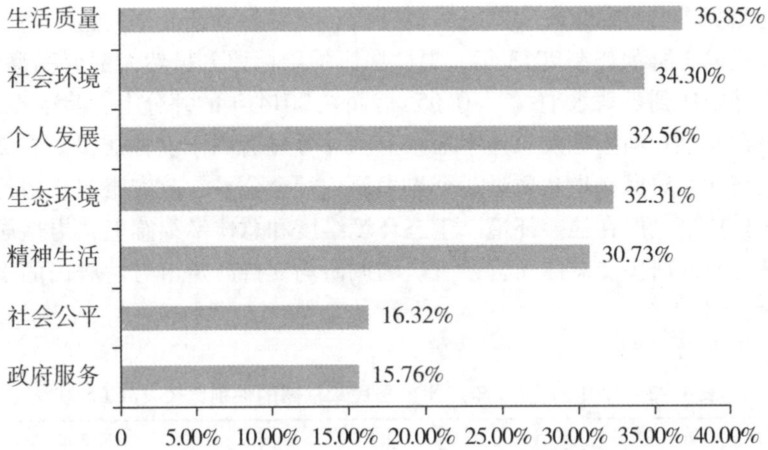

图 4－31　2015 年居民最希望改善的幸福感因素排序

2. 2013—2015 年广州市居民幸福感状况比较

（1）总体情况比较。

如图 4－32 所示，从总体幸福感来看，相比于 2014 年，2015 年居民的总体幸福感评分略有下降，下降了 15. 73%；而 2014 年居民的总体幸福感评分较 2013 年有较大幅度的提高，提升了 24. 17%。因此，纵观三年的全部数据，广州市居民的总体幸福感呈现倒 U 形的变化趋势，且在 2014 年度的增幅非常显著。从 7 个维度来看，其变化趋势与总体幸福感一致，亦表现为倒 U 形变化趋势。

2014 年居民在各项维度上的幸福感评分差异较小，而 2013 年和 2015 年则均表现为在个人发展和精神生活两个维度上评分较高，且值得注意的是：2013 年，广州市居民对于政府服务维度满意度为 7 个维度中的最低一项，仅有 2. 71，但在 2014 年和 2015 年，居民对该维度的满意度排名均上升，由此可以看出，广州市政府为居民所做出的服务和贡献得到了居民的普遍认可。

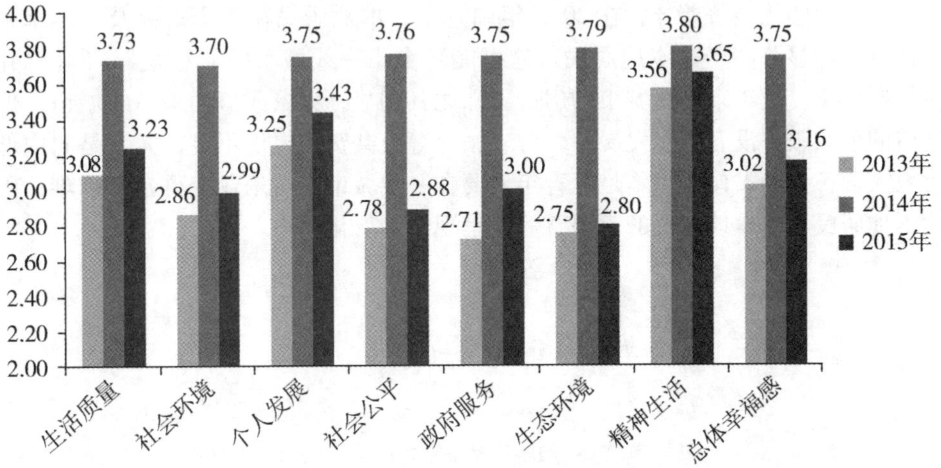

图 4－32　2013—2015 年广州市居民幸福感状况比较

（2）性别差异比较。

如表4－23所示，在2013年，男性居民的指标评分虽然大部分稍高于女性，但统计上并未达到显著水平（$p>0.05$）；而在2014年的评分上，除生态环境外，男性居民在其余6项指标及总体幸福感上的评分显著高于女性居民。在2015年，男性居民与女性居民在生活质量、个人发展、社会公平、政府服务、精神生活指标上的评分持平，但在社会环境、生态环境维度和总体幸福感上，男性居民的评分显著高于女性居民。总体而言，三次的调研均支持广州市男性居民的幸福感水平更高。

表4－23　2013—2015年广州市居民幸福感的性别比较（$M\pm SD$）

	2013年		t值	2014年		t值	2015年		t值
	男	女		男	女		男	女	
生活质量	3.12±0.71	3.06±0.64	1.83	3.74±0.42	3.71±0.41	2.24*	3.26±0.66	3.22±0.62	1.88
社会环境	2.88±0.74	2.84±0.68	1.51	3.72±0.47	3.67±0.44	2.90**	3.03±0.70	2.95±0.68	3.21**
个人发展	3.27±0.71	3.24±0.65	1.20	3.77±0.50	3.73±0.49	2.718**	3.44±0.70	3.42±0.66	0.76
社会公平	2.75±0.91	2.78±0.80	-0.83	3.79±0.60	3.73±0.59	2.77*	2.87±0.90	2.89±0.84	-0.36
政府服务	2.71±0.97	2.70±0.87	0.30	3.78±0.59	3.72±0.58	2.77*	3.01±0.84	3.00±0.83	0.44
生态环境	2.79±0.83	2.72±0.77	1.95	3.79±0.52	3.79±0.52	-0.002	2.88±0.81	2.75±0.77	4.55***
精神生活	3.56±0.67	3.57±0.62	-0.17	3.83±0.54	3.78±0.52	2.25*	3.65±0.69	3.65±0.66	0.00
总体幸福感	3.04±0.60	3.01±0.54	1.28	3.77±0.38	3.73±0.36	2.32*	3.18±0.61	3.14±0.58	2.08*

注：t值无标注*表示未达到显著水平，即$p>0.05$；t值标注有*代表$p<0.05$；**代表$p<0.01$；***代表$p<0.001$。

（3）户籍地差异比较。

如表4－24所示，从2013年的调查情况看，本地居民在生活质量、社会环境、社会公平、政府服务4项指标及总体幸福感上显著高于非本地居民；到了2014年，本地居民只在生活质量、精神生活上显著高于非本地居民，其余指标及总体幸福感无显著差异；在2015年调查中，本地居民在7个指标及总体幸福感评分上均显著高于非本地居民。这可能是由于一线城市的“移民”环境恶化更加明显了。近年来一线城市的房价上涨尤其明显，大量人口涌入一线城市，但城市的公共服务没有同步发展，教育、医疗等公共资源提供不足，尤其是向中低收入人群、流动人口提供不足，青年人要在一线城市安居乐业变得越来越难，因此本地居民与非本地居民的幸福感差距呈现波动变化趋势。

表 4－24　2013—2015 年广州市居民幸福感的户籍地比较（$M \pm SD$）

	2013 年		t 值	2014 年		t 值	2015 年		t 值
	本地居民	非本地居民		本地居民	非本地居民		本地居民	非本地居民	
生活质量	3.14 ± 0.69	3.06 ± 0.66	2.45*	3.74 ± 0.43	3.71 ± 0.39	2.40*	3.35 ± 0.66	3.16 ± 0.61	8.49***
社会环境	2.90 ± 0.74	2.83 ± 0.68	2.22*	3.69 ± 0.45	3.70 ± 0.45	−0.73	3.09 ± 0.72	2.92 ± 0.67	6.77***
个人发展	3.28 ± 0.70	3.24 ± 0.67	1.27	3.75 ± 0.51	3.73 ± 0.47	1.42	3.52 ± 0.69	3.38 ± 0.67	5.71***
社会公平	2.87 ± 0.91	2.72 ± 0.81	3.79***	3.76 ± 0.60	3.75 ± 0.59	0.145	3.02 ± 0.88	2.80 ± 0.84	7.24***
政府服务	2.83 ± 0.90	2.64 ± 0.90	4.45***	3.73 ± 0.57	3.76 ± 0.58	−1.42	3.14 ± 0.86	2.91 ± 0.82	7.81***
生态环境	2.75 ± 0.83	2.74 ± 0.78	0.11	3.78 ± 0.52	3.78 ± 0.51	0.03	2.90 ± 0.79	2.73 ± 0.79	5.79***
精神生活	3.58 ± 0.68	3.56 ± 0.63	0.61	3.83 ± 0.54	3.77 ± 0.52	3.10*	3.73 ± 0.67	3.60 ± 0.67	5.09***
总体幸福感	3.07 ± 0.62	3.00 ± 0.53	2.57*	3.75 ± 0.38	3.73 ± 0.35	1.22	3.26 ± 0.62	3.09 ± 0.57	8.33***

注：t 值无标注 * 表示未达到显著水平，即 $p > 0.05$；t 值标注有 * 代表 $p < 0.05$；*** 代表 $p < 0.001$。

（4）婚姻状况差异比较。

如图 4－33 所示，在 2013 年时不同婚姻状况的居民幸福感状况差异较大，丧偶居民在生活质量、社会环境、个人发展、生态环境、精神生活 5 项指标及总体幸福感上评分最低，而在政府服务上评分最高；离异居民在社会公平上评分最低；已婚居民在生活质量、社会环境、社会公平、精神生活 4 项指标及总体幸福感上评分最高；未婚居民在政府服务上评分最低。2014 年不同婚姻状况的居民在各项指标上的评分较为一致。2015 年测评结果表明，丧偶居民在除精神生活外的其余维度和总体幸福感评分均为最高，而未婚居民在 7 个维度和总体幸福感评分均为最低。

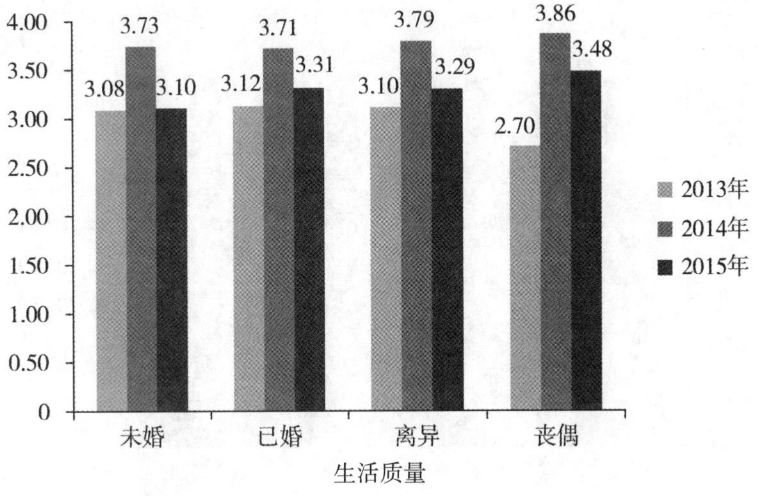

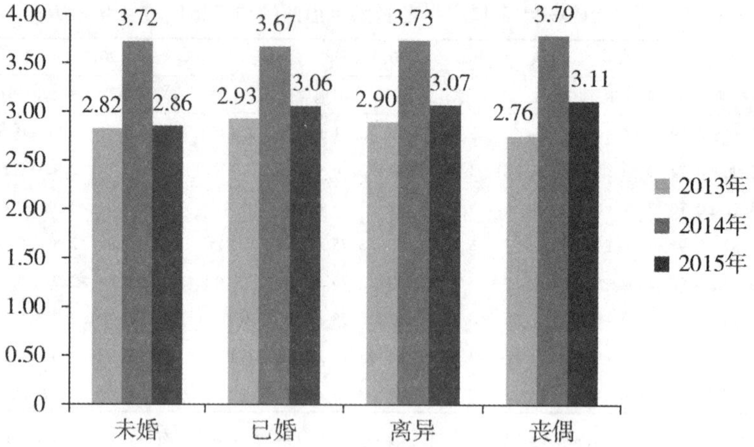

社会环境

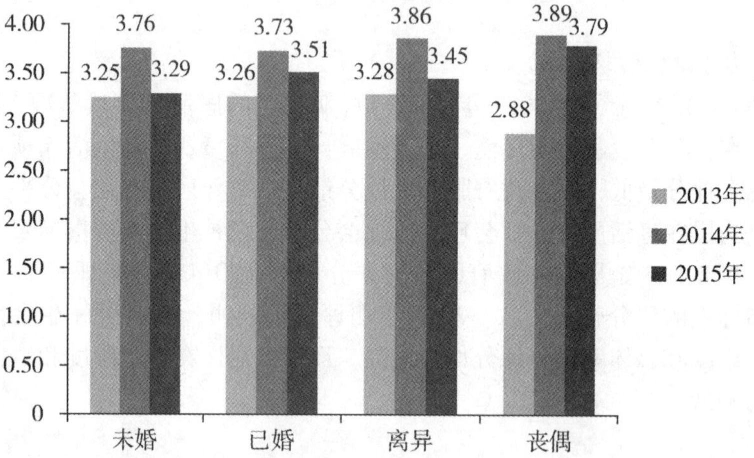

个人发展

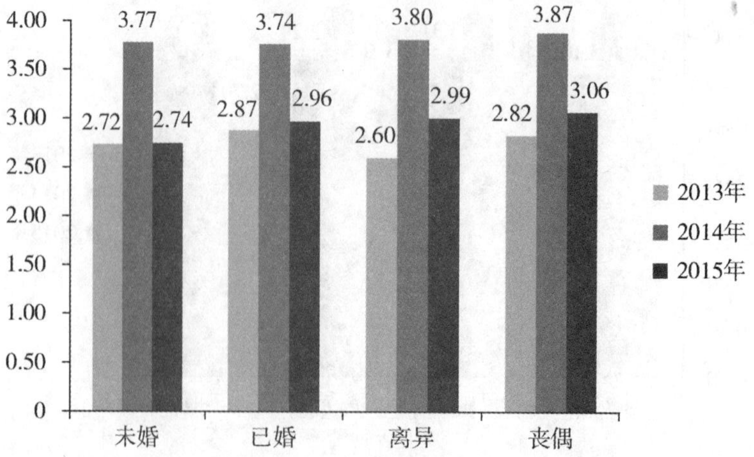

社会公平

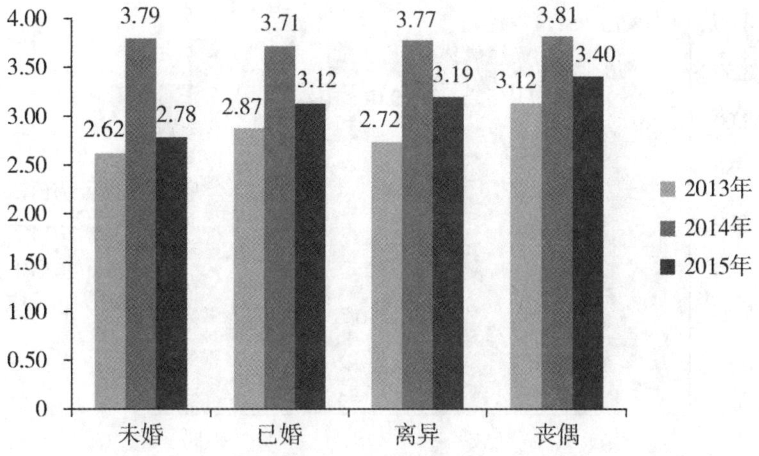

政府服务

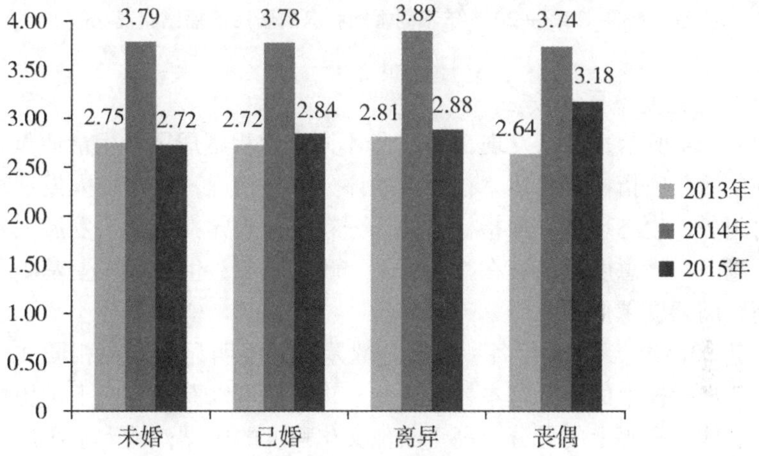

生态环境

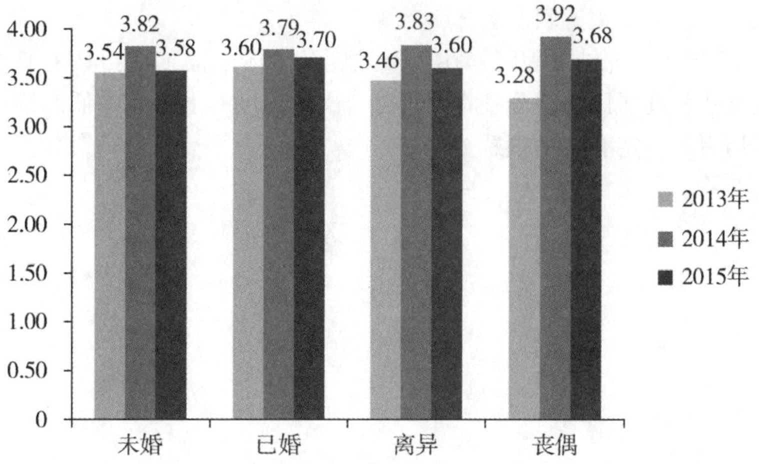

精神生活

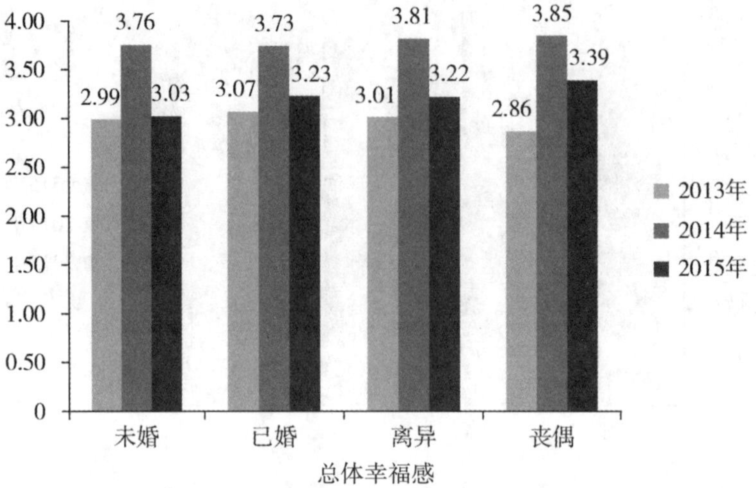

图 4－33 2013—2015 年不同婚姻状况的居民幸福感状况比较

（5）文化程度差异比较。

如图 4－34 所示，可以发现，2013 年不同文化程度居民在生活质量、社会环境、精神生活 3 项指标及总体幸福感上的评分十分相近，而在个人发展、社会公平、政府服务、生态环境 4 项指标上的评分有较大差异：在个人发展上基本呈现文化程度越高，满意度越高；在社会公平、政府服务、生态环境上基本呈现文化程度越高，满意度越低。

相比起 2013 年，2014 年各项指标分数差异并不明显，处在相同文化程度的居民，在 7 项指标上的评分基本持平。此外，我们可以看到，博士学历居民在各项指标及总体幸福感上的评分要高于其他文化程度的居民；硕士学历居民在社会环境、社会公平、政府服务、生态环境上的评分高于硕士学历以下的居民；本科学历及以下的居民幸福感状况大体一致。

而 2015 年的测评结果表明，在 7 个维度及总体幸福感上：除了博士学历居民，其余文化程度居民的评分基本呈现随着文化程度的上升而降低。调查结果表明，高学历者不一定有高幸福感。

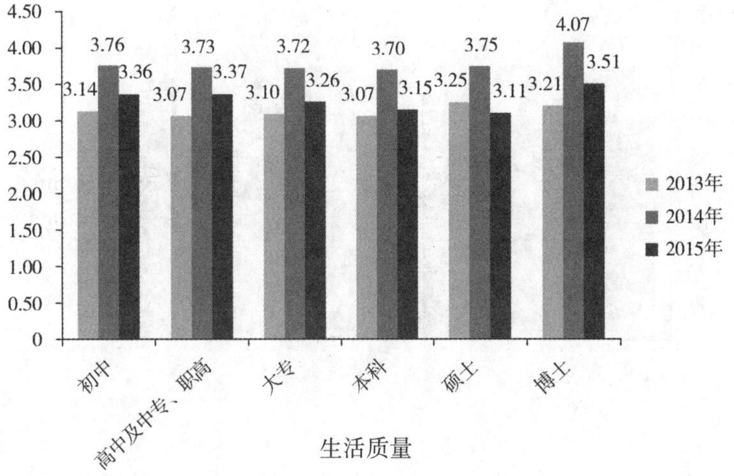

生活质量

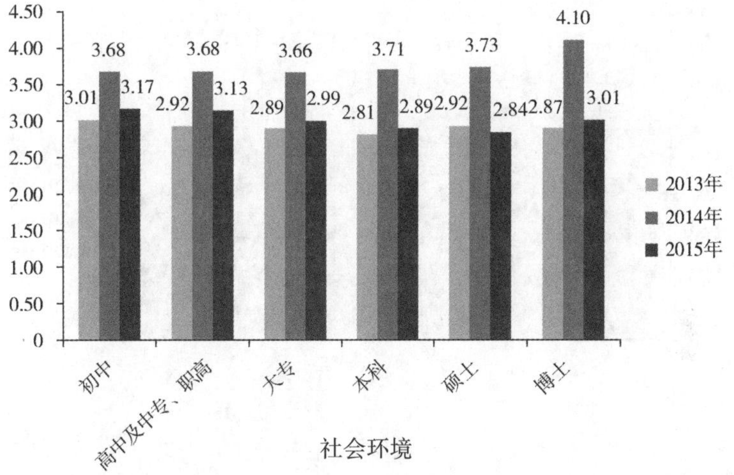

社会环境

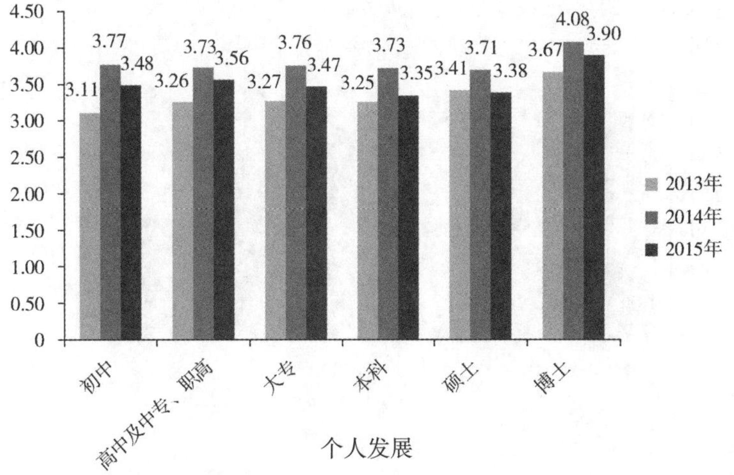

个人发展

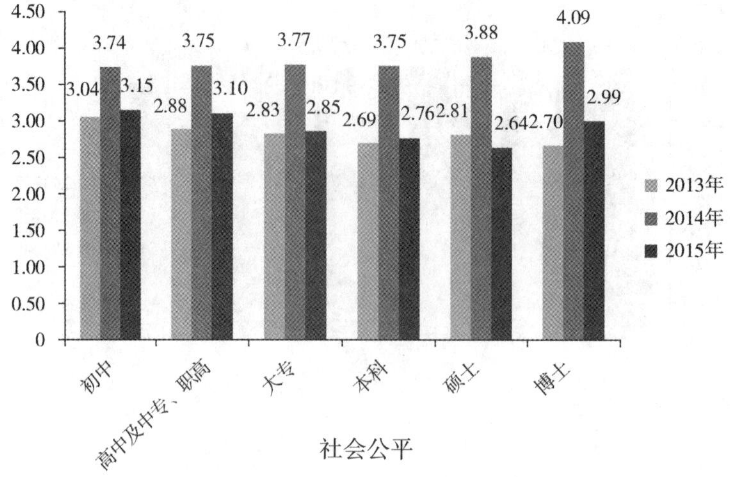

社会公平

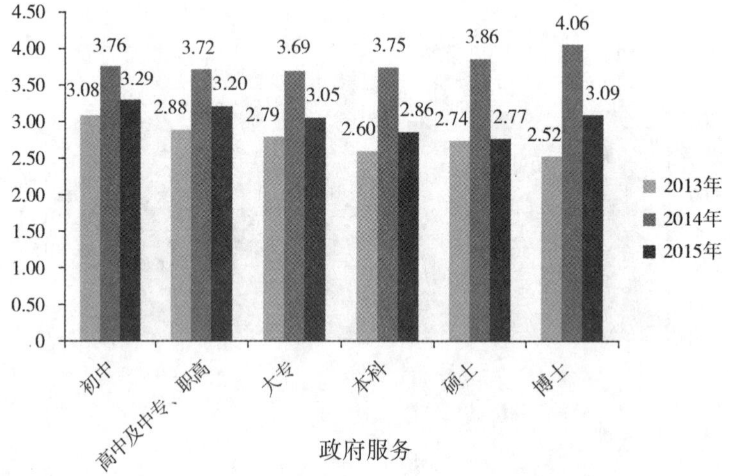

政府服务

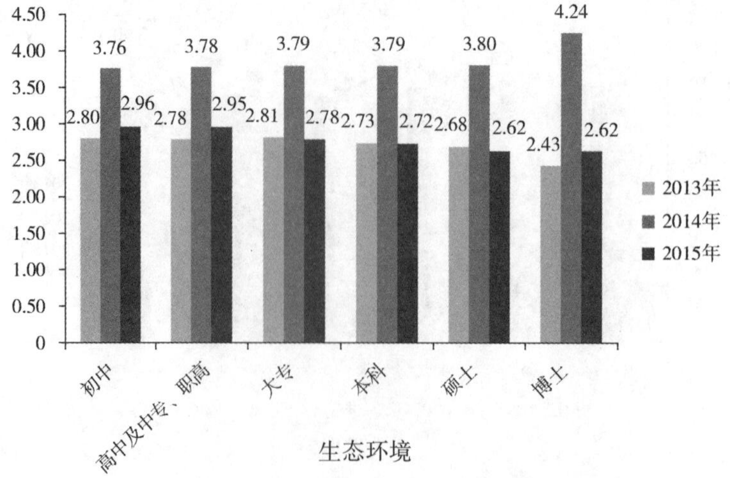

生态环境

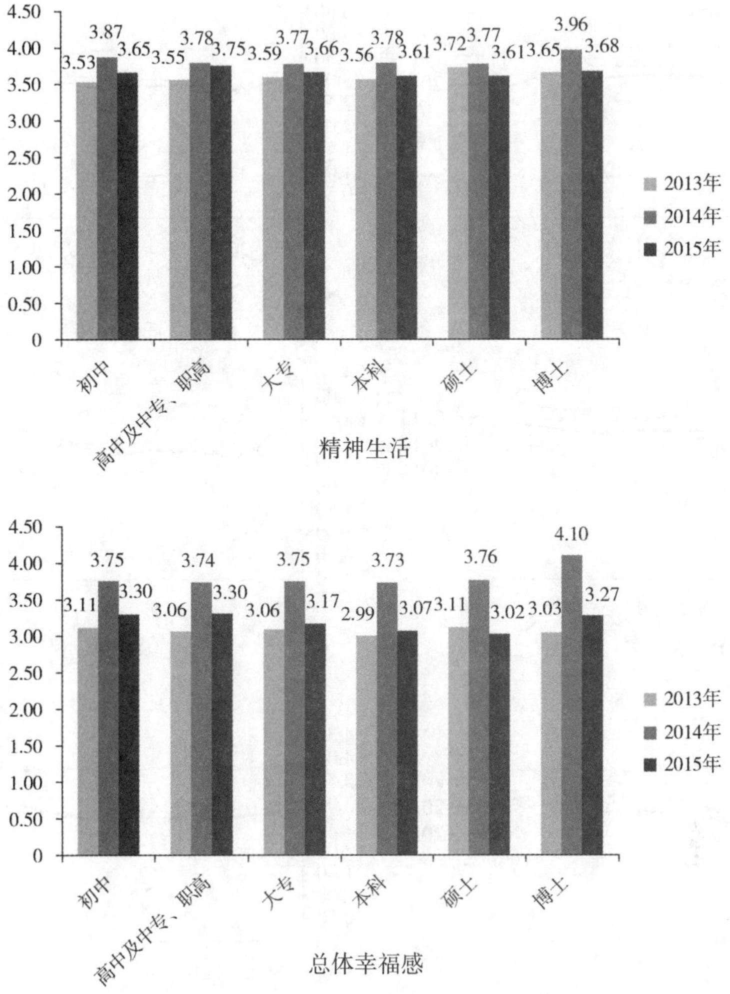

图4－34　2013—2015年不同文化程度的居民幸福感状况比较

（6）年龄差异比较。

如图4－35所示，2013年各项指标分数在不同年龄段的差异较大：66岁以上的老年人在精神生活、生活质量上的评分偏低；56～65岁的居民各项指标评分偏高；26～55岁的居民在同一指标上的评分基本持平；19～25岁的居民各项指标分数则偏低。

2014年各项指标分数在不同年龄段的差异主要体现于年龄两端（18岁以下和66岁以上），处在两端年龄段的居民在生活质量、精神生活、个人发展以及总体幸福感上的评分明显高于其他年龄段。

2015年测评结果表明：19～25岁年龄段的居民在各维度上的评分均为最低，18岁以下居民在社会环境、社会公平、政府服务、生态环境、精神生活和总体幸福感上的评分均为最高，26～55岁居民在同一指标上的评分基本持平。

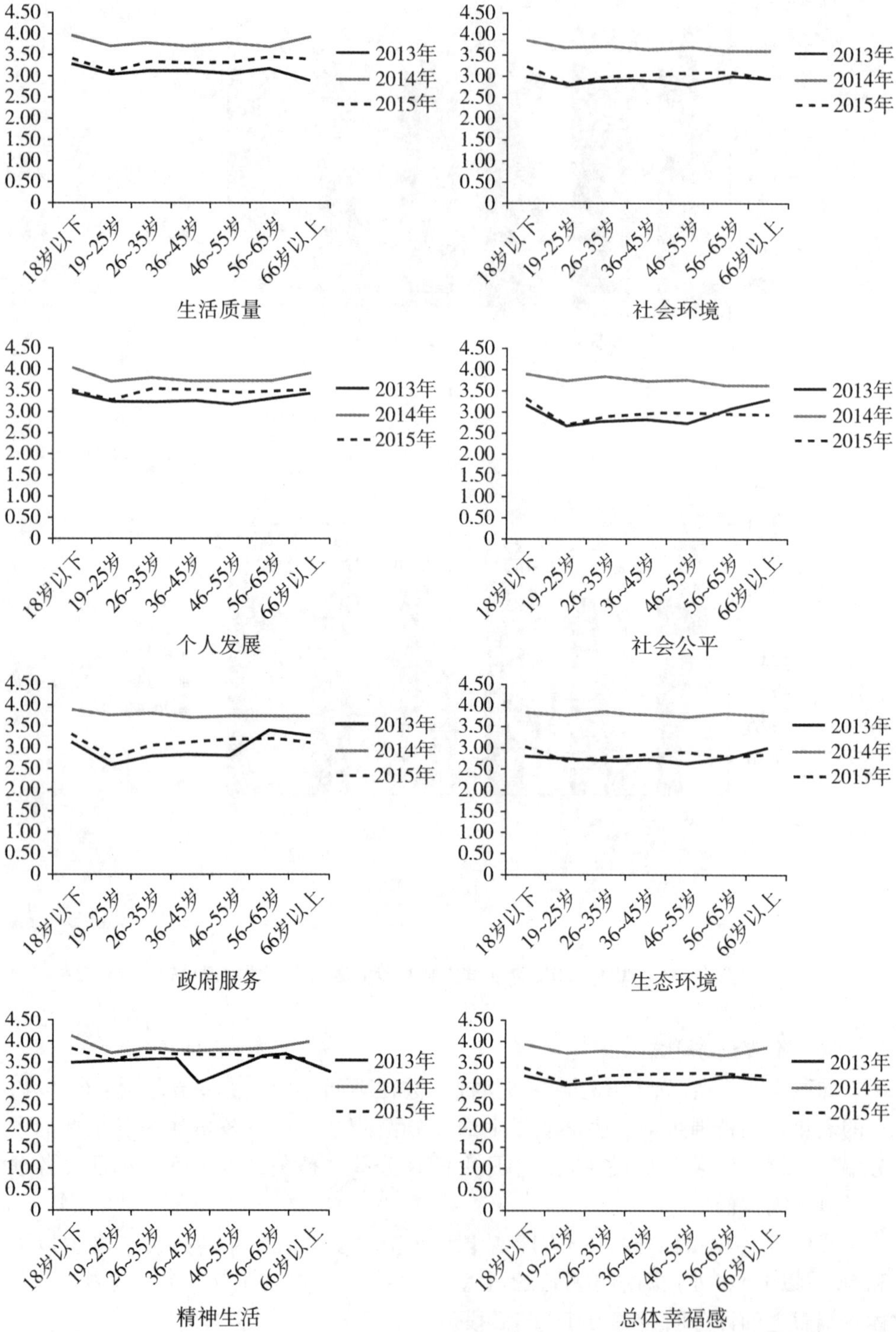

图 4－35　2013—2015 年不同年龄的居民幸福感状况比较

（7）月收入差异比较。

如图4－36所示，居民月收入与幸福感并非线性关系，但从整体情况来看，2013年的高收入居民在精神生活、个人发展、生活质量3项指标和总体幸福感上的评分高于低收入居民，而在社会环境、社会公平、政府服务、生态环境4项指标上，随着收入的增加，各项指标的评分并没有明显上升趋势，基本持平。特别注意到，月收入水平处于20 001～50 000元的居民，在社会环境、社会公平、政府服务3项指标上的评分比其他收入水平的居民都要低。

而在2014年，各项指标分数差异层次不明显，且与月收入的关系呈U形结构，月收入水平处在1 001～20 000元的居民，其各项分数较两端（1 000元以下、20 000元以上）偏低。

2015年测评结果表明：整体而言，月收入为10 000元以下居民在各大维度及总体幸福感上评分随着月收入的增加而增加。此外，值得关注的是，在政府服务维度上，所有居民的评分均高于2013年，而其他维度上的评分则与2013年持平。

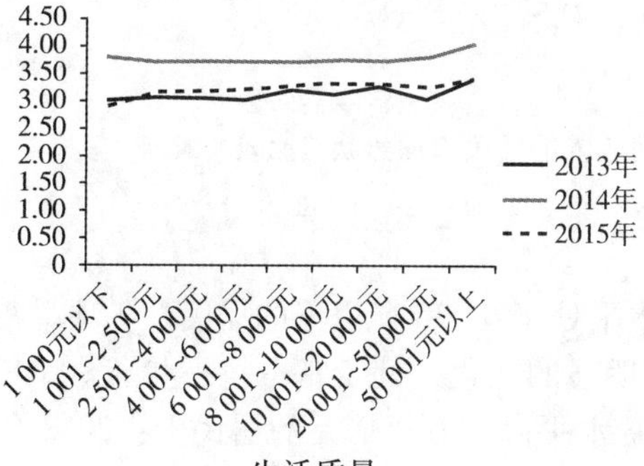

生活质量

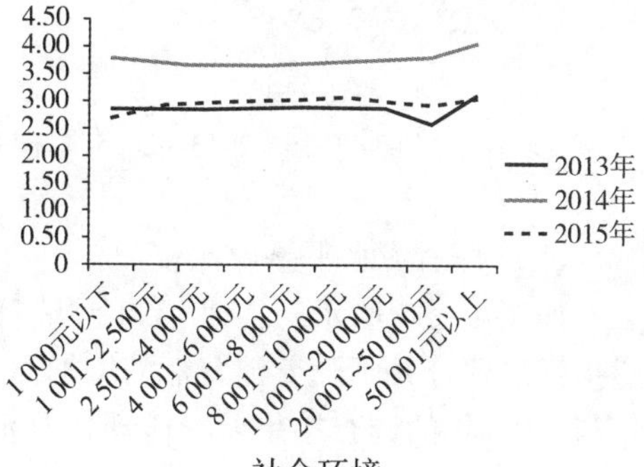

社会环境

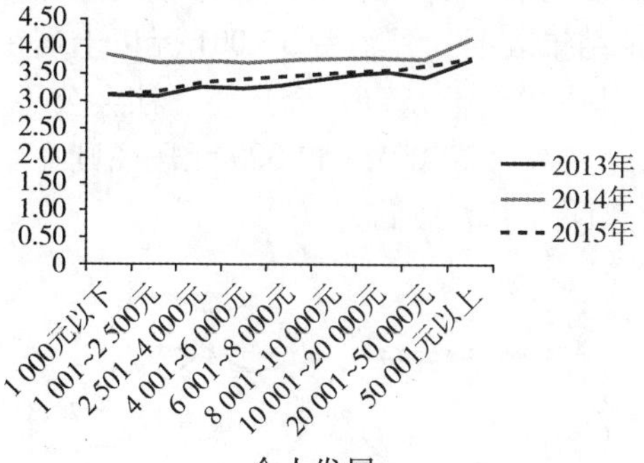

个人发展

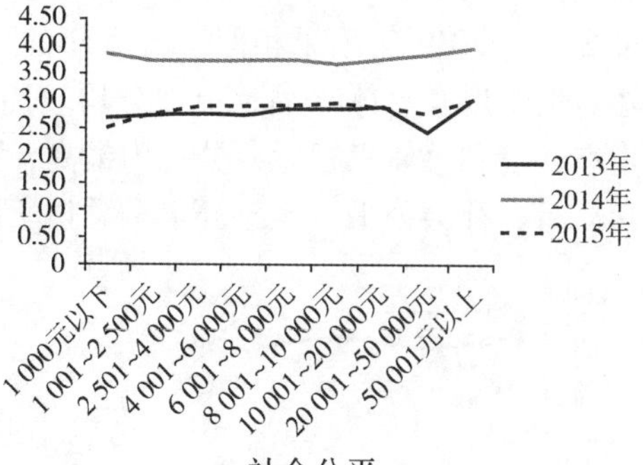

社会公平

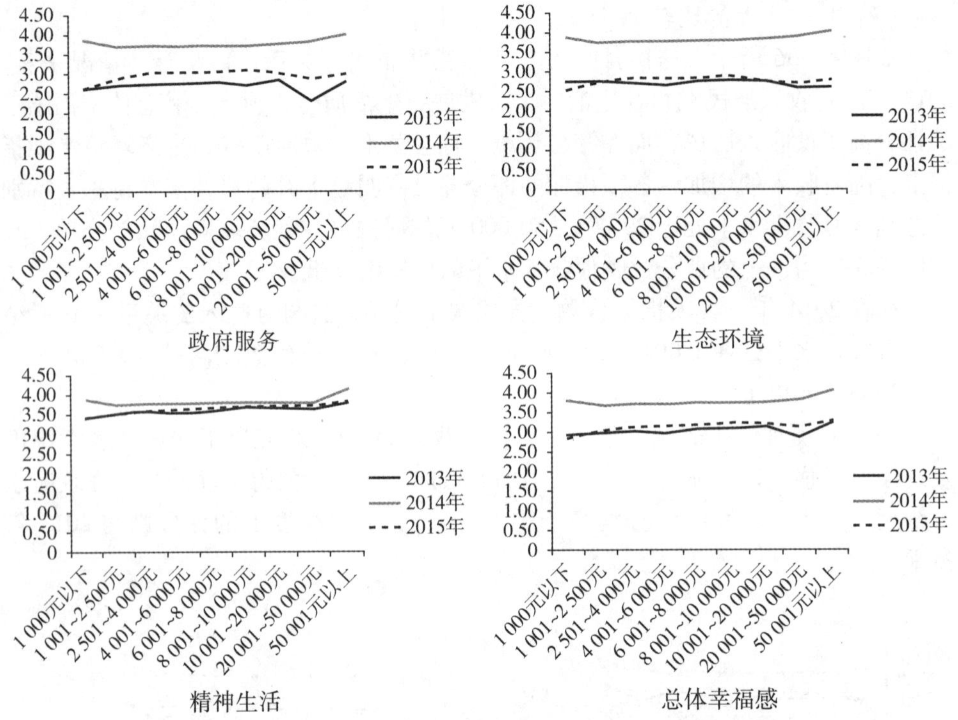

图4－36　2013—2015年不同月收入的居民幸福感状况比较

（8）月消费水平差异比较。

如图4－37所示，在2013年月消费水平处于6 000元以下的居民，各项幸福感指标的评分并不随着消费额的增加而有明显的变化，处于基本持平状态。2013年与2014年的调查结果差异体现在月消费水平高于6 000元的居民上：2013年各项指标分数的峰值出现在月消费处于6 001～8 000元以及20 001～50000元的居民上，到了2014年，50 001元以上月消费的居民各项指标及总体幸福感分数最高。与2014年结果相似，2015年的测评结果表明：月消费50 001元以上居民在各大维度及总体幸福感上评分均较高，其中生活质量、社会环境、社会公平、生态环境和总体幸福感评分均为最高，而月消费为20 001～50 000元居民则在生活质量、社会公平、生态环境和总体幸福感评分上为最低。

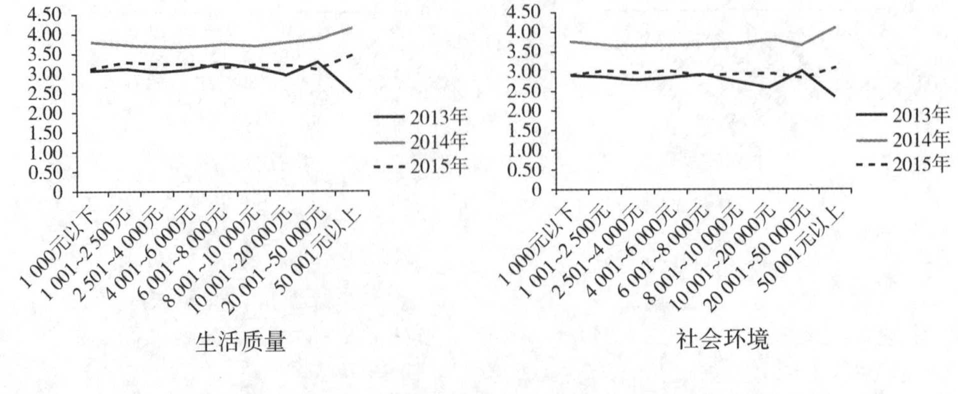

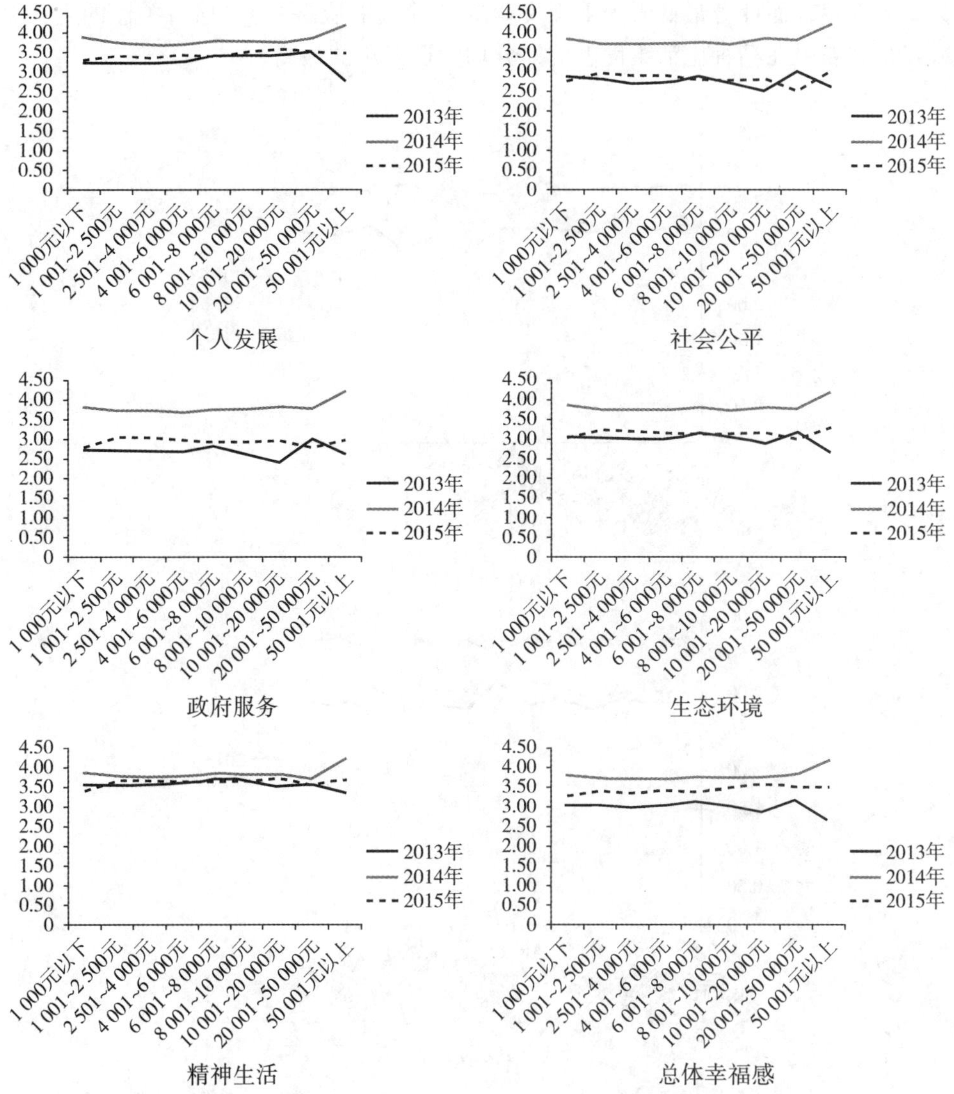

图 4－37　2013—2015 年不同月消费水平的居民幸福感状况比较

（9）职业类型差异比较。

如图 4－38 所示，2013 年在精神生活、政府服务上，相比其他职业类型，军人警察的评分最高，但在个人发展、社会环境以及总体幸福感上的评分偏低；农民在个人发展、生活质量上评分较低，但在其他指标及总体幸福感上评分较高；政府公务员、企业管理人员、自由职业者与个体户在各项分数上均偏高；企业职工、专业技术人员、外来务工者及下岗失业者在各项指标上评分均偏低。2014 年，不同职业居民的各项指标及总体幸福感分数的差异幅度减小，相比其他职业类型，军人警察在个人发展上的评分明显提高，外来务工者、下岗失业者的各项指标评分增幅较大。2015 年测评结果表明：总体幸福感和 7 个维度上评分最高者为军人警察，而评分最低者为下岗失业者（除政府服务外）。值得关注的是：军人警察和农民在精神生活维度上的评分均为近三年的最高。

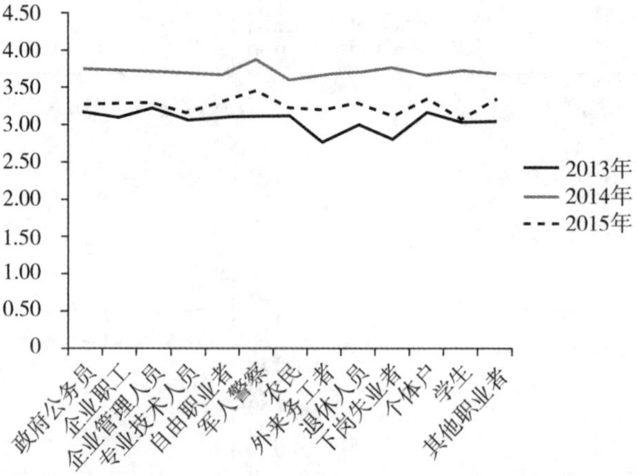

生活质量

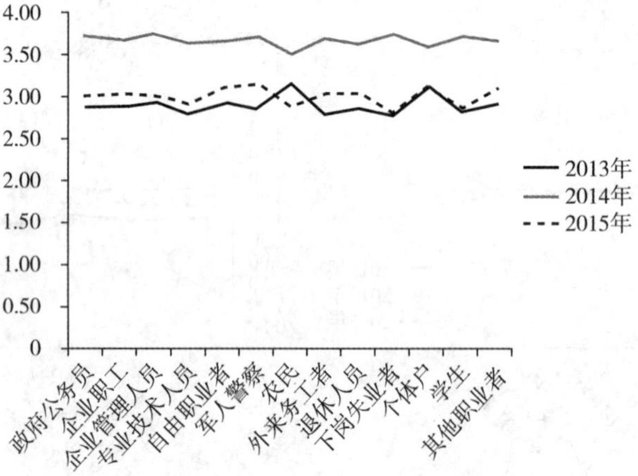

社会环境

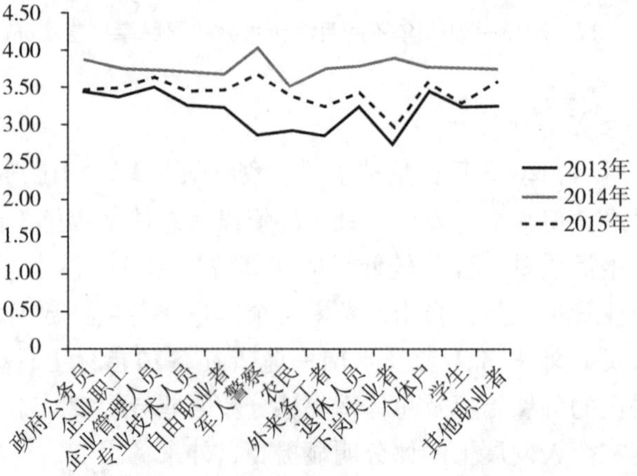

个人发展

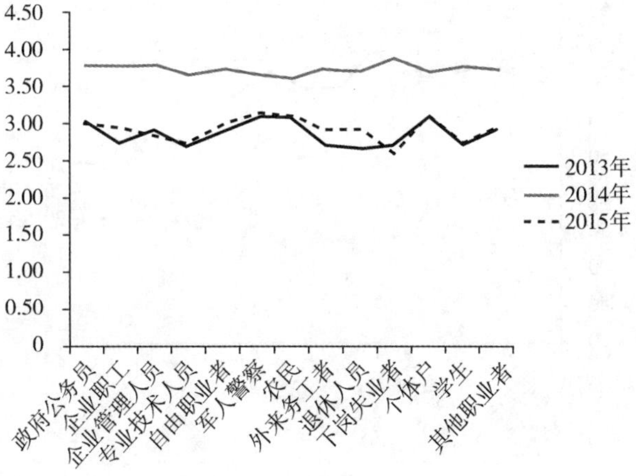

社会公平

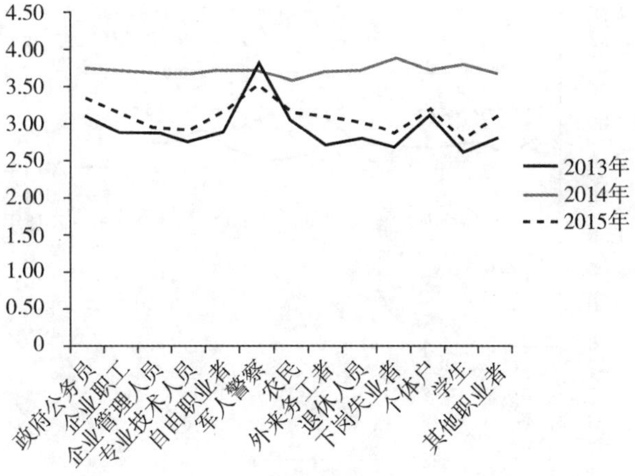

政府服务

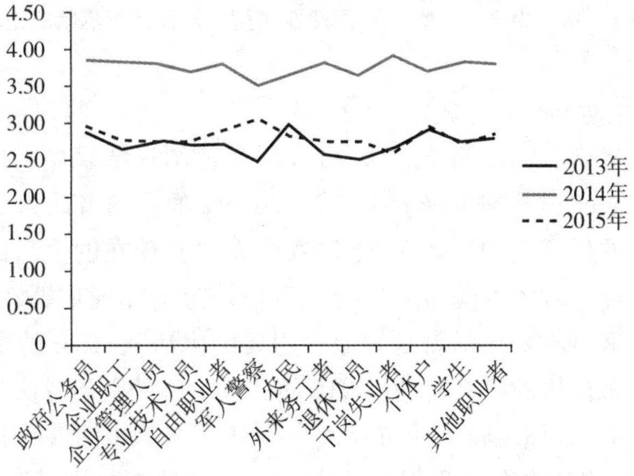

生态环境

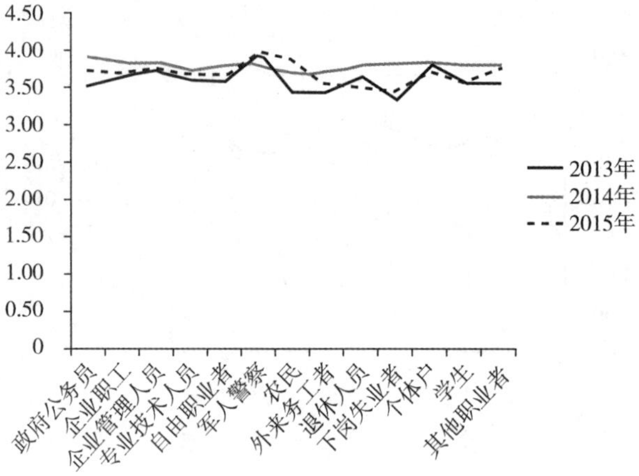

精神生活

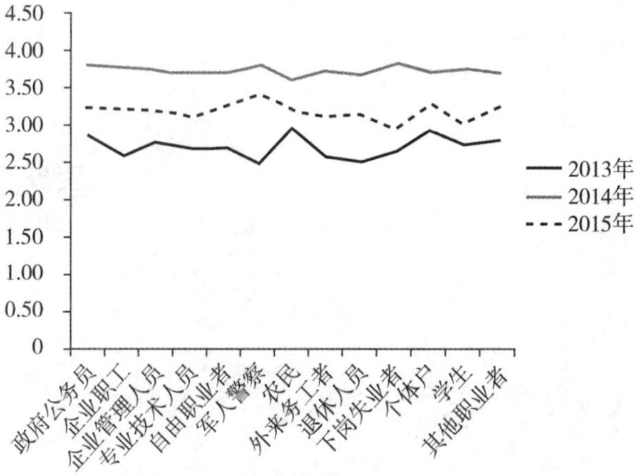

总体幸福感

图 4－38　2013—2015 年不同职业类型的居民幸福感状况比较

（10）居民相对剥夺感比较。

就整体情况而言，2013 年的居民相对剥夺感调查结果显示，81.8% 的受访者认为“我应该过上比现在更好的生活”，20.6% 的受访者认为“我现在的生活就是我原来想要的生活”，21.9% 的受访者认为“我现在的生活比原来预想的更好”。而在 2014 年，67% 的受访者认为“我应该过上比现在更好的生活”，16% 的受访者认为“我现在的生活就是我原来想要的生活”，18% 的受访者认为“我现在的生活比原来预想的更好”。在 2015 年，68.4% 的受访者认为“我应该过上比现在更好的生活”，18.4% 的受访者认为“我现在的生活就是我原来想要的生活”，19.1% 的受访者认为“我现在的生活比原来预想的更好”。可见，目前广州市居民的相对剥夺感的存在仍较为普遍。虽然与 2013 年相比，2014 年和 2015 年居民相对剥夺感的存在比例有所下降，但仍较为普遍。

如表 4－25 所示，相对剥夺感在不同社会群体中存在差异：2013—2015 年，男性居民的相对剥夺感与女性居民均大体相同；2013 年和 2014 年，19 ~ 55 岁居民的相对剥夺感均高于未成年人及老年人，而 2015 年则表现为老年人和 25 岁以下青少年者的相对剥夺感较高；2013 年丧偶居民的相对剥夺感最高，2014 年和 2015 年则是未婚居民的相对剥夺感最高；2013 年博士学历居民的相对剥夺感最高，2014 年则是本科学历居民相对剥夺感最高，2015 年则表现为高学历者，包括本科、硕士和博士学历居民的相对剥夺感最高；2013 年外来务工者的相对剥夺感最高，2014 年则是专业技术人员的相对剥夺感最高，2015 年则表现为军人警察、农民和外来务工者的相对剥夺感较高；2013 年和 2015 年均表现为低收入居民的相对剥夺感较高，2014 年则是中等收入居民的相对剥夺感较高；2013 年低消费和高消费两端的相对剥夺感较高，2014 年则是中等消费水平居民的相对剥夺感较高，2015 年则表现为低消费水平居民的相对剥夺感较高。

表 4 - 25　2013—2015 年居民的相对剥夺感状况比较

		相对剥夺感的状况（%）								
		我应该过上比现在更好的生活			我现在的生活就是我原来想要的生活			我现在的生活比原来预想的更好		
		2013 年	2014 年	2015 年	2013 年	2014 年	2015 年	2013 年	2014 年	2015 年
性别	男	84	67	69	23	14	28	25	17	27
	女	82	67	70	19	17	23	19	18	25
年龄	18 岁以下	75	59	70	23	18	36	28	21	41
	19 ~ 25 岁	83	71	71	15	10	29	16	13	33
	26 ~ 35 岁	82	61	66	21	19	16	32	18	18
	36 ~ 45 岁	83	66	69	27	20	24	27	21	22
	46 ~ 55 岁	84	65	68	31	18	23	27	20	23
	56 ~ 65 岁	67	56	76	22	6	10	44	19	10
	66 岁以上	100	33	68	14	0	28	43	0	28
婚姻状况	未婚	82	69	71	15	11	29	17	14	33
	已婚	83	65	69	28	20	22	29	20	22
	离异	77	63	72	23	16	33	26	18	19
	丧偶	84	56	63	26	11	21	5	11	17
文化程度	初中	80	57	63	25	21	28	27	23	23
	高中及中专、职高	86	69	66	23	18	24	26	19	23
	大专	78	69	72	30	16	25	28	17	21
	本科	83	70	72	19	12	26	17	14	30
	硕士	78	69	73	36	12	19	37	18	22
	博士	86	63	59	100	29	24	100	21	36

（续上表）

		相对剥夺感的状况（%）								
		我应该过上比现在更好的生活			我现在的生活就是我原来想要的生活			我现在的生活比原来预想的更好		
		2013年	2014年	2015年	2013年	2014年	2015年	2013年	2014年	2015年
职业类型	政府公务员	65	62	74	22	22	18	32	20	17
	企业职工	83	67	71	24	20	24	22	20	22
	企业管理人员	83	69	71	38	21	16	37	17	18
	专业技术人员	79	71	73	19	16	25	21	19	23
	自由职业者	84	64	64	32	22	24	35	26	22
	军人警察	75	47	81	0	7	19	25	19	13
	农民	100	63	65	30	19	21	22	20	35
	外来务工者	88	61	63	17	15	40	12	19	24
	退休人员	78	50	73	22	10	17	44	10	11
	下岗失业者	84	64	64	27	7	30	18	13	30
	个体户	84	65	69	36	25	24	47	26	23
	学生	83	69	71	15	11	29	16	14	34
	其他职业	78	63	63	19	18	21	26	16	21
家庭人均月收入	1 000元以下	87	67	67	16	10	37	17	13	35
	1 001～2 500元	83	63	70	15	12	34	14	15	36
	2 501～4 000元	83	68	69	17	16	31	21	20	31
	4 001～6 000元	84	67	68	22	17	25	18	19	24
	6 001～8 000元	77	69	68	24	16	25	26	15	21
	8 001～10 000元	79	68	73	25	20	24	43	21	23
	10 001～20 000元	77	69	72	49	23	15	45	21	21
	20 001～50 000元	80	62	73	24	17	20	20	16	19
	50 001元以上	82	54	59	45	22	13	36	26	25
家庭每月消费金额	1 000元以下	87	65	63	30	14	38	22	14	28
	1 001～2 500元	80	63	64	16	16	29	18	19	28
	2 501～4 000元	84	68	71	19	13	28	20	16	29
	4 001～6 000元	82	69	72	23	18	26	27	18	26
	6 001～8 000元	74	71	70	22	20	27	27	22	23
	8 001～10 000元	87	69	73	38	24	16	36	20	22
	10 001～20 000元	81	67	74	29	22	18	29	16	21
	20 001～50 000元	100	61	61	30	16	17	50	29	28
	50 001元以上	86	61	48	14	13	18	29	10	21

（11）居民心声的比较。

如图 4－39 所示，2015 年受访者选择的影响幸福感因素中，按比例从高到低依次为生活质量、社会环境、个人发展、生态环境、精神生活、社会公平、政府服务；2014 年受访者选择的影响幸福感因素中，按比例从高到低依次为生活质量、社会环境、个人发展、生态环境、精神生活、社会公平、政府服务；2013 年则是生活质量、精神生活、社会环境、生态环境、个人发展、社会公平、政府服务。在三次调研中，都有超过 40% 的受访者认为生活质量是影响幸福感的重要因素，约 15% 的受访者选择政府服务和社会公平。

如图 4－40 所示，2015 年超过 1/3 的受访者认为最需要改善的是生活质量，其次按比例从高到低分别为社会环境、个人发展、生态环境、精神生活、社会公平、政府服务；2014 年超过 1/3 的受访者认为最需要改善的是生活质量，其次按比例从高到低分别为社会环境、个人发展、生态环境、精神生活、社会公平、政府服务；2013 年超过 1/3 的受访者认为需要改善生活质量。

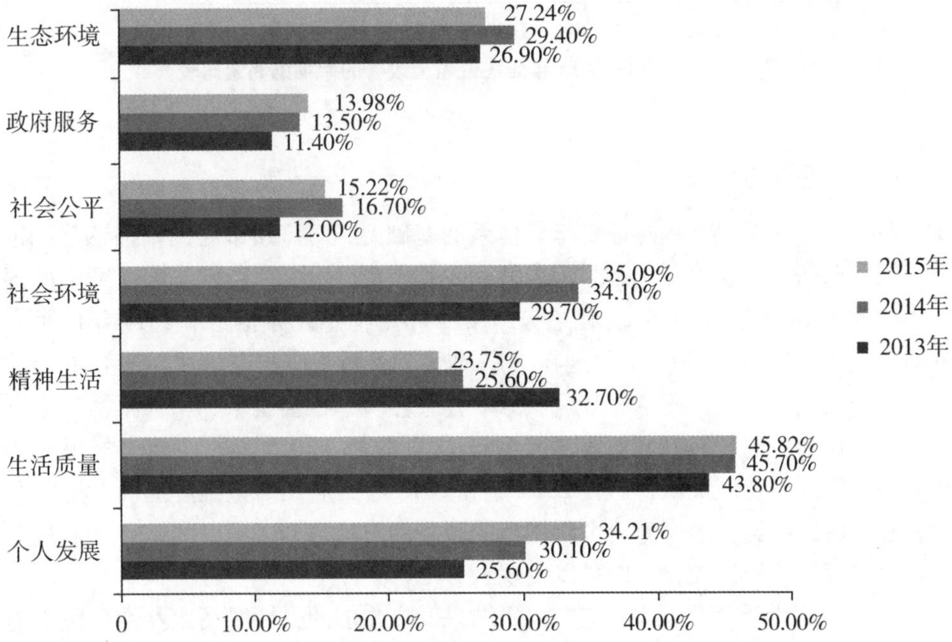

图 4－39　2013—2015 年影响居民幸福感因素的比较

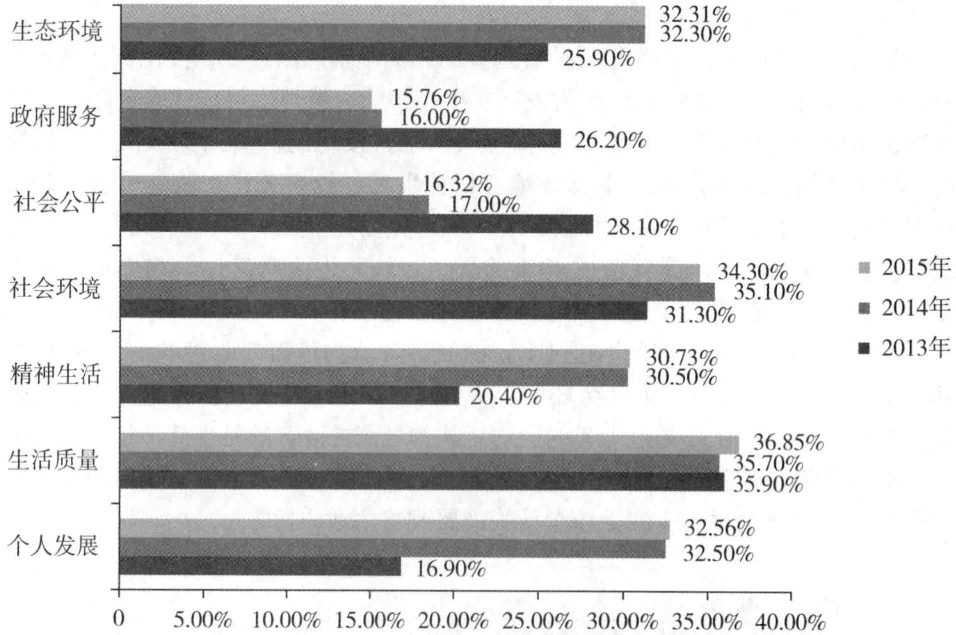

图 4－40　2013—2015 年居民最希望改善的幸福感因素比较

（五）建议与对策

我们在建立居民幸福感评价指标体系的基础上，对广州市居民幸福感状况进行了三次调研。调研结果显示，从 2013—2015 年，总体幸福感与 7 个维度的评分年度变化情况呈现倒 U 形变化趋势，2015 年幸福感评分相比于 2014 年度虽有下降，但依然略高于 2013 年。这在一定程度上表明，广州市居民对于当前相关部门在个人发展、生活质量、政府服务、社会环境、社会公平、精神生活、生态环境上的作为普遍比较认可。此外，值得注意的是：2013 年，广州市居民对于政府服务维度满意度最低，但在 2014 年和 2015 年，居民对该维度的满意度排名均上升，可以看到，政府为居民所做出的服务和贡献得到了居民的认可。通过对人口学变量的差异比较，我们可以发现：

第一，从性别来看，综合三次调研结果，广州市的男性居民比女性居民更为幸福，这可能是由于对于大城市中的女性来说，注重追求个人发展之余，还要照顾家庭，多重的压力使得女性居民的幸福感偏低。

第二，从户籍地来看，2013 年本地居民在多项幸福感指标上显著高于非本地居民，但 2014 年两者之间的分数差距减少，而 2015 年测评表明本地居民在 7 个指标及总体幸福感评分均显著高于非本地居民。广州作为继上海、北京之后的我国大陆经济规模第三大城市，城市公共服务和建设上已经走在全国前沿，但外来人口较多，未能全面协调好教育、医疗等公共资源的供应，致使非本地居民的幸福感呈现波动变化。

第三，从婚姻状况来看，就总体幸福感而言，2013 年的数据支持已婚居民的幸福感最高，未婚或离异居民的幸福感次之，丧偶居民的幸福感最低，但到了 2014 年，婚姻状况对各项指标及总体幸福感的影响并不显著，而 2015 年数据表明未婚居民在 7 个维度和总体幸福感上的评分均为最低。这可能是因为未婚者主要是 19～25 岁的居民，基本属于在校大学生，可能这一群体即将迈出社会，所面临的学业、就业等各种压力正逐渐加大，因此幸福感水平偏低。此外，婚姻是家庭的基础，家庭承担着教育、赡养与抚养等功能。同时，家庭是情感交流最充分的场所，良好的婚姻可以让人们在家庭中得到鼓励和慰藉，因此已婚居民在各维度上的幸福感也都较高。

第四，从文化程度来看，2013 年在个人发展上，初中学历居民的评分显著低于其他学历的居民，而在政府服务上，评分最高者为初中学历居民。但到了 2014 年，不同文化程度的居民在各项指标上均有所提升，且没有显著的差异，博士学历居民的增幅高于其他学历居民。2015 年则表现为在总体幸福感上初中学历，高中及中专、职高学历居民评分均显著高于其他学历者，大专和博士学历者评分均显著高于本科、硕士学历者。

第五，从月收入和消费情况来看，高收入、高消费的居民总体幸福感高于低收入、低消费居民，再次验证了经济基础决定上层建筑。

第六，从职业类型来看，2013 年不同职业类型的居民在各项幸福感指标上分数差异较大，而在 2014 年的差异不大。2014 年军人警察对生态环境最不满意，农民对个人发展最不满意，个体户对社会环境最不满意，但从整体而言，不同职业类型的居民在各项指标分数上仍有了较大提升。2015 年测评结果表明：总体幸福感和 7 个维度评分最高者为军人警察，而评分最低者为下岗失业者（除政府服务外）。工作对个人生活具有重大意义，下岗失业对个体的幸福感会产生较大的伤害，这启示相关的政府部门需要继续重点关注就业问题。

第七，从年龄来看，未成年人及老年人在总体幸福感上稍高于其他年龄段的居民，这可能与未成年人及老年人无须承担过多的生活负担有关，而处在中间年龄段的居民需要面对求职、结婚、购房、供养父母、抚养子女等多重压力。

针对三次居民幸福感调研状况，结合其他相关研究及文献的阅读，为更好地实现“幸福广州”的终极目标，我们认为仍需朝着以下几方面努力：

1．健全社会保障制度，提升生活质量

在 7 项幸福感指标当中，生活质量是权重最高的。在三次调研中，超过 1/3 的受访居民认为要提升幸福感，最需要从生活质量着手（见图 4－40），超过 1/3 的受访居民认为自身的幸福感与生活质量关系最为密切（见图 4－39）。而我们认为，提升生活质量，关键在于完善提高医疗服务水平等社会保障制度。社会保障水平是指一定时期内一个国家或地区社会成员享受社会保障的高低程度。它是社会保障制度的关键要素，也是体现社会保障程度的指标。通过进一步扩大社会保险覆盖面、完善农民工社会保障制度、扩大医疗保险和医疗救助的覆盖面、建立多层次养老保险制度等，提高广州市居民的社会保障水平，提升居民的生活质量。

2. 加强诚信建设，注重食品药品安全

对社会环境维度的8个项目进行分析发现：广州市居民对于社会诚信度和食品药品安全问题的满意度较低。在我国经济与社会发展过程中，诚信缺失现象十分普遍，给我国经济社会生活带来了严重的危害。诚信缺失已经成为制约我国社会主义市场经济高效快速发展的一个瓶颈，成为阻碍我国社会文明建设的主要因素。考察和分析诚信缺失的社会根源，有助于我们为遏制诚信缺失现象不断泛化的趋势提供行之有效的治理方案。此外，食品药品安全问题也日趋严峻。甲醇制酒事件、福尔马林浸泡海产品问题、阜阳奶粉问题、苏丹红事件、三聚氰胺事件、地沟油问题、食用明胶问题等，层出不穷。注重食品药品安全建设，提高社会诚信度，必须要落实贯彻思想道德建设的基本措施，要看到问题的根源，相信通过政府的不懈努力最终能够取得长足进步。在建设社会主义和谐社会的过程中，社会主义政治、经济、文化要齐头并进，总结现在的经验教训，通过加强德育法制教育，对人们的思想、行为进行规范引导，使得“爱国、敬业、诚信、友善”内化为人们的基本行为准则，从根源上实现净化社会风气、改善社会环境的目的。

3. 增强社会管理，保证社会公平

对社会公平维度的5个项目进行分析发现，广州市居民对于诉求表达渠道的满意度最低，仅为2.83。“畅通和规范群众诉求表达”，也是党的十八大报告就加强和创新社会管理提出的要求。贯彻党的群众路线，就要倾听群众的声音、了解群众的诉求，通过维护群众的表达权利，给群众“说”的机会，将群众路线落到实处。第一，要不断创新方式，不仅要继承党的优良传统，更要适应新形势，勇于创新：及时公开重大社会事项；积极搭建各种表达平台，以扩大群众诉求表达渠道；构建群众监督制度，以扩大监督权。第二，建立健全各项保障机制：建立健全群众反映诉求的组织保障机制，建立健全党员领导干部直接联系群众机制，使基层群众真正感受到“有话能说”“说话管用”，保障社会公平。

4. 深化政务公开，加强政务服务

对政府服务维度的6个项目进行分析发现，广州市居民对于政府的工作效率和政务公开程度满意度较低。政府要落实热情服务居民的信念，将为民服务工作放在社区所有工作的重中之重，从关乎居民切身利益的具体事情入手，从居民最不满意的问题抓起，认真做好就业再就业、保障性住房、医疗救助、社会保障等，督促各业务部门集中力量办成、办好居民的每一件事，解决好急事、难事，切实让每一位居民都能依法享受惠民政策。此外，推进政务公开，需要从各个制度层面逐步推行，目前可以重点在几个方面下功夫。首先，完善制度建设，健全体制机制。其次，依法清权确权，推进行政权力公开透明运行。政府各个部门要狠抓清权确权，绘制权力运行流程图，并在政府门户网站上公开权力事项、工作规则、流程图等，便于社会各界了解和监督。再次，创新审批方式，推进行政审批制度改革。各级政府要努力将政务公开与行政审批制度改革结合起来，不断改革现场审批方式，建立网上审批平台，促进行政审批制度改革向纵深方向发展。最后，把握公开重点，不断提高政务公开的质量和水平。各级行政机关要结合本部门、本单位、本系统的特点，以关系群众切身利益的重要事项和本部门的核心权力为重点，不断丰富政务公开的内容。

5. 践行生态文明，保护生态环境

对生态环境维度的6个项目进行分析发现，广州市居民对于饮用水质量、空气质量和卫生状况担忧较大。生态文明建设既是保持经济持续健康发展的迫切要求，也是有效破解发展中面临的资源约束、生态环境问题的根本途径。实现可持续发展，必须树立“在保护中发展，在发展中保护”的理念，以生态优势为依托，以绿色发展为前提，以转型升级为策动，大力推进生态文明建设。第一，合理利用资源，提高使用效率，加强防污治理，保护生态环境。根据控总量、减存量、压增量的原则，进一步加强环境综合治理，改善生态环境质量，加大污染物减排力度，加强生态环境保护，加强自然生态修复。第二，提高环保意识，健全法律法规；提倡面向未来的更加可持续的消费方式，使绿色文化观念、绿色消费观念成为主流文化。同时，针对薄弱环节破解体制机制障碍，加快生态文明制度体系建设。一方面积极推广生态文明理念；另一方面建立健全生态文明制度。只有通过逐步完善体制机制，加速推进生态文明建设，才能走一条生态文明和经济文明高度融合的可持续发展之路，真正实现经济发展与生态保护双赢。

6. 推广社区心理健康建设，减少相对剥夺感

大多数学者对相对剥夺感的研究得出的结论是：社会发展的不平衡暂时拉大了少数人与多数人之间在利益占有方面的差距，导致多数人程度不同的期望受挫，产生相对剥夺感。改革开放燃起了人们追求自身利益的欲望，但改革并不均衡地给各阶层带来同等的利益增长，各阶层在衡量自身利弊得失时，往往参照其他阶层群体，以人之长比己之短，产生一种相对剥夺的感受，可能在某个时期内引起一定的不满情绪甚至反抗行动。针对此问题，本研究认为可大力发挥本市的“幸福广州心理服务与辅导基地”的作用，为增进社会和谐、建设“幸福广州”贡献力量；同时，也能以此为基点，大力推广社区心理服务，规范广州市现有的各个心理服务机构，创造出适合广州的有效的工作模式，让社会各界均能关注和重视心理健康工作，共同努力建设“幸福广州”。

综上所述，提升居民幸福感水平，建设“幸福广州”是一项任重而道远的伟大工程。创新社会管理与服务、完善城市建设管理长效机制、改善人居环境、增进民生福祉等，切实为市民群众办实事、做好事、解难事，统筹兼顾广州市居民在生活质量、社会环境、个人发展、社会公平、政府服务、生态环境、精神生活7项幸福感指标上的幸福感水平，实现各维度幸福感的均衡发展。

（郑晓纯　罗品超　郑希付）

第五章　儿童社区归属感与身份认同研究

一、流动儿童社区归属感的问卷编制及现状研究

（一）社会归属感概述

1. 社区归属感的定义

人本主义心理学家马斯洛提出人具有归属与爱的需要，是生理与安全需要基本满足之后重要的需要。归属感是个体知觉到被别人或团体认可与接纳时产生的一种感受，从而体验到安全感。[1]

社区归属感的概念在研究中还没有统一的定论。文献中最早采用的是地区归属感，是人们对他们所居住地方的一种情感联结。[2] Gerson 等（1977）认为社区归属感是个人对其邻居及周围邻里的承诺，这种承诺可以解释为居民愿意长久地住在一个社区内，而且他们乐于为其社区的建设与发展做贡献，并且愿意参与其社区的活动。[3]社区归属感除了情感上的亲密感，也表现在行为上，愿意主动参与社区活动。Hummon（1992）认为社区归属感包括了人对所居住地的一种情感投入。[4]社区归属感最主要的特征是个人对所居住社区产生的亲密感的倾向。Hidalgo & Hernandez（2001）认为，社区归属感是人与所居住地方之间更加具体化、积极有效的情感联结，是人们对所居住地方保持亲密感情的需要。[5]社区归属是人们对社会环境的一种积极联系，提供有益心理支持和认同支持。《中国大百科全书·社会学卷》认为社区归属感是指社区居民把自己归入某一地域人群集合体的心理状态，这种心理既有对自己社区身份的确认，也带有个体的感情色彩，主要包括对社区的投入、喜爱和依恋等情感。

结合已有的研究与研究对象的特征，本研究把儿童的社区归属感解释为儿童对所住社区及社区人群的认同、喜爱、依恋的心理感受，愿意长久地住在一个社区内，而且乐于参与其社区的活动，愿意为其社区的建设与发展做贡献。

2. 社区归属感的测量

对社区归属感的问卷测量可见于社区归属感、社区感的测量中。

（1）社区归属感。

Guest Lee（1983）认为社区归属感的维度包括两个，情感维度和认知维度，

情感维度有两题“通常是否会说这个社区感觉像家一样”“假设由于某些原因你要搬离社区，你会感到多难过”，认知维度的题目是“你对了解这个社区的发展走向有多感兴趣”。[6]单菁菁（2003）在研究中通过五个问题来测评居民的社区归属感，例如“您是否同意，社区是我家，建设靠大家”“如果要搬家，您会对现在的社区感到留恋吗”“如果条件许可，您希望长期住在本地吗”等。[7]吴新慧（2011）认为流动儿童的城市社区归属感包括城市喜爱感、城市生活自豪感、城市依恋感、社区事情兴趣、城市认同感五个方面。[8]周爱萍（2013）从居民对社区的满意度、对社区进步的认知、社区依恋感、居民之间往来程度这四个方面考查居民的社区归属感。[9]庞海蓉（2009）从社区依恋度、社区喜爱度、社区认同感、社区事务关心程度来测量老年人的社区归属感。[10]

综合已有的这些研究来看，社区的依恋度、喜爱度、认同感，都属于对社区以及对社区的人的一种情感，是对社区的一种内心感受；对社区事务关心，体现在对居民、对社区活动的关心和参与。对社区发展的关注上，是由情感所引发的行为表现。对社区的情感归属以及对社区的行为表现是社区归属感很重要的两个方面。

（2）社区感。

对社区感测量的研究相对较多，McMillan & Chavis（1986）提出的四因素模型是解释社区感引用最广泛的理论，是这三十多年来对社区感研究中最主要的理论参考，四因素分别是成员意识（Membership）、影响力（Influence）、需要的整合与满足（Integration）、共同的情感联结（Fulfillment of Needs）。[11]1990年McMillan与Chavis，对原有的模型进行了修改，将原有的四因素模型改为：情绪感受、人际信任、公平交换和传承艺术。

武雪婷等（2009）在林瑞钦、刘邦富等人编制的社区意识量表基础上编制《外来人口社区感问卷》，认为社区感包括社区关怀、社区认同、社区责任感和社区亲和四个因素。[12]

牟丽霞（2007）、俞建华（2012）分别对城市居民、农村居民进行文本调查，经过访谈、编制问卷等一系列严密的调查研究后发现社区感由三个部分组成，包括集体认同（认知因素）、相互依恋（情感因素）和传承倾向（行为的准备状态）。[13][14]

对社区感的结构研究结果多样，尽管社区感还没有形成一个统一的结构，但研究者还是比较认可社区感包括认知、情感、行为三个方面。

（二）流动儿童社区归属感的问卷编制

1. 问卷维度的构想

综合对社区归属感以及社区感的研究，本研究假设流动儿童社区归属感由对社区的认知评价、情感归属和行为倾向三个维度构成。对社区的认知评价是指对所住社区以及社区人群的看法；对社区的情感归属是指对所住社区及社区人群的认同、喜爱、依恋的心理感受，愿意长久地住在一个社区内；对社区的行为倾向是指乐于参与所住社区的活动，愿意为社区的建设与发展做贡献。

2. **问卷项目的确定**

（1）访谈。

①研究目的。采用访谈的方式，了解流动儿童对社区的感受，分析社区归属感的结构，收集符合他们特点的表达，为问卷的编制提供依据。

②研究对象。抽取了广州市和佛山市的三所学校，分五、六、七、八年级进行抽取，共访谈12名流动儿童。

③研究工具。结合已有的研究，在对社区归属感结构假设的基础上，从对社区的认知评价、情感归属以及行为倾向三个方面初步编制流动儿童社区认同感的半结构化访谈提纲，之后在研究课题小组内讨论，结合小组及导师意见修改提纲，最终确定流动儿童社区归属感访谈提纲。详情如下：

流动儿童社区归属感访谈提纲

谢谢你参与我们的研究，问题的答案没有对错、好坏之分，你的真实想法和实际情况将为我们的研究提供很大的帮助。访谈是为了了解你对社区的感受，在访谈过程中我们会录音，我们的录音文件会保密，不采用姓名编号，你们的名字不会出现在任何研究文件中。

1. 描写和评价现在生活的社区和那里的人。
2. 社区的本地人多还是外地人多？在交往上，你更愿意选择本地孩子还是外地孩子？为什么？
3. 在这个城市有没有亲戚？关系怎么样？
4. 回到社区有没有感觉像回到家乡一样？为什么？
5. 你在向你的朋友、同学、老师等周围的人提到自己住在这里的时候，你有什么感受？
6. 你喜欢你生活的这个地方吗？你喜欢它什么？你不喜欢它什么？
7. 你更喜欢生活在这个社区还是家乡？为什么？
8. 社区有组织过什么活动？你参加了哪些活动？
9. 平时跟社区的人交流吗？交流什么？
10. 你理想中的社区是什么样子的？
11. 用三个形容词描述你生活的社区，同时用两句话描写对社区的感受与情感。

（2）开放式问卷。

①研究目的。通过开放式问卷的形式，更加深入了解流动儿童对社区的感受，为项目的编制提供材料。

②研究对象。在广州的中小学中抽取五、六、七、八年级共55名流动儿童。

③研究工具。自编《流动儿童社区归属感开放式问卷》。要求学生用200字左右的一段话描述他们对现在所居住社区的认识、情感态度、人际关系以及为社

区改进所做的努力等。

（3）项目的编制。

①项目的选编。第一，对访谈的材料进行整理，记录访谈中的重要信息，提取符合社区认同感定义的内容，编制成问卷条目。第二，处理开放式问卷收集到的资料，抽出有意义的关键部分，编制成问卷条目。第三，从前人已有的问卷中，抽出符合定义的条目。

②项目的评估。首先，请华南师范大学心理系老师、5 位心理学专业研究生以及课题研究小组对初编问卷项目进行评估。评估从以下三个方面进行：第一，题目的可读性、表述的准确性，对小学、初中的孩子们来说是否能理解句子表达的含义。第二，题目的有效性，能否测得流动儿童对社区的认同感。第三，维度定义的符合度，题目所测得的内容是否能表达维度的含义。

其次，对修改后的项目进行编排，形成问卷的初稿，请 10 位 11 ~ 14 岁的孩子对题目的可读性进行评估。对题目可读性的评定采用李克特 5 点量表评定方法，“1”表示完全不明白，“2”表示基本不明白，“3”表示不确定，“4”表示基本明白，“5”表示完全明白。经过评估，孩子都可以明白条目的含义。《流动儿童社区归属感初编问卷》如下：

流动儿童社区归属感初编问卷

亲爱的朋友：

你好！这份问卷是对目前所居住社区（例如生活的小区、村、厂房等）的一些基本态度体验。调查结果仅为学术研究之用，绝对保密，请放心作答。填答问卷时，请根据你的亲身感受，在题目相应的选项上打“√”。每个项目只能有一个选择。本次填答不用署名，不必有任何顾忌，请如实反映出你的真实感受。衷心感谢你的支持和合作！

1. 性别：①男　②女

2. 年级：①五年级　②六年级　③七年级　④八年级　⑤其他（请写明）

针对你目前居住的社区，回答下面问题。请在符合你的情况的数字上打“√”。

数字 1 ~ 5 代表的含义：1 很不符合　2 不太符合　3 不确定　4 比较符合　5 非常符合

序号	题目	很不符合	不太符合	不确定	比较符合	非常符合
1	我对社区的印象很好	1	2	3	4	5
2	在社区里有和我同一个地方来的亲戚或朋友	1	2	3	4	5
3	我是社区的小主人	1	2	3	4	5
4	与本地同伴相比，我对外地同伴更有亲近感	1	2	3	4	5
5	会说本地方言很重要	1	2	3	4	5
6	我能适应社区里的生活	1	2	3	4	5
7	社区经常举行一些活动	1	2	3	4	5
8	我能说出社区的名字和地址	1	2	3	4	5
9	社区是一个适合我生活的好地方	1	2	3	4	5
10	在社区里，邻居们会相互帮助	1	2	3	4	5
11	社区里没几个人认识我	1	2	3	4	5
12	我希望可以长期住在这个社区	1	2	3	4	5
13	我为自己是这个社区的居民感到自豪	1	2	3	4	5
14	我喜欢在这个社区生活	1	2	3	4	5
15	我喜欢我的邻居	1	2	3	4	5
16	我喜欢社区里的小伙伴	1	2	3	4	5
17	别人说这个社区坏话时，我会感到生气	1	2	3	4	5
18	回到这个社区，我感到高兴	1	2	3	4	5
19	跟老家相比，我更喜欢住在这个社区	1	2	3	4	5
20	如果要从这个社区搬走，我会舍不得	1	2	3	4	5
21	这个社区让我有家乡的感觉	1	2	3	4	5
22	除了家人，我感到在社区没有可以信赖的人	1	2	3	4	5
23	别人夸这个社区时，我感到自豪	1	2	3	4	5
24	我感到无法融入这个社区	1	2	3	4	5
25	这个社区让我觉得安全	1	2	3	4	5
26	我在各方面的表现越来越像这个社区里的居民	1	2	3	4	5

（续上表）

序号	题目	很不符合	不太符合	不确定	比较符合	非常符合
27	遇到困难，我常向社区里的人求助	1	2	3	4	5
28	我经常帮助社区的其他人	1	2	3	4	5
29	我常与同伴分享我在社区生活的故事	1	2	3	4	5
30	我常参与社区组织的活动	1	2	3	4	5
31	我常做力所能及的事情来维护社区的形象	1	2	3	4	5
32	我常关注社区的各种信息（如新的告示、举行什么活动等）	1	2	3	4	5
33	我对社区里发生的事情很感兴趣	1	2	3	4	5
34	遇到同一个社区的居民时，我们常常会打招呼	1	2	3	4	5
35	我接受并遵守社区的规章制度	1	2	3	4	5
36	我常主动在社区里交朋友	1	2	3	4	5

3. 问卷的正式施测

（1）研究目的。

考查流动儿童社区归属感问卷的信度、效度水平。

（2）研究方法。

①研究对象与过程。被试选自广州市、佛山市的四所学校，选取五、六、七、八年级，以班级为单位进行抽样调查。剔除漏答题目过多以及规律性回答的问卷，共获取有效问卷922份，其中流动儿童485人（52.6%），非流动儿童435人（47.2%），缺失2人（0.2%）；男生473人（51.3%），女生435人（47.2%），缺失14人（1.5%）；五年级学生211人（22.9%），六年级学生230人（24.9%），七年级学生241人（26.1%），八年级学生239人（25.9%），缺失1人（0.1%）。结果如表5－1所示。

表5－1　正式施测被试的基本情况（$N=922$）

变量	属性	人数	比例（%）
学生类型	流动儿童	485	52.6
	非流动儿童	435	47.2
	缺失值	2	0.2

（续上表）

变量	属性	人数	比例（%）
性别	男	473	51.3
	女	435	47.2
	缺失值	14	1.5
年级	五年级	211	22.9
	六年级	230	24.9
	七年级	241	26.1
	八年级	239	25.9
	缺失值	1	0.1
子女数	1 个	181	19.6
	2 个及以上	728	79.0
	缺失值	13	1.4

②研究工具。《流动儿童社区归属感问卷》包含两个维度，即社区情感归属和社区行为倾向。问卷有 16 个项目，情感归属维度包含 9 个项目，行为倾向维度包含 7 个项目。《流动儿童社区归属感问卷》如下：

流动儿童社区归属感问卷

针对你目前居住的社区，回答下面问题，请在最符合你实际情况的选项数字上画圈“○”。

序号	题目	很不符合	不太符合	不确定	比较符合	非常符合
1	我对目前生活的社区印象很好	1	2	3	4	5
2	这个社区是一个适合我生活的好地方	1	2	3	4	5
3	我喜欢在这个社区生活	1	2	3	4	5
4	我喜欢社区里的小伙伴	1	2	3	4	5
5	我希望可以长期住在这个社区	1	2	3	4	5
6	回到这个社区，我感到高兴	1	2	3	4	5
7	如果要从这个社区搬走，我会舍不得	1	2	3	4	5
8	我在各方面的表现越来越像这个社区里的居民	1	2	3	4	5
9	遇到困难，我常向社区里的人求助	1	2	3	4	5

（续上表）

序号	题目	很不符合	不太符合	不确定	比较符合	非常符合
10	我经常帮助社区的其他人	1	2	3	4	5
11	我常与同伴分享我在社区生活的故事	1	2	3	4	5
12	我常参与社区组织的活动	1	2	3	4	5
13	我常做力所能及的事情来维护社区的形象	1	2	3	4	5
14	我常关注社区的各种信息（如新的告示、举行什么活动等）	1	2	3	4	5
15	遇到同一个社区的居民时，我们常常会打招呼	1	2	3	4	5
16	我常主动在社区里交朋友	1	2	3	4	5

③统计工具。采用 AMOS 17.0 和 SPSS 11.5 对已收集的数据进行统计分析。

（3）结果与分析。

①验证性因素分析。采用 AMOS 17.0 对正式施测所获得的 922 名被试的数据进行验证性因素分析，对预测数据得到的两因素模型进行验证，通过检验模型的拟合程度来考查编制的社区归属感问卷的结构效度。结果如图 5－1 所示，其拟合度指标见表 5－2。

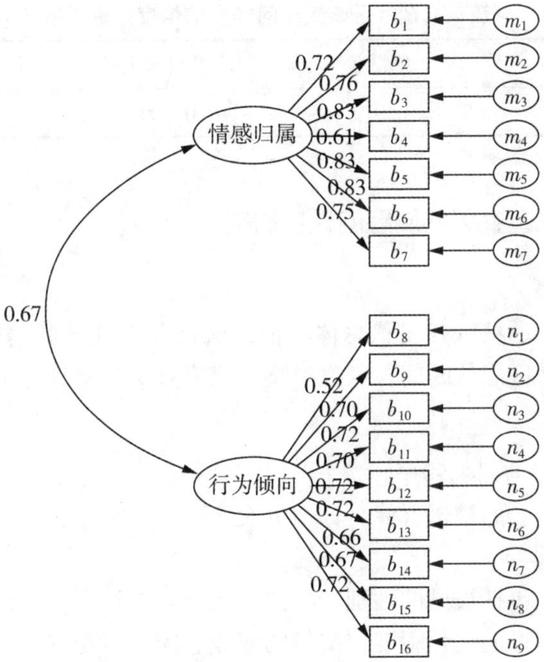

图 5－1　社区归属感的两因素模型

表 5－2 《流动儿童社区归属感问卷》的验证性因素分析结果（16 个项目，$N=922$）

χ^2	df	χ^2/df	RMSEA	GFI	AGFI	CFI	IFI
562. 154	103. 000	5. 458	0. 070	0. 927	0. 904	0. 940	0. 940

判断模型拟合程度常用的指标有χ^2/df、RMSEA、GFI、AGFI、CFI、IFI 等。一般认为χ^2/df的值在 10 以内，模型可以接受。RMSEA 的取值范围在 0 到 1 之间，但越接近于 0 越好，RMSEA 小于 0. 080 表明模型的拟合是可以接受的；其他拟合指标 GFI、AGFI、CFI、IFI 等的取值范围也在 0 到 1 之间，越接近于 1，拟合度越好。[15]

本研究 RMSEA 为 0. 070，GFI、AGFI、CFI、IFI 的值都在 0. 900 以上，社区认同感问卷的两因素模型拟合度较好，表明正式施测的社区认同感问卷具有较好的结构效度。

②信度分析。采用 SPSS11. 5 分析社区归属感问卷的内部一致性信度（Cronbach α）。量表信度指标的判别标准认为 α 系数值在 0. 600 ~ 0. 699 表示信度尚可，0. 700 ~ 0. 799 表示信度佳，0. 800 ~ 0. 899 表示信度甚佳，0. 900 以上表示信度非常理想。[16]本研究中总问卷的内部一致性系数为 0. 922，情感归属因子的信度为 0. 903，行为倾向因子的信度为 0. 885。社区归属感问卷信度非常理想。结果如表 5－3 所示。

表 5－3 《流动儿童社区归属感问卷》的信度分析结果（$N=922$）

	总量表	情感归属因子	行为倾向因子
α	0. 922	0. 903	0. 885

（三）流动儿童社区归属感的现状研究

1. 研究目的

考查流动儿童的社区归属感总体特征；流动儿童社区归属感在性别、年级、是否独生子女、社区居住时间、家庭类型、家庭社会经济地位上的差异。

2. 研究方法

（1）研究对象与研究程序。

被试为正式问卷的被试群体，详情见表 5－1。

（2）研究工具。

①基本信息。包括被试的性别、年龄、年级、在社区生活的时间、家庭子女数、家庭类型、父母的文化程度、父母的职业、家庭资源等信息。

②《流动儿童社区归属感问卷》。《流动儿童社区归属感问卷》采用自编量

表，包括情感归属和行为倾向两个维度，共 16 个项目，情感归属维度有 9 个项目，行为倾向维度有 7 个项目。采用李克特 5 点量表评定方法，从 1“很不符合”到 5“非常符合”。根据总分来判断，评分越高，被试的社区归属感水平越高。《流动儿童社区归属感问卷》内部一致性系数为 0.922 4；情感归属因子的信度为 0.902 8；行为倾向因子的信度为 0.885 2。

3. **结果与分析**

（1）流动儿童社区归属感总体水平。

对流动儿童社区归属感以及各个因素进行描述统计分析。从结果来看，流动儿童的社区归属总分为 3.51，情感归属因子为 3.70，行为倾向因子为 3.35。本问卷采用的是李克特 5 点量表评定方法，选项是从 1 到 5 分，总分及两个因子评分处在选项 3“不确定”与选项 4“比较符合”之间，流动儿童的社区归属感处在中等偏上的水平，情感归属因子评分要高于行为倾向因子评分。结果如表 5－4 所示。

表 5－4　流动儿童社区归属感特点（$M \pm SD$）

	社区归属总分	情感归属因子	行为倾向因子
M	3.51	3.70	3.35
SD	0.867	0.963	0.940

（2）流动儿童与非流动儿童在社区归属感上的差异比较。

表 5－5　流动儿童与非流动儿童在社区归属感上的差异（$M \pm SD$）

变量	*N*	社区归属总分	情感归属因子	行为倾向因子
流动儿童	485	3.51 ±0.867	3.70 ±0.963	3.35 ±0.940
非流动儿童	435	3.92 ±0.772	4.16 ±0.833	3.73 ±0.905
t 值		7.598***	7.778***	6.101***
p 值		0.000	0.000	0.000

注：*t* 值无标注＊表示未达到显著水平，即 $p>0.05$；*t* 值标有＊表示 $p<0.05$；＊＊表示 $p<0.01$；＊＊＊表示 $p<0.001$。

由表 5－5 可知，流动儿童与非流动儿童在社区归属总分、情感归属因子和行为倾向因子上都存在显著差异。流动儿童在社区归属总分、情感归属因子和行为倾向因子上的评分都显著低于非流动儿童。

（3）流动儿童社区归属感在不同性别上的差异比较。

采用独立样本 *t* 检验，对流动儿童的社区归属感在不同性别上的差异进行分析。结果表明，流动儿童在情感归属因子和行为倾向因子以及社区归属总分上都不存在显著的性别差异（情感因子：$t = 0.822$，$p > 0.05$；行为倾向：$t = -1.684$，$p > 0.05$；社区归属总分：$t = -0.624$，$p > 0.05$）。

（4）流动儿童社区归属感在不同年级上的差异比较。

对流动儿童社区归属感在年级上的差异进行检验。结果显示，小学阶段的流动儿童在社区归属总分、情感归属因子及行为倾向因子上的评分都显著高于初中阶段的。结果如表5－6所示。

表5－6 流动儿童社区归属感在年级上的差异比较（$M \pm SD$）

变量维度	小学（$N=238$）	中学（$N=247$）	t 值	p 值
情感归属因子	3.91 ±0.954	3.51 ±0.933	4.661***	0.000
行为倾向因子	3.56 ±0.982	3.15 ±0.851	4.916***	0.000
社区归属总分	3.72 ±0.891	3.31 ±0.797	5.281***	0.000

注：t 值无标注*表示未达到显著水平，即 $p>0.05$；t 值标有*表示 $p<0.05$；**表示 $p<0.01$；***表示 $p<0.001$。

（5）流动儿童社区归属感在是否独生子女上的差异比较。

根据家庭子女的数目（去除缺失值）把变量划分为独生子女（只有1个孩子）和非独生子女（2个及以上）。情感归属因子在是否独生子女上存在边缘显著（$t = -1.909$，$p = 0.057$），独生子女的情感归属评分高于非独生子女的。结果如表5－7所示。

表5－7 流动儿童社区归属感在是否独生子女上的差异比较（$M \pm SD$）

变量维度	非独生子女（$N=406$）	独生子女（$N=72$）	t 值	p 值
情感归属因子	3.68 ±0.967	3.91 ±0.882	−1.909	0.057
行为倾向因子	3.35 ±0.940	3.45 ±0.919	−0.797	0.426
社区归属总分	3.49 ±0.868	3.65 ±0.835	−1.410	0.159

注：t 值无标注*表示未达到显著水平，即 $p>0.05$；t 值标有*表示 $p<0.05$；**表示 $p<0.01$；***表示 $p<0.001$。

（6）流动儿童社区归属感在目前社区居住时间上的差异比较。

把流动儿童在社区居住的时间转化成分类变量，划分为4个时间段，1～2年、3～5年、6～10年和11年及以上，结果如表5－8所示，情感归属因子和社区归属总分的评分随着居住时间的增加而提高，但是居住时间在11年及以上时又有下降的趋势。进一步比较发现，在社区居住6～10年的流动儿童在情感归属因子、行为倾向因子和社区归属总分上的评分都显著高于在社区居住1～2年的。

表 5-8 流动儿童社区归属感在目前社区居住时间上的差异比较（$M \pm SD$）

变量	N	情感归属因子	行为倾向因子	社区归属总分
1~2 年	141	3.53 ±1.001	3.23 ±.918	3.36 ±0.866
3~5 年	158	3.72 ±0.917	3.36 ±0.996	3.52 ±0.879
6~10 年	158	3.86 ±0.967	3.47 ±0.914	3.64 ±0.862
11 年及以上	15	3.62 ±0.888	3.45 ±0.898	3.53 ±0.754
F 值		3.152*	1.634	2.651*
p 值		0.025	0.181	0.048
两两比较		1>3*	1>3*	1>3*

注：F 值无标注*表示未达到显著水平，即 $p>0.05$；F 值标有*表示 $p<0.05$；**表示 $p<0.01$。

（7）流动儿童社区归属感在家庭类型上的差异比较。

对家庭类型的差异分析，去除缺失值后，共有 450 名被试，结果显示，情感归属因子评分在不同家庭类型上存在显著差异（$F=3.236$，$p<0.05$），评分上，三代家庭>核心家庭>单亲家庭。事后比较发现三代家庭的情感归属因子评分要显著高于核心家庭和单亲家庭。

表 5-9 流动儿童社区归属感在家庭类型上的差异比较（$M \pm SD$）

变量	N	情感归属因子	行为倾向因子	社区归属总分
三代家庭	78	3.99 ±0.927	3.49 ±0.946	3.71 ±0.866
核心家庭	350	3.66 ±0.973	3.34 ±0.943	3.48 ±0.870
单亲家庭	22	3.41 ±0.904	3.22 ±0.925	3.30 ±0.855
F 值		3.236*	0.704	1.913
p 值		0.022	0.550	0.126
两两比较		1>2*	1>3*	1>2*

注：F 值无标注*表示未达到显著水平，即 $p>0.05$；F 值标有*表示 $p<0.05$；**表示 $p<0.01$。

（8）流动儿童社区归属感在家庭社会经济地位上的差异比较。

家庭社会经济地位变量为连续变量，将其转化成二分变量进行分析。去除缺失值后，共有 407 名被试，被试分数按家庭社会经济地位排序，取前 27% 为高分组，取后 27% 为低分组，对高低分组进行差异检验。结果显示，高分组流动儿童的社区情感归属因子、行为倾向因子和社区归属总分评分都要显著高于低分组（情感归属因子：$t=-3.112$，$p<0.01$；行为倾向因子：$t=-3.397$，$p=0.001$；社区归属总分：$t=-3.570$，$p<0.001$）。

表 5-10 流动儿童社区归属感在家庭社会经济地位上的差异比较（$M \pm SD$）

变量维度	低分组（$N=109$）	高分组（$N=109$）	t 值	p 值
情感归属因子	3.37 ±1.000	3.80 ±0.994	−3.112***	0.002
行为倾向因子	3.08 ±0.952	3.51 ±0.903	−3.397***	0.001
社区归属总分	3.21 ±0.891	3.64 ±0.862	−3.570***	0.000

注：t 值无标注 * 表示未达到显著水平，即 $p>0.05$；t 值标有 * 表示 $p<0.05$；** 表示 $p<0.01$；*** 表示 $p<0.001$。

4. **讨论**

（1）流动儿童社区归属感问卷的编制。

随着流动儿童人数的不断壮大，研究者开始重视对流动儿童的研究，研究的角度也更加宽泛，从家庭教育、学校教育以及社会融入、自身健康等各个方面进行。有学者开始关注流动儿童的社区教育。随着城市化的推进，对社区归属感方面的研究在增多，研究主要还是在社会学领域，已有的研究工具较为简单，缺乏信效度，并且主要是针对社区的居民，国内还缺乏对儿童青少年社区心理学领域的研究。因此，从流动儿童角度着手编制具备测量学指标的研究工具很有必要。

根据已有的研究，假设社区归属感存在三个维度，认知评价维度、情感归属维度和行为倾向维度，本研究在此假设的基础上对流动儿童被试进行访谈、调查后初步编制问卷。但在对初测问卷进行分析时，发现原先所假定的情感归属维度和认知评价维度的题目混合在一起，被试者难以区分，在探索性因素分析中发现认知评价维度的题目较多因子负荷小于 0.4，未达到要求。当调整为两个因素时，题目的负荷较高。最后的 16 个题目在两个维度的因子负荷和共同度达到要求，共同解释了总方差的 40.37%，两个维度分别是情感归属和行为倾向，认知评价维度被删除。对此模型进行信效度分析，结果显示，此两因素模型的各个拟合指标较好，具有良好的结构效度，问卷总分及各个维度的信度指标为 0.88 ~ 0.93，具有良好的信度。

出现这一现象的原因，一是因为归属感的本质，归属感是一种内在的情感，主要表现在情感的归属上，行为是情感的外在表现。因此社区归属感的情感归属和行为倾向因子可以较清晰地反映社区归属感。而人们对社区以及社区里的人的认知评价和情感是密切相关的，这使得认知评价因子很难与情感归属因子区分开来。二是本研究所调查的对象是小学生、初中生，他们的认知思维能力还处在上升时期，更难区分认知评价与情感归属，易产生混淆。

（2）流动儿童社区归属感现状。

①流动儿童社区归属感总体水平。流动儿童社区归属感总体水平在中等偏上，情感归属评分要高于行为倾向的评分。此结果与吴新慧（2011）对流动儿童社区归属感的研究一致。在访谈中发现流动家庭所生活的社区一般同质性较高，

在社区里会有一些同一个地方来的或者一同工作的父母的亲戚、朋友，关系较为亲密，家人之间会相互帮助。另外，在社区有一部分当地人，特别是老人们，常对这些外地来的孩子们很热情，给予一些关照。这些因素都可能使得流动儿童对社区的归属感增强，处于中等偏上的水平。情感归属评分高于行为倾向评分，可以认为情感归属比行为倾向在社区归属中有更重要的地位，情感上感受到归属感可以引发行为上的参与、行动，而行为上的参与进而加深对社区的情感归属，是一种相互促进的关系。

②流动儿童与非流动儿童社区归属感的差异。流动儿童社区归属总分以及情感归属因子、行为倾向因子上的评分显著低于非流动儿童。对于流动儿童，他们的所居住的环境变动性较大，常由于父母工作的调换，全家不得不重新迁到一个新的环境。儿童没有选择的余地，唯有跟随父母，只能与原来社区里的朋友分开，重新找新的伙伴；原来熟悉的邻居也不得不分离，重新适应，因此流动儿童对于社区较难有家乡的感受。而对于非流动儿童，大多为当地孩子，所生活的社区常是他们出生的地方，相当于他们的家乡，他们对社区有较深的情感，熟悉社区里的生活，也更愿意参与社区的活动。因此流动儿童对社区的情感归属以及行为上的参与度都要低于非流动儿童。

③流动儿童社区归属感在个体变量上的差异。本研究假定社区归属在性别上有显著的差异，一般认为女生更为感性，情感比较细腻，但是本研究表明性别在社区归属感上的差异没有统计意义。

随着年级上升，流动儿童的社区归属感下降，初中阶段流动儿童的社区归属感显著低于小学阶段。初中阶段的孩子，自主权较大，生活的圈子往往要比小学的时候宽，可以去的地方会更多，加上处于青春期，内心对世界的探索欲望强烈，他们常会选择到外边玩而较少待在社区，社区对于他们已经不像小学阶段那么重要了。另外对于初中学生来说，学业的压力变大，父母对学业的要求可能更高，他们往往需要花更多的时间在学习上。在访谈中，有初中学生表示，平时需要在家完成作业，到社区玩的时间少。这些因素可能造成初中阶段流动儿童与社区及社区的人接触得少，沟通不多，对社区的归属感相比小学阶段自然会下降。

独生子女对社区的情感归属要高于非独生子女。独生子女在生活上一般会得到父母更多的关心和照顾，对家庭会有更浓厚的依恋。同时，他们也可能会体验到更强烈的孤独感，希望可以融入群体中，愿意在社区中与邻居伙伴沟通交流，在社区情感归属上的得分要高于非独生子女。

随着在社区居住时间的增加，流动儿童的社区归属感、情感归属也在提高，但是在居住到 11 年及以上时，社区归属感、情感归属又有所下降，在社区居住 6～10 年的流动儿童的社区归属总分、情感归属因子、行为倾向因子评分最高。随着在社区居住时间的增加，与社区里人群的见面次数增加，对社区的熟悉感和喜爱程度会提高，这也是心理学里著名的曝光效应，也叫熟悉定律。此外，随着在社区居住年限的增长，与社区的人交往会增加，彼此间交流沟通的机会更多，建立起在社区的人际关系，使得对社区的归属感增强。但在居住 11 年及以上时，社区归属感又开始下降，这可能是因为，居住时间较长时会慢慢发现社区所存在的一些令人不喜欢的问题，邻里之间的交往有可能不是更好而是出现矛盾。

三代家庭的流动儿童，他们对社区的情感归属要显著高于核心家庭和单亲家庭。在有祖辈一同居住的家庭中，这些祖辈的老人们在社区中生活的时间较多，一般与社区的人接触得多，沟通较频繁，谈论的话题较近，容易在社区中找到伙伴，回到家中可能在孩子面前谈论社区中发生的事，使得在三代家庭中的孩子们对社区有更强的熟悉感和亲近感。而来自单亲家庭的孩子，由于家庭的缺失，可能会导致他们心理上的落差，会变得自卑和退缩，与社区的人交往可能会更少。因此三代家庭的流动儿童，对社区的情感归属要显著高于核心家庭与单亲家庭。

家庭社会经济地位高分组的流动儿童，他们在社区归属总分、情感归属因子以及行为倾向因子上的评分都要显著高于低分组的儿童。与前人的研究结果一致（Gerson et al. , 1977），Gerson 等人认为居民的经济地位影响居民本身在社区的独立性以及参与社区活动的机会。[3] 家庭社会经济地位高分组的家庭，他们所生活的社区相比于低分组的家庭可能会有更好的条件，有更好的生活质量；同时在高分组家庭中的流动儿童，易产生优越感，更愿意在人群中表达自己，也更愿意参加社区组织的活动，对社区有更强的归属依恋。

5. 结论

（1）编制的《流动儿童社区归属感问卷》具有良好的信度和效度，是一份具有价值的问卷，该问卷包含情感归属和行为倾向两个维度。

（2）流动儿童的社区归属感要低于非流动儿童。

（3）流动儿童的社区归属感在性别上不存在显著差异，在年级、是否独生子女、社区居住时间、家庭类型、家庭社会经济地位上存在显著差异。中学生的社区归属感要低于小学生；独生子女的社区情感归属感要高于非独生子女；随着在社区居住时间的增加流动儿童的社区归属感、对社区的情感归属也在提高，但是在居住到 11 年及以上时，又有所下降；三代家庭中的流动儿童，对社区的情感归属要高于核心家庭和单亲家庭；家庭社会经济地位高的流动儿童的社区归属感要高于家庭社会经济地位低的儿童。

（陈晓婷　刘学兰）

二、家庭社会经济地位与儿童自我接纳的关系：社区归属感的中介效应

（一）前言

自我包括自我认识、自我体验和自我控制，而自我接纳是自我体验中的一个重要组成部分。自我接纳包括两个层面：一是能确认和悦纳自己身体、能力和性格等方面的客观存在和正面价值，不因自身的优点、特长和成绩而骄傲；二是能

欣然正视和接受自己现实的一切，不因自身存在的某种缺点而自卑，也不因他人的否定就否认自己、排斥自己。自我接纳是个体自我客观化的前提，是个体生存的社会性需要，也是个体获得健全人格的重要条件之一。一个人人格的完善和健康来自自我接纳。[17]

社区归属感是指社区居民对所住社区及社区人群的认同、喜爱、依恋的心理感受，愿意长久地住在一个社区内，而且乐于参与其社区的活动，愿意为其社区的建设与发展做贡献。社区归属感既有对自己社区身份的确认，也带有个体的感情色彩，包括对社区的投入、喜爱和依恋。社区归属感对居民的主观幸福感、心理健康、自我概念等都具有重要影响。

家庭社会经济地位（Social Economic Status，SES）是指一个人或者一个群体在社会中依据所拥有的社会资源而被界定的社会位置，常常以家庭收入、父母的文化程度与父母的职业作为客观度量标准的指标。家庭社会经济地位对青少年和儿童的身心发展起着重要作用。[18]有研究发现，家庭社会经济地位对小学生的自我概念有显著的影响。[19]

本研究希望通过研究儿童的家庭社会经济地位、自我接纳、社区归属感之间的相互关系，建立起一个家庭社会经济地位对自我接纳的影响的模型，从而为如何提高儿童的自我接纳水平提供新的思路。

（二）研究方法

1. 研究假设

假设一：儿童的自我接纳水平在年级（五年级、六年级、初一、初二）、儿童类型（普通儿童、流动儿童）等方面存在差异。

假设二：儿童的社区归属感在年级（五年级、六年级、初一、初二）、儿童类型（普通儿童、流动儿童）、当前城市的搬家次数（0 次、1 ~ 2 次、3 ~ 5 次、6 次及以上）、当前社区的生活年限（1 ~ 2 年、3 ~ 5 年、6 ~ 10 年、11 年及以上）等方面存在差异。

假设三：家庭社会经济地位对儿童自我接纳有正向预测作用，而社区归属感在两者中起中介作用。

拟研究的模型见图 5 - 2。

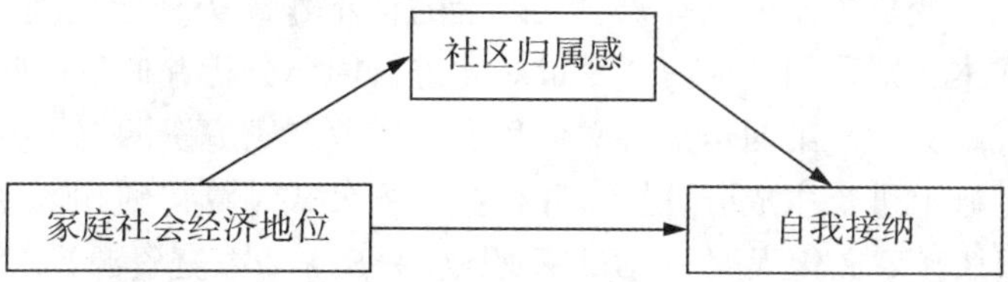

图 5 - 2 社区归属感在家庭社会经济地位与自我接纳关系中的中介作用的假设模型

2. 研究对象

被试选自广州市、佛山市的四所学校（佛山市大沥镇一所公立小学和一所公立中学；广州市荔湾区一所兼收小学和中学生，教学质量较好的民办学校以及番禺区一所外来工子弟学校），选取五年级、六年级、初一、初二，以班级为单位进行抽样调查，结束后为学生发放精心准备的小礼品。

剔除漏答题目过多以及规律性回答的问卷，共获取有效问卷893份，男生460人（51.5%），女生421人（47.1%），缺失12人（1.3%）；五年级学生201人（22.5%），六年级学生221人（24.7%），初一学生233人（26.1%），初二学生237人（26.5%），缺失1人。

3. 研究工具

（1）家庭社会经济地位。

目前，学术界通常采用父母的文化程度、父母的职业、家庭收入等指标来衡量儿童的家庭社会经济地位。本研究中，父母文化程度的备选答案为：①没上过学，②小学，③初中，④高中，⑤大专，⑥本科及以上，⑦不清楚；父母职业的备选答案为：①建筑工人，②餐饮服务人员，③医院医护人员，④家政服务，⑤工厂工人，⑥在家务农，⑦自己做生意，⑧公务员，⑨公司职员，⑩教师，⑪下岗或无业，⑫其他（请写明）。由于大多数流动儿童对家庭收入不太了解，因此，采用家庭资源对其进行间接测量，询问被试家里是否拥有电脑、电视、电话、冰箱、洗衣机、卫生间、洗浴设施、厨房、暖气9项家庭日用设施。

本研究参照2003国际学生评估项目（PISA）计算SES的方法[20]，按四个步骤计算SES。第一步，对各变量赋值：父母的文化程度按父母受教育年限数记分，如小学记5分、初中记8分；职业分类按照Ganzeboom等的国际社会经济地位职业分类索引（ISEI）中的记分标准进行，按ISEI规定，所有职业记分为16~90分，如建筑工人29分，餐饮服务人员34分。由于大多数儿童对家庭收入不太了解，因此，采用家庭资源进行间接的近似测量，内容包括电脑、电视等9项家庭日用设施，备选答案为“有”与“无”，答案为“有”计1分，9项全部为“没有”计0分，总分为0~9分。第二步，对上述已赋值变量进行筛选或转换：选取父亲、母亲两人中受教育年限数最高、职业分类评分最高的一方作为父母亲文化程度、职业的代表；同时，采用项目反应理论对家庭资源变量进行参数估计，获得参数估计指标。第三步，对各变量中的缺失值进行处理。基本处理方法如下：上述三个变量中缺失值有2项及以上的样本作缺失样本处理；对于只有1项缺失值的样本，则采用其他两个变量对此进行回归分析并通过回归方程计算得到的值来替代缺失值。第四步，将文化程度、职业、家庭资源三个变量转换成标准分，在此基础上进行主成分分析，并根据下列公式计算得到SES变量：

$$SES = (\beta_1 * Z\text{文化程度} + \beta_2 * Z\text{职业} + \beta_3 * Z\text{家庭资源}) / \sum f$$

其中，β_1、β_2、β_3为因子载荷，$\sum f$为第一个因子的特征根。SES评分越高，代表家庭社会经济地位越高。本研究采用合成后的SES变量进行分析。被试的平均数为0.01，标准差为0.99，总分范围为-3.94~2.78。

父母职业对应的ISEI具体赋值见表5-11。

表5-11　父母职业对应的ISEI赋值

序号	职位名称	索引表序列	ISEI
1	建筑工人	9300	29
2	餐饮服务人员	5100	34
3	医院医护人员	3200	48
4	家政服务	9000	20
5	工厂工人	8000	28
6	在家务农	6000	23
7	自己做生意	5200	43
8	公务员	1200	68
9	公司职员	4000	45
10	教师	2300	60（稍微降分）
11	下岗或无业	—	16（按最低分）
12	其他	—	缺失值处理

注：不完全参照索引，根据其他文献、国内国情等因素，ISEI分数有微调。

父母文化程度具体赋值见表5-12。

表5-12　父母文化程度具体赋值

序号	文化程度	分值
1	没上过学	0
2	小学	5
3	初中	8
4	高中	11
5	大专	13
6	本科及以上	15
7	不清楚	缺失值处理

（2）儿童社区归属感问卷。

该问卷由陈晓婷针对儿童的特点而编制，包含社区情感归属和社区行为倾向两个维度。问卷有 16 个项目，情感归属维度包含 9 个项目，行为倾向维度包含 7 个项目。问卷要求被试针对目前居住的社区回答相关问题，采用李克特 5 点量表评定方法，“1”为很不符合，“5”为非常符合。对改编后的问卷进行验证性因素分析，问卷的整体拟合指数如下：$\chi^2/df=5.457$，GFI = 0.927，AGFI = 0.904，IFI = 0.940，CFI = 0.940，RMSEA = 0.070。总量表的 Cronbach α 系数为 0.922，情感归属分量表的信度为 0.903，行为倾向分量表的信度为 0.885，内部一致性 α 系数值在 0.9 以上，分量表信度非常理想。

（3）自我接纳问卷（SAQ）。

问卷为丛中、高文凤于 1999 年编制，是我国在自我接纳研究领域运用最为广泛的问卷。该问卷中的自我接纳是指个体在情感和态度上对实际自我的悦纳。在此问卷中自我接纳包括两个因子：自我接纳因子和自我评价因子，共 16 个项目，每个因子包括 8 个项目，采用 4 级评分，从 1 到 4 分别表示“非常不符合”到“非常符合”，评分越高表示自我接纳的水平越高。此问卷的内部一致性系数为 0.857，其中，自我接纳因子的内部一致性系数为 0.935，自我评价因子的内部一致性系数为 0.912，分半信度系数 r 为 0.750 6，总分重测相关系数为 0.765 351，有较好结构效度和实证效度。[21]

4. **统计处理**

采用 SPSS 17.0 进行统计分析，含初步统计分析、研究模型检验两部分。初步统计分析包括两个步骤：第一步，对儿童社区归属感和自我接纳进行描述统计，并采用方差分析对不同性别、年龄段儿童在上述变量上的不同维度上的评分差异情况进行考查；第二步，采用 Pearson 积差相关考查研究变量之间的相关。研究模型检验包括两个步骤：第一步，采用分层回归分析考查在控制年级、搬家次数、儿童类型等变量作用下家庭社会经济地位对儿童社区认同、自我接纳的预测作用；第二步，采用温忠麟与叶宝娟的逐步法对社区归属感在家庭社会经济地位与自我接纳关系中的中介效应进行检验。[22]

（三）结果与分析

1. 不同类型儿童在社区归属感和自我接纳上的差异比较

描述统计分析发现（见表 5 - 13），儿童社区归属感评分为 3.70 ±0.85，位于项目“比较符合”附近；自我接纳评分为 2.49 ±0.44，位于项目“基本相反”与“基本符合”之间。这些结果说明，研究中儿童社区归属感水平较高，自我接纳处于中等水平。

表 5-13　不同群体儿童在主要研究变量各个维度上的评分

学生类型	年级	社区归属感				自我接纳			
		情感归属		行为倾向		自我接纳		自我评价	
		男	女	男	女	男	女	男	女
非流动儿童	五年级	4.19 (0.82)	4.26 (0.73)	3.65 (0.84)	4.07 (0.68)	2.41 (0.70)	2.28 (0.67)	2.66 (0.61)	2.77 (0.56)
	六年级	4.43 (0.77)	4.53 (0.62)	4.05 (0.82)	4.27 (0.74)	2.43 (0.81)	2.59 (0.77)	2.71 (0.57)	2.87 (0.54)
	初一	4.20 (0.80)	4.08 (0.95)	3.58 (0.95)	3.74 (0.89)	2.36 (0.63)	2.39 (0.56)	2.56 (0.53)	2.49 (0.52)
	初二	4.08 (0.84)	3.68 (0.84)	3.45 (0.97)	3.21 (0.86)	2.44 (0.54)	2.55 (0.68)	2.54 (0.45)	2.31 (0.55)
	总体	4.21 (0.81)	4.10 (0.86)	3.67 (0.92)	3.78 (0.90)	2.41 (0.67)	2.47 (0.68)	2.61 (0.54)	2.58 (0.58)
流动儿童	五年级	3.90 (0.91)	3.97 (0.92)	3.48 (0.97)	3.83 (0.84)	2.26 (0.59)	2.25 (0.60)	2.76 (0.54)	2.56 (0.55)
	六年级	4.01 (0.99)	3.75 (1.01)	3.54 (1.00)	3.56 (1.04)	2.52 (0.66)	2.59 (0.56)	2.54 (0.54)	2.47 (0.51)
	初一	3.60 (1.00)	3.55 (0.83)	3.09 (0.89)	3.36 (0.81)	2.35 (0.67)	2.54 (0.54)	2.50 (0.48)	2.34 (0.50)
	初二	3.32 (1.00)	3.52 (0.89)	2.96 (0.84)	3.18 (0.83)	2.36 (0.56)	2.42 (0.45)	2.54 (0.50)	2.39 (0.42)
	总体	3.73 (1.01)	3.68 (0.92)	3.29 (0.96)	3.46 (0.91)	2.38 (0.63)	2.45 (0.55)	2.58 (0.52)	2.43 (0.50)

注：数字行中上面的数字为平均分，下面括号中的数字为标准差。

以年级（五年级、六年级、初一、初二）、性别（男生、女生）和儿童类型（非流动儿童、流动儿童）为分组变量对社区归属感和自我接纳进行方差分析。结果显示，在社区归属感方面，不同年级之间评分有显著差异（$F=17.35$，$p<0.01$），在不同儿童类型方面，非流动儿童的评分则显著高于流动儿童的评分（$F=52.15$，$p<0.01$），而不同性别之间评分差异不显著（$F=1.56$，$p=0.21$）；在自我接纳方面，不同年级之间评分同样有显著差异（$F=5.33$，$p<0.01$），在不同儿童类型方面，非流动儿童的评分也是显著高于流动儿童的评分（$F=3.89$，$p<0.05$），而在不同性别之间评分同样无显著差异（$F=0.07$，$p=0.80$）。

通过进一步地事后比较发现，社区归属感总体上随年级的升高而降低，而在五、六年级之间并无显著差异（$p=0.19$）。而在自我接纳评分方面，六年级学生的评分显著高于其他年级，并且其他三个年级之间的差异不显著。

2. 不同类型儿童在家庭社会经济地位上的差异比较

同样以年级、性别和儿童类型为分组变量对家庭社会经济地位进行方差分析。结果显示，非流动儿童的家庭社会经济地位显著高于流动儿童（$F=63.95$，$p<0.01$），这结果符合本研究的假设。另外，在不同的性别（$F=1.23$，$p=0.27$）以及不同的年级（$F=1.19$，$p=0.31$）之间，儿童的家庭社会经济地位均无显著差异。

3. 儿童自我接纳、社区归属感、家庭社会经济地位等变量间的相关研究

对搬家次数、社区归属感各维度、自我接纳各维度、家庭社会经济地位等变量进行 Pearson 相关分析，结果发现（见表 5－14），搬家次数与 SES 有显著相关（$r=-0.17$，$p<0.01$），与社区认同的两个维度均有相关显著（$r=-0.17$，$p<0.01$；$r=-0.11$，$p<0.01$）。儿童类型和家庭社会经济地位与社区归属感的两个维度和自我接纳的自我评价维度均有显著相关。

另外，对数据进行更深一步的解读发现，家庭社会经济地位与搬家次数呈负相关（$r=-0.17$，$p<0.01$），与社区时间类型呈正相关（$r=0.16$，$p<0.01$），这说明家庭社会经济地位高的儿童反而搬家次数更少，有更加稳定的居住环境。

因为年级、搬家次数、社区时间类型及儿童类型在一定程度上会对本研究的主要变量（家庭社会经济地位、社区归属感、自我接纳）有影响，因此在后面的数据处理中，这些变量将作为控制变量，不再做进一步的分析。

表 5－14 研究变量的相关

变量	1	2	3	4	5	6	7
搬家次数	1.00						
社区时间类型	-0.49**	1.00					
SES	-0.17**	0.16*	1.00				
社区情感归属	-0.17**	0.24**	0.21**	1.00			
社区行为倾向	-0.11**	0.18**	0.21**	0.64**	1.00		
自我接纳维度	-0.01	-0.04	0.04	0.10**	0.14**	1.00	
自我评价维度	0.01	-0.00	0.10**	0.28**	0.10**	0.10**	1.00

注：标注有 * 表示 $p<0.05$，** 表示 $p<0.01$。

4. 儿童家庭社会经济地位、社区归属感和自我接纳之间的关系

（1）家庭社会经济地位对社区归属感及自我接纳的回归分析。

以家庭社会经济地位为自变量，分别以社区归属感和自我接纳为因变量，做分层回归分析，在控制年级、搬家次数、社区时间类型和儿童类型影响的基础上考查家庭社会经济地位对社区归属感及自我接纳的独立预测作用。结果显示，在控制上述变量的作用后，家庭社会经济地位对自我接纳有显著正向预测效应（$\beta = 0.08$，$p < 0.05$），解释率为0.02，家庭社会经济地位对社区归属感同样有显著正向预测作用（$\beta = 0.18$，$p < 0.01$），解释率为0.15。即控制了年级、搬家次数、社区时间类型和儿童类型这几个因素的影响后，儿童的家庭社会经济地位越高，其社区归属感水平与自我接纳水平就越高。

（2）社区归属感在家庭社会经济地位与自我接纳关系上的中介效应检验。

采用逐步检验法对中介效应进行检验，具体操作方法是逐步对各个系数的显著性进行检验（见图5-3）：一是预测变量对结果变量的总效应系数 c，二是预测变量对潜在中介变量的回归系数 a 和潜在中介变量对结果变量的回归系数 b，三是在加入潜在中介变量的作用后预测变量对结果变量的回归系数 c'。

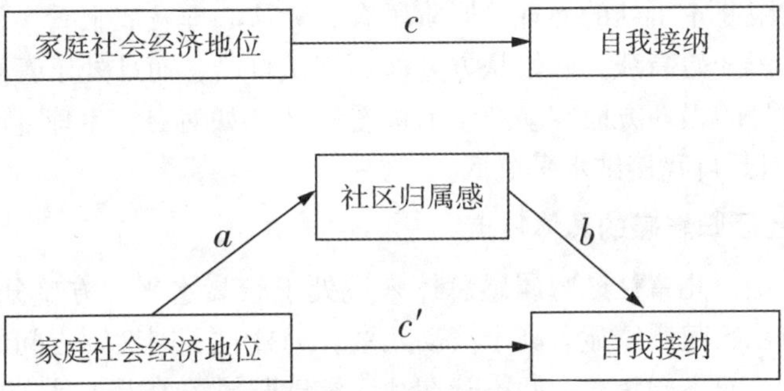

图5-3　中介效应检验中各系数示意图

检验结果显示，在第一步检验家庭社会经济地位对自我接纳的总效应中，回归系数 c 显著（$\beta = 0.08$，$p < 0.05$）；在第二步检验回归系数 a 和 b 乘积的显著性中，结果显示回归系数 a 显著（$\beta = 0.18$，$p < 0.01$），回归系数 b 显著（$\beta = 0.34$，$p < 0.01$），回归系数 a、b、c 均显著，中介效应得到验证；在第三步检验 c' 的显著性以区分部分中介效应与完全中介效应中，结果显示回归系数 c' 显著（$\beta = 0.08$，$p < 0.05$），表明社区归属感在家庭社会经济地位与自我接纳的关系上起部分中介作用，中介效应的解释率为 $ab/c' = 76.5\%$。三者关系见图5-3，该模型解释了自我接纳11%的变异。

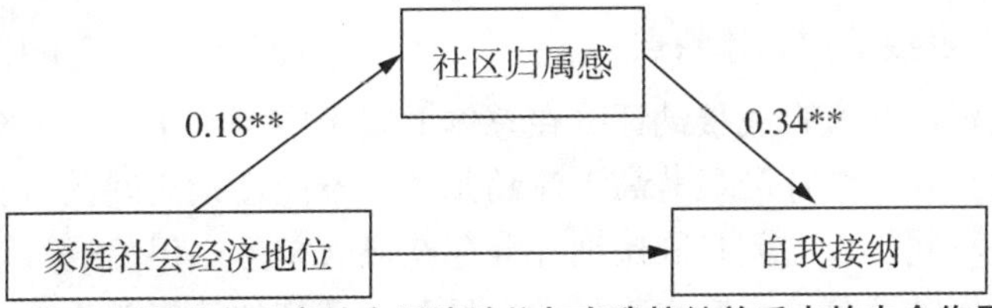

图5-4　社区归属感在家庭社会经济地位与自我接纳关系中的中介作用的模型

注：标注有*表示p<0.05，**表示p<0.01。

（四）讨论

1. 儿童家庭社会经济地位的总体特点

本研究发现，非流动儿童的家庭社会经济地位显著高于流动儿童，这结果与研究假设相符。另外，家庭社会经济地位越高的儿童，搬家次数就越少，在当前社区居住的时间就越长，居住环境就越稳定，这可能是因为社会经济地位高的家庭，父母一般有比较稳定的职业和收入，居住的社区环境和居家环境一般比较好，搬家的成本比较高而且并没有搬家的需要，因此他们享有较为稳定的居住环境；而社会经济地位低的家庭，一方面他们居住的社区环境和家居环境较差，更可能只是暂时租赁的住所，搬家的成本较低，另一方面父母收入较低，因此希望从事有更高收入的职业，职业的变动可能更为频繁，而频繁的职业变动又很容易导致搬家的需要，因此社会经济地位低的家庭容易更加频繁地搬家。

在自我接纳方面，与社区归属感相似，初中生的自我接纳水平显著低于小学生的，这可能跟儿童所处的心理发展阶段有关。从心理发展上看，初中生进入青春期，自我意识开始高涨，开始从方方面面认识自己，而且处于青春期的儿童比较敏感，对自身的很多方面容易产生消极看法（比如对自己生理上的变化感到困惑和烦恼），因此自我接纳水平更低。

2. 儿童社区归属感的总体特点

本研究发现，儿童社区归属感总体来说处于较高水平，方差分析结果表明，非流动儿童的社区归属感显著高于流动儿童。另外，不同性别之间的社区归属感没有显著差异，而不同年级之间不管在社区情感归属评分上还是在社区行为倾向评分上均有显著差异，社区归属感随年级的升高而降低，这可能与不同年级学生之间心理发展水平存在明显差异有关。与低年级学生相比，高年级学生心理发展水平更高，因此他们更容易认知到他们周围社区环境和邻里关系并对其质量做出评价，同时高年级学生正处于青春期，敏感的心理让他们更容易对身边的事物做出负面评价，膨胀的自我意识则容易引起自私行为而导致社区行为倾向评分偏低。再加上高年级学生有更多的机会通过同学或其他途径接触到更多类型的社区，也就更容易产生攀比现象，会对自己居住的社区产生不满。

另外，搬家次数和社区时间类型与社区归属感存在显著相关。这个结果非常符合我们的日常经验，搬家次数越少，在社区生活的时间越长，就越容易对社区产生依恋，社区归属感就越高。

3. 儿童自我接纳的总体特点

本研究发现，儿童自我接纳评分在总体上属于中等水平，方差分析结果表明非流动儿童的自我接纳评分显著高于流动儿童。不同性别之间的自我接纳评分没有显著差异，不同年级之间自我接纳评分存在显著差异。但是通过事后检验可以发现，在自我接纳评分上只有六年级学生显著高于其他年级学生，其他年级学生之间自我接纳评分并无显著差异。导致这一现象的原因可能是六年级学生正处于毕业班，相对于其他年级学生会得到更多来自父母与老师的关注和鼓励，这让他们觉得自己是一个重要的并且是优秀的人，因此自我接纳评分更高。

有趣的是，年级只与自我接纳中的自我评价维度存在显著相关，它与自我接纳中的自我接纳维度不存在显著相关。而这可能是因为来自他人的关注和鼓励只能提高学生对自身特点的评价，让他们认为自己是一个更加优秀的人，而并不能让学生更加容易地接受自己一些自认为不足的现状。

和年级与自我接纳的关系相似的是，家庭社会经济地位同样只与自我接纳中的自我评价维度存在显著相关，而与自我接纳中的自我接纳维度不存在显著相关。这可能是与社会经济地位高的家庭仅能给学生提供高优越感而不能让其更容易接受自己的不足有关。

4. 儿童家庭社会经济地位、社区归属感和自我接纳之间的关系

正如本研究分析所得，家庭社会经济地位、社区归属感、自我接纳三者相互之间均存在显著相关，同时年级、搬家次数、儿童类型等因素也对上述研究变量有或多或少的影响。因此本研究采用了分层回归分析的方法，在控制了年级、搬家次数、儿童类型等因素的作用后，对三者的关系进行了分析。

首先，分析了家庭社会经济地位与自我接纳之间的关系，分层回归分析结果显示，儿童家庭社会经济地位对自我接纳有显著的正向预测作用（$\beta=0.08$，$p<0.05$）。在家庭社会经济地位与自我接纳两个维度的相关分析中发现，家庭社会经济地位仅与自我接纳中的自我评价维度相关显著。这说明家庭社会经济地位越高，儿童在自我接纳的自我评价维度上的评分就越高，从而自我接纳水平越高。

接着，本研究分析了家庭社会经济地位与社区归属感之间的关系，分层回归分析结果显示，儿童家庭社会经济地位对社区归属感有显著的正向预测作用（$\beta=0.18$，$p<0.01$）。也就是说，家庭社会经济地位越高，社区归属感水平也就越高。这说明，家庭社会经济地位对儿童社区归属感有明显积极影响。家庭社会经济地位是衡量一个家庭综合经济能力的指标，一方面，家庭社会经济地位高的儿童，所居住的社区自然在生活便利性、环境舒适性方面更有优势；另一方面，得益于家庭社会经济地位，他们更加容易受到邻居的尊重，社区人际关系也更加和谐，再加上家庭社会经济地位高的儿童居住环境更趋于稳定，在同一社区居住的时间更长，更容易形成对社区的依恋感，而高水平的社区归属感正是建立在上述因素之上的，因此，家庭社会经济地位越高的儿童社区归属感也会越高。

最后，本研究在家庭社会经济地位对自我接纳的关系中加入了社区归属感作为中介变量，采用逐步检验法对假设模型做出检验，结果发现社区归属感的中介效应显著，社区归属感在家庭社会经济地位与自我接纳的关系中起到部分中介作用。这说明在加入社区归属感之后，家庭社会经济地位对自我接纳的直接预测作用依然显著，此外，家庭社会经济地位还可以通过社区归属感对自我接纳产生影响。家庭社会经济地位对自我接纳直接预测作用的原因已在上文做出分析，这里不再详述，这里主要分析家庭社会经济地位通过社区归属感对自我接纳产生影响的原因。家庭社会经济地位高带来的优质的社区环境与人际关系使得儿童建立起了更高的社区归属感，结合社区归属感与自我接纳的两个维度的相关分析结果，高水平的社区归属感使儿童在自我接纳和自我评价两个维度上同时具有更高的评分，这可能是因为高水平的社区归属感表明社区在儿童的心里充当一个“心理港湾”的作用，使儿童感受到在他背后有强大的支持力量，因此比较容易接受自己的不足之处；同时高水平的社区归属感还意味着儿童对自己所居住的社区环境与人际关系较为满意，对社区的认同内化到个体自我意识层面，从而认知到一个更为优秀的自我，因此也就有了更高的自我评价。

（五）结论

（1）相比于流动儿童，非流动儿童的家庭社会经济地位、社区归属感、自我接纳显著较高。

（2）随着年级的升高，儿童的社区归属感升高，自我接纳水平降低。

（3）家庭社会经济地位越高，搬家次数越少，在当前社区居住的时间越长，社区归属感也就越高。

（4）儿童的家庭社会经济地位正向预测他们的自我接纳水平。

（5）社区归属感在家庭社会经济地位与自我接纳的关系中起着部分中介作用，即家庭社会经济地位通过社区归属感影响儿童的自我接纳。

（黎朝安　刘学兰　陈晓婷）

三、广州流动儿童的身份认同及其对自我意识的影响

（一）前言

1. 流动儿童

1998 年发布的《流动儿童少年就学暂行办法》规定，流动儿童是指 6 ~ 14 岁（或 7 ~ 15 岁）随父母或其他监护人在流入地暂时居住半年以上的儿童。全国第五次人口普查资料则将流动儿童定义为“居住在本乡镇街道半年以上，户口在外乡镇街道”或“在本乡镇街道居住不满半年，离开户口登记地半年以上”的 18 周岁以下人口。城市流动人口子女主要是指进城务工人员的子女，也包括城市流动儿童。本文对流动儿童采用的定义是：随务工父母进城的、户口为外地农村的子女。

因为户籍制度的影响，流动儿童进入城市主要有两种教育安置方式：一是以借读生身份就读于公立学校；二是进入打工子弟学校就读。研究发现，不同的教育安置方式会影响儿童心理发展和城市适应。

2. 身份认同

社会身份认同是个体对自己作为群体成员而属于某些特定的社会群体，以及

对其伴随的情感意义及价值意义的了解（Tajfel，1986）。目前国内关于社会身份认同的研究大多集中在教育学和社会学里。[23]研究的范围主要包括：国家认同、种族认同或族群认同、文化认同、职业认同、组织认同、政治认同、性别认同等。而关于农民工的研究也比较多，大多数集中在农民工的文化适应、身份构建、身份认同影响因素等方面的研究。

近年来，农民工子女这个群体逐渐受到重视，关于流动儿童的身份认同引起广泛注意。2011 年方晓义和刘杨两位学者修订了 Phinney（1999）MEIM 量表，形成了适用于中国流动儿童群体身份认同测量的《流动儿童身份认同量表》，为国内研究研究流动儿童这个群体的身份认同提供方便的测量工具。[24]该研究发现：流动儿童的“农村人”身份认同感可能较为模糊，仅有 18.9% 的流动儿童认同“老家人”的身份，69.9% 的流动儿童社会身份认同处于不确定状态。

严从根提出在流动儿童中间有一种“内卷化”现象。[26]“内卷化”主要是指新生代农民工（或称农民工子女，即流动儿童）在城市里，社会制度、自身经历、生活环境的变化等对其社会认同的影响。“内卷化”导致他们“社会身份认同趋向一种封闭式构建，在他们中间容易形成一种游离于主流文化之外的反叛文化或游民化”，导致一些社会失范行为出现，最终会破坏社会的稳定与和谐。“内卷化”具体表现为：首先，打工子弟学校的学生不被城市认可；其次，打工子弟学校的学生不愿意回到农村生活；最后，打工子弟学校的学生只认同于自己所交往的狭隘群体。“内卷化”的身份认同会带来一系列危险：打工子弟学校学生容易形成“游民”的身份认同，可能还会出现大量的短期行为、颓废行为、无政府行为以及享乐主义、极端个人主义等种种非理性行为。

3. 自我意识

自我意识也称自我概念，是个体对自身身心状况和价值的认识及评价。城市流动儿童生活在城市，因为户籍制度的原因却不属于城市；远离农村又让他们减少对农村的归属感而不认同自己的“农村人”身份。正是身份的特殊性，导致了流动儿童对自己身份认同的困难和模糊性。而身份认同的模糊性会影响其自我意识的水平。

据此，本研究提出如下假设：

（1）流动儿童本身和农民工群体一样存在身份认同模糊的情况。

（2）流动儿童的身份认同影响儿童的自我意识水平。具体表现为两个方面：①身份认同清晰流动儿童的自我意识明显高于身份认同模糊的流动儿童。②流动儿童身份认同与其自我意识水平相关。

（3）流动儿童父母的文化程度影响流动儿童的身份认同，具体表现为：父母文化程度越高，其子女更认同具有“城市人”身份；反之，父母文化程度越低，其子女更认同具有农民工子女身份。

（4）流动儿童自身内在因素（城市居住时间、年级、性别）影响儿童身份认同，具体表现为：在城市居住时间越长，流动儿童更倾向于认同具有“城市人”身份；流动儿童的年级越高，更加倾向于认同具有“城市人”身份；流动儿童中的男孩比女孩更倾向于认同具有城市人身份。

（二）研究方法

1. 被试

本研究选取的样本来自广州某民办初中，该所学校大部分学生是外地劳务工子女。随机抽取初一、初三的学生进行调查。由研究主试向学生解释指导语，并且解答学生疑问，问卷当堂发放并回收。回收率达100%，剔除无效问卷100份，采集到有效问卷357份（其中初一学生168人，初三学生189人）。问卷样本的具体情况如下：学生年龄介于12~17岁，男女比例为1∶0.81，其中初一学生占47.1%，初三学生占52.9%。

2. 研究工具

（1）《流动儿童身份认同量表》。

由方晓义和刘杨两位学者修订了Phinney（1999）MEIM量表而形成《流动儿童身份认同量表》，原量表用于测量移民儿童对移出地身份认同的程度，包括两个因子：“认定、归属”因子（7道题目）和“探索”因子（5道题目）。《流动儿童身份认同量表》中包含《农村人身份认同量表》与《广州人身份认同量表》两个子量表，分别用来测量流动儿童对“农村人”“城市人”的身份认同。原量表初测适用于北京市的流动儿童身份认同的研究，本研究修订为适用于广州市流动儿童的量表。修订后的量表采用李克特5点量表评定方法。修订后的量表结构效度无论是因子符合还是模型整体适配指标均达到测量学标准。效标关联效度的结果表明，MEIM量表具有较好的效标关联。对量表的一致性信度及重测信度进行了考查，结果发现，MEIM总量表、探索因子、认定归属因子的内部一致性信度为，0.52（$p < 0.01$）、0.49（$p < 0.01$）、0.61（$p < 0.01$）。结果表明，修订后MEIM量表具有较好的信度。

（2）《Piers-Harris儿童自我意识量表》。

《Piers-Harris儿童自我意识量表》（Children's Self-concept Scale）是美国心理学家DBEV及Piers-Harris于1969年编制、1974年修订的儿童自评量表。量表包含80道题目，分为6个分量表：行为、智力与学校情况、躯体外貌与属性、焦虑、合群、幸福与满足。适用于8~16岁儿童，因此也适用于本研究中的初中生群体。该量表的重测信度为0.81，Cronhach α 系数为0.61；效度与其他量表均有较好的相关，具有较好的效度。

（3）数据分析。

采用是SPSS17.0进行数据管理和统计分析。

（三）结果与分析

1. 流动儿童身份认同状况

（1）父母受教育水平、儿童城市居住时间对其身份认同的影响。

流动儿童父母的受教育水平普遍较低，大部分是初中及初中以下学历。在流动儿童中，53.5%的父亲文化程度在初中及初中以下，76.5%的母亲文化程度在初中及初中以下。如表5-15所示，大部分流动儿童（84.9%）在广州的居住时间为5年以上，说明大部分儿童在广州生活较久时间，甚至有18.1%的流动儿童是在广州出生长大的。

如表5-16所示，Pearson相关计算结果表明父亲、母亲的受教育水平与子女的“农村人”身份认同程度成反比，与其“广州人”身份认同程度成正比。其中，父亲的受教育水平与子女的身份认同相关显著，母亲的受教育水平与子女的身份认同相关不显著。说明父亲的受教育水平越高，其流动儿童子女越倾向于认同自己是“广州人”身份，而非“农村人”身份。

流动儿童在广州居住时间越长，越倾向于认同自己不是“农村人”（负相关不显著），而更倾向于认同自己是“广州人”（正相关显著）。这说明居住时间是影响流动儿童身份认同的重要因素。

表5-15　广州流动儿童的居住时间分析

居住时间（年）	人数	百分比（%）
1~3年	23	6.4
3~5年	31	8.7
5年以上	303	84.9
总和	357	100.0

表5-16　父母受教育水平与身份认同相关关系

	“农村人”身份认同	“广州人”身份认同
父亲	-0.137**	0.120*
母亲	-0.048	0.045
居住时间	-0.038	0.257**

注：标注有*表示 $p<0.05$，相关显著；**表示 $p<0.001$，相关显著。

（2）流动儿童身份认同模糊状况。

本研究使用《流动儿童身份认同量表》中包含《农村人身份认同量表》与《广州人身份认同量表》两个子量表对流动儿童进行测量。357名打工子弟学校的学生无论是“农村人”身份认同还是“广州人”身份认同评分均在3分（“不确定”的身份认同）左右，分别为2.96分和2.89分。与有56.3%的流动儿童不确定自己是否是“农村人”身份，有45.1%的流动儿童不确定自己是否是“广州人”身份的描述数据结果相符，如表5－17所示。

表5－17　流动儿童身份认同

	“农村人”身份认同		“广州人”身份认同	
	人数	百分比（%）	人数	百分比（%）
不认同	84	23.5	108	30.3
不确定	201	56.3	161	45.1
认同	72	20.2	88	24.6
总和	357	100.0	357	100.0

（3）身份认同的年级、性别差异。

本研究使用均值差异检验计算身份认同在年级、性别上是否存在差异。检验结果均没有达到显著性水平。

2．身份认同与自我意识

《Piers-Harris 儿童自我意识量表》分为6个子量表：行为、智力与学校情况、躯体外貌与属性、焦虑、合群、幸福与满足。其中各年龄组划界分如表5－18所示。

表5－18　各年龄组划分

年龄	8～12岁（男）	13～16岁（男）	8～12岁（女）	13～16岁（女）
行为	11～16	11～16	12～16	12～16
智力与学校情况	9～17	9～17	9～17	9～17
躯体外貌与属性	6～13	7～13	6～13	6.1～13
焦虑	8～14	8～14	8～14	8～14
合群	7～12	8～12	8～12	9～12
幸福与满足	7～10	7～10	7～10	7～10
总分	48～82	50～82	50～82	51.1～82

自我意识其各维度均值分别为：11.14（行为）、9.28（智力与学校情况）、6.57（躯体外貌与属性）、7.06（焦虑）、8.09（合群）、6.39（幸福与满足）。其中“躯体外貌与属性”“焦虑”“幸福与满足”3个维度的数值低于该年龄阶段儿童的平均水平。而本研究的流动儿童自身意识总分为48.72分，这说明广州

流动儿童群体的自我意识水平可能存在偏低的情况。农村身份认同与自我意识呈正相关，但并不显著（$p=0.41>0.05$）；城市身份认同与自我意识水平呈正相关，且相关显著（$p=0.002<0.01$），说明流动儿童越认同自己是广州人，那么他的自我意识水平就越高。

表 5-19　身份认同与自我意识间的相关矩阵

	"农村人"身份	"广州人"身份	自我意识水平
"农村人"身份	1.00		
"广州人"身份	0.23**	1.00	
自我意识水平	0.06	0.19**	1.00

注：标注有*表示 $p<0.05$，相关显著；**表示 $p<0.001$，相关显著。

具体再对6个维度分别进行相关计算。结果表明：①尽管"农村人"身份认同与自我意识相关不显著，但是"农村人"身份认同与流动儿童的"智力与学校情况""合群""幸福与满足"3个维度相关显著。②流动儿童"广州人"身份认同与自我意识的"行为""智力与学校情况""躯体外貌与属性""幸福与满足"4个维度相关显著，与其中3个维度相关显著性值 $p<0.001$。具体数据如表5-20所示。

表 5-20　身份认同与自我意识各维度相关

	自我意识	行为	智力与学校情况	躯体外貌与属性	焦虑	合群	幸福与满足
农村人身份认同	0.044	0.031	0.130*	0.018	-0.049	-0.130*	0.118*
广州人身份认同	0.166**	0.130*	0.195**	0.184**	0.073	0.083	0.170**

注：标注有*表示 $p<0.05$，相关显著；**表示 $p<0.001$，相关显著。

3. 身份认同模糊、身份认同清晰流动儿童的自我意识对比

（1）"农村人"身份认同。

由统计数据知道，农村人身份认同是"不是农村人""不确定""是农村人"三类儿童的数量分别为：84、207、66。由图5-5可以看到，在广州流动儿童群体当中，对于自己是"农村人"身份模糊（不确定）的儿童，其自我意识水平低于其他两种儿童。但是通过多重比较（Multiple Comparisons）发现这种差异并不显著，如表5-21所示。因此不能说明"农村人"身份认同模糊的流动儿童的自我意识水平比其他流动儿童（包括"不是农村人"和"是农村人"两种认同）低。

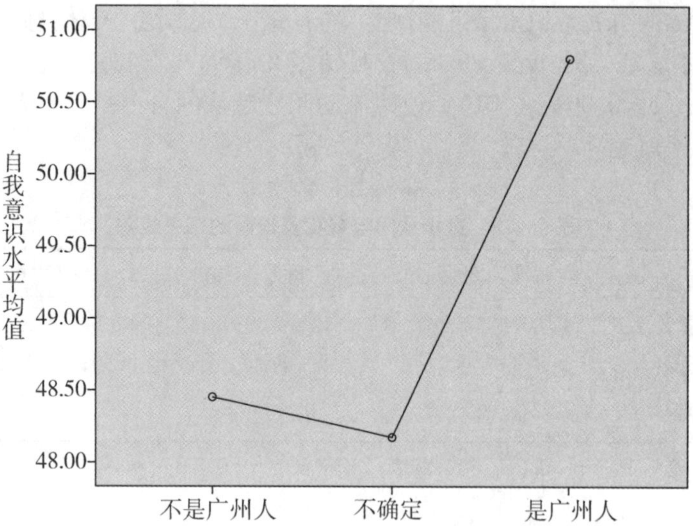

图 5-5 农村人身份认同多重比较

表 5-21 流动儿童“农村人”身份认同多重比较

			平均差异	标准误	显著性	95%置信区间	
						下界	上界
Scheffe 法	1	2	0.273 68	1.541 75	0.984	-3.516 2	4.063 5
		3	-2.351 48	1.960 32	0.488	-7.170 2	2.467 3
	2	1	-0.273 68	1.541 75	0.984	-4.063 5	3.516 2
		3	-2.625 16	1.684 68	0.298	-6.766 3	1.516 0
	3	1	2.351 48	1.960 32	0.488	-2.467 3	7.170 2
		2	2.625 16	1.684 68	0.298	-1.516 0	6.766 3

注：标注有*表示平均值差异在0.05水平上显著。“1”表示“不是农村人”的身份认同；“2”表示“不确定”的身份认同；“3”表示“是农村人”的身份认同。

（2）“广州人”身份认同。

由统计数据知道，“广州人”身份认同是“不是广州人”“不确定”“是广州人”三类儿童的数量分别为：108、161、88。通过多重比较，发现流动儿童的城市认同程度影响自我意识水平。其中，“不是广州人”流动儿童群体的自我意识水平显著小于其他两类儿童的自我意识水平（$p=0.006<0.01$），然而“是广州人”群体自我意识水平高于“不确定”群体，但是差异不显著（$p=0.895>0.05$），具体如表5-22所示。由图5-6可知，流动儿童群体中认知自己“是广州人”的儿童的自我意识最高，其次是对“广州人”身份认知“不确定”的流动儿童，认知自己“不是广州人”的流动儿童自我意识水平最低。但是这个结果也不能说明“身份认同模糊”群体与“身份认同清晰”群体自我意识存在显著差异。

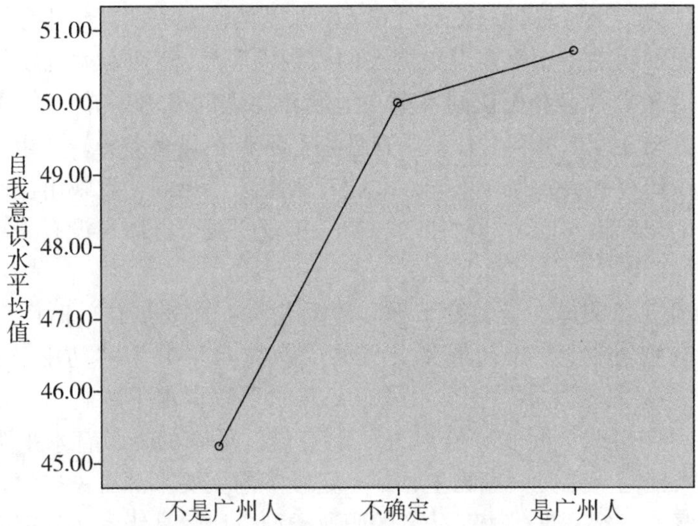

图 5-6　广州人身份认同多重比较

表 5-22　流动儿童“广州人”身份证同多重比较

			平均差异	标准误	显著性	95% 置信区间	
						下界	上界
Scheffe 法	1	2	-4.740 46*	1.459 16	0.006	-8.327 3	-1.153 6
		3	-5.472 19*	1.684 71	0.006	-9.613 4	-1.330 9
	2	1	4.740 46*	1.459 16	0.006	1.153 6	8.327 3
		3	-0.731 73	1.555 23	0.895	-4.554 7	3.091 2
	3	1	5.472 19*	1.684 71	0.006	1.330 9	9.613 4
		2	0.731 73	1.555 23	0.895	-3.091 2	4.554 7

注：标注有 * 表示平均值差异在 0.05 水平上显著。“1” 表示 “不是广州人” 的身份认同；“2” 表示 “不确定” 的身份认同；“3” 表示 “是广州人” 的身份认同。

（四）讨论

1. 广州初中生流动儿童身份认同现状

身份认同是一个多维的、多层次的复杂认知过程，是个体对自己属于社会中所属群体所做的一个解释或认可。

（1）通过量化数据分析可知，广州的民办学校的流动儿童学生存在自我意识模糊现状。这种身份认同的模糊性表现为流动儿童对自己是“农村人”还是“广州人”的身份认同不清楚。这与刘杨、单丹丹等人的研究结果相似：流动儿童的社会身份认同表现出很大的模糊性。关于流动儿童身份认同的性别差异研究存在不同的研究结果，单丹丹关于西安流动儿童的研究表明“男生较女生对于自己身份认同更加明确，女生表现出更大的模糊性”，[25]然而在袁晓娇等的研究中发现“流动儿童的社会身份认同不存在地域和性别的显著差异”，[27]本研究发现广州地区的流动儿童的社会身份认同在性别上不存在显著差异。产生这种差异可能是因为三个研究的调查地域不同，文化背景也不尽相同，反映出流动儿童对自己社会身份的认知也不同。同时初一和初三年级的两个群体也没有表现出身份认同程度的差异。

（2）流动儿童父母的受教育水平和流动儿童在广州居住的时间对流动儿童的身份认同有显著影响。本研究将父母的受教育水平分为“初中及初中以下”“高中”“大专及大专以上”三个水平，父亲的受教育水平越高，儿童越倾向于认同自己是“广州人”而非“农村人”的身份。母亲的受教育水平则没有类似的影响。这可能与父亲是一家之主，是家庭经济的主要来源有关。父亲的受教育水平程度越高，一定程度代表了父亲的职业类型也比较高级，而且家庭经济收入也高。如此看来，城市流动儿童的身份认同显著受到父亲一方受教育水平的影响，这个结果表明流动儿童的身份认同有着与其原生家庭中的更深层次的因素有关，即家庭经济结构。

同样通过研究结果数据可以看到，流动儿童在广州居住的时间越长，则越倾向于认同自己“是广州人”（正相关显著），越倾向于认同自己“不是农村人”，但是并不显著。可以解释为，随着流动儿童在城市生活的时间越长，流动儿童慢慢受到城市社会文化的熏陶，逐渐融入城市生活当中而淡化对故乡故土的归属感。

2. 身份认同与自我意识

流动儿童的社会认同指个体对自己作为某个（或某些）社会群体的成员身份的认识，以及附加在这种身份的评价和情感方面的意义。而自我意识是指个体出于自身身心状况和价值的认识及评价。

研究结果发现，流动儿童的农村身份认同与其自我意识水平相关并不显著（$p=0.412>0.05$）。结合“不是农村人”“不确定”“是农村人”的多重比较可以更清楚地看到，流动儿童对自己是不是“农村人”的身份认同并不影响其自我意识水平。一个认同自己“是农村人”的流动儿童并不一定比认同自己“不是农村人”的流动儿童自我意识强。

与此相比，通过数据我们可以看到：流动儿童的城市身份认同与其自我意识水平相关显著（$p=0.002<0.01$）。这说明流动儿童越认同自己是“广州人”，那么他的自我意识水平也就越高。结合“不是广州人”“不确定”“是广州人”的多重比较结果可以更清楚地看到，认同自己是“广州人”的流动儿童和“不

确定”是否是“广州人”的流动儿童的自我意识水平都比认同自己“不是广州人”的流动儿童要高。这说明如果流动儿童认同自己“不是广州人”这对其自我意识水平是一个极大的“亏损”，甚至比认同自己“是农村人”更大。

通过表5－22中对农村人身份认同和广州人身份人身份认同各维度与自我意识相关可以看到：流动儿童的农村人身份认同只与“智力与学校情况”“幸福与满足”两个维度显著成正比，与“合群”显著成反比。这说明流动儿童对“农村人”身份越明确，那么其越趋于没有学习方面的障碍，感觉生活幸福满意，但是不与身边的人合群；流动儿童的“广州人”身份认同与“行为”“智力与学校情况”“躯体外貌与属性”“幸福与满足”都显著成正相关。说明流动儿童对“广州人”身份认同越明确，那么其越趋于没有行为问题、没有学习方面障碍、对自己外貌满意、感觉幸福满意。

（五）结论

（1）广州城市流动儿童存在身份认同模糊的现状。有56.3%的流动儿童不确定自己是否是“农村人”身份；有45.1%的流动儿童不确定自己是否是“广州人”身份。

（2）流动儿童的父亲受教育水平与其在广州居住的时间影响其身份认同。其中父亲受教育水平越高、流动儿童在广州居住时间越长越倾向于认同自己是“广州人”身份。

（3）流动儿童的“农村人”身份认同程度与其自我意识相关不显著，但流动儿童的“广州人”身份认同程度与其自我意识成正相关。

（刘学兰　林迪奇）

参考文献

［1］张春兴. 张氏心理学辞典［M］. 上海：上海辞书出版社，1992.

［2］TUAN，YI－FU. Topophilia：a Study of environmental perception，attitudes，and values［M］. NJ：Columbia University Press，1974.

［3］GERSON K，STUEVE C A & FISCHER C S. Attachment to place［M］. Networks and places：Social relations in the urban setting，1977.

［4］HUMMON D M. Community Attachment［M］. Springer US，1992.

［5］HIDALGO M C & HERNANDEZ. Place attachment：conceptual and empirical questions［J］. Journal of environmental psychology，2001，21（3）.

［6］GUEST LEE. Sentiment and evaluation as ecological variables［J］. Sociological perspectives，1983，26.

［7］单菁菁. 城市社区情感研究［D］. 北京：中国社会科学院，2003.

［8］吴新慧. 流动儿童社区归属感影响因素探源——基于杭州等地的调查［J］. 城市问题，2011（12）.

［9］周爱萍. 城市居民社区归属感的实证研究［J］. 湖北函授大学学报，2013，26（11）.

［10］庞海蓉. 老人的社区环境满意度与社区归属感的关系研究［D］. 成都：四川师范大学，2009.

［11］MCMILLAN D W & CHAVIS D M. Sense of community：a definition and theory［J］. Journal of community psychology，1986，14（1）.

［12］武雪婷，陈传锋，沈斌表. 城市外来务工人员社区感结构探索及其中介作用检验［J］. 心理研究，2009，2（5）.

［13］牟丽霞. 城市居民的社区感：概念、结构与测量［D］. 杭州：浙江师范大学，2007.

［14］俞建华. 农村居民社区感：结构与测量［D］. 杭州：浙江师范大学，2012.

［15］侯杰泰，温忠麟，成子娟. 结构方程模型及其应用［M］. 北京：教育科学出版社，2004.

［16］吴明隆. SPSS 统计应用实务：问卷分析与应用统计［M］. 北京：科学出版社，2003.

[17] 李娟，张进辅. 自我接纳研究回顾及展望 [J]. 襄阳职业技术学院学报，2011，10（2）.

[18] BRADLEY R H & CORWYN R F. Socioeconomic Status and Child Development [J]. Annual Review of Psychology，2002，53.

[19] 卢谢峰，韩立敏. 家庭社会经济地位对小学生自我概念的影响 [J]. 中国心理卫生杂志，2008（1）.

[20] 方晓义，范兴华，刘杨. 应对方式在流动儿童歧视知觉与孤独情绪关系上的调节作用 [J]. 心理发展与教育，2008，24（4）.

[21] 丛中，高文凤. 自我接纳问卷的编制与信度效度检验 [J]. 中国行为医学科学，1999（1）.

[22] 温忠麟，叶宝娟. 中介效应分析：方法和模型发展 [J]. 心理科学进展，2014，22（5）.

[23] 甘满堂. 社会学的“内卷化”理论与城市农民工问题 [J]. 福州大学学报（哲学社会科学版），2005，19（1）.

[24] 刘杨，方晓义. 流动儿童社会身份认同状况研究 [J]. 国家行政学院学报，2011（3）.

[25] 单丹丹. 城市流动儿童社会身份认同及其对心理健康的影响 [D]. 西安：陕西师范大学，2011.

[26] 严从根. 身份认同的“内卷化”：危险及其消解的策略——论农民工子弟学校学生的身份认同危机 [J]. 现代教育管理，2009（5）.

[27] 袁晓娇，方晓义，刘杨，等. 流动儿童社会认同的特点、影响因素及其作用 [J]. 教育研究，2010（3）.

[28] 郑勇，杜萍. 农民工子弟学校学生的身份认同危机及应对策略 [J]. 江苏教育研究，2009（4）.

后 记

本书是在“幸福广州心理服务与辅导基地”工作的基础上编写而成。“幸福广州心理服务与辅导基地”是广州市人文社会科学重点研究基地，自2011年6月建立以来，以培育健康的国民心态，建设“幸福广州”为目标，依托华南师范大学心理学科，开展了一系列相关的心理学研究和社会服务工作，为建设“幸福广州”做出了积极的贡献。基地的主要工作包括两个层面：

第一，实践层面，依托幸福聊天室开展社区心理咨询与服务。基地从建立开始，就在广州市海珠区江南中街和越秀区建设街建立了两个社区服务定点机构——幸福聊天室，由来自华南师范大学等高校或研究机构的心理学专家定期到街道开展心理咨询和心理辅导。2013年开始，我们暂停了江南中街的心理咨询，把工作重点放在了建设街。2015年开始，我们与天河区工会密切合作，在天河区工人文化宫设立“心灵驿站——幸福聊天室”。五年来，我们一直采用固定时间、专家参与的方式实施公益心理服务。通过幸福聊天室的工作，协助解决社区居民家庭婚姻、子女教育、邻里关系、工作压力等问题。除了社区心理咨询，基地还开展了丰富的社区心理活动，普及心理健康知识，增强居民的心理健康意识。

第二，理论层面，围绕广州居民幸福感开展了相关的调查与研究。首先，我们确立了“幸福广州”的指标体系，并编制了《广州市居民幸福感评价指标问卷》。其次，我们运用这一问卷对广州市居民进行了幸福感调查，已发布2013年、2014年和2015年广州市居民幸福感状况调研报告，通过对三年的调查结果进行比较，得到了许多重要结论。再次，我们针对广州流动儿童进行了社区归属感、身份认同、自我意识等方面的研究。此外，我们还进行了情绪障碍、女性幸福感、青少年问题行为等方面的研究。

本书是基于基地这两个层面的工作而编写的，既是对所开展工作的总结，也是理论的提升。根据基地的工作内容，全书分为两编，上编是“社区心理咨询”，是基于这几年的社区咨询工作而编写的。第一章是“社区常见心理问题及咨询”，将社区常见的心理问题分为婚恋关系问题、亲子关系问题、子女教育问题、老年人常见心理问题、神经症、特殊人群问题等六大类，并一一对各类问题的咨询要点做了阐述。第二章为“社区心理咨询个案精选”，主要是为了更好地掌握对第一章提出的各种社区常见问题的咨询要点，列举了六个案例。这六个案例均为社区咨询中遇到的真实案例。通过这些案例，读者可对社区心理咨询的做法有进一步的了解。第三章为“社区心理咨询感悟分享”，是部分心理咨询员对社区心理咨询工作的认识和体会。

下编是“社区心理研究”，是基于基地的主要研究而编写，包括广州市居民幸福感研究、儿童社区归属感与身份认同研究。基地从 2013 年开始，坚持每年进行广州市居民幸福感的调查研究，以期了解广州市居民幸福感的现状和发展变化的规律。儿童社区归属感和身份认同研究也是这几年基地重点关注的研究领域，得到了一定的研究成果。

全书由主编、副主编讨论确定了总体框架并负责统稿工作。第一章各部分的撰写者分别是：“婚恋关系问题及咨询”由江雅琴撰写；“亲子关系问题及咨询”与“子女教育问题及咨询”由李珍撰写；“老年人常见心理问题及咨询”由张丽祺撰写；“神经症及咨询”由江雅琴撰写；“特殊人群问题及咨询”由张丽祺撰写。第二章“社区心理咨询个案精选”由姚蓝洁整理。上述作者撰写时都是华南师范大学心理学专业的研究生，现在都已在各自的工作岗位上奋斗。

本书在撰写与出版过程中，得到了广州市宣传文化出版资金的资助，得到了暨南大学出版社张仲玲副社长和各位编辑的悉心帮助，在此深表感谢。在编写过程中，我们参考了国内外大量的相关文献与研究成果，在此谨向原作者们致以诚挚谢意。由于编者能力与水平所限，书中定有不少疏漏和不当之处，恳请同行专家和读者朋友们不吝指正。

编　者

2016 年 9 月于华南师范大学